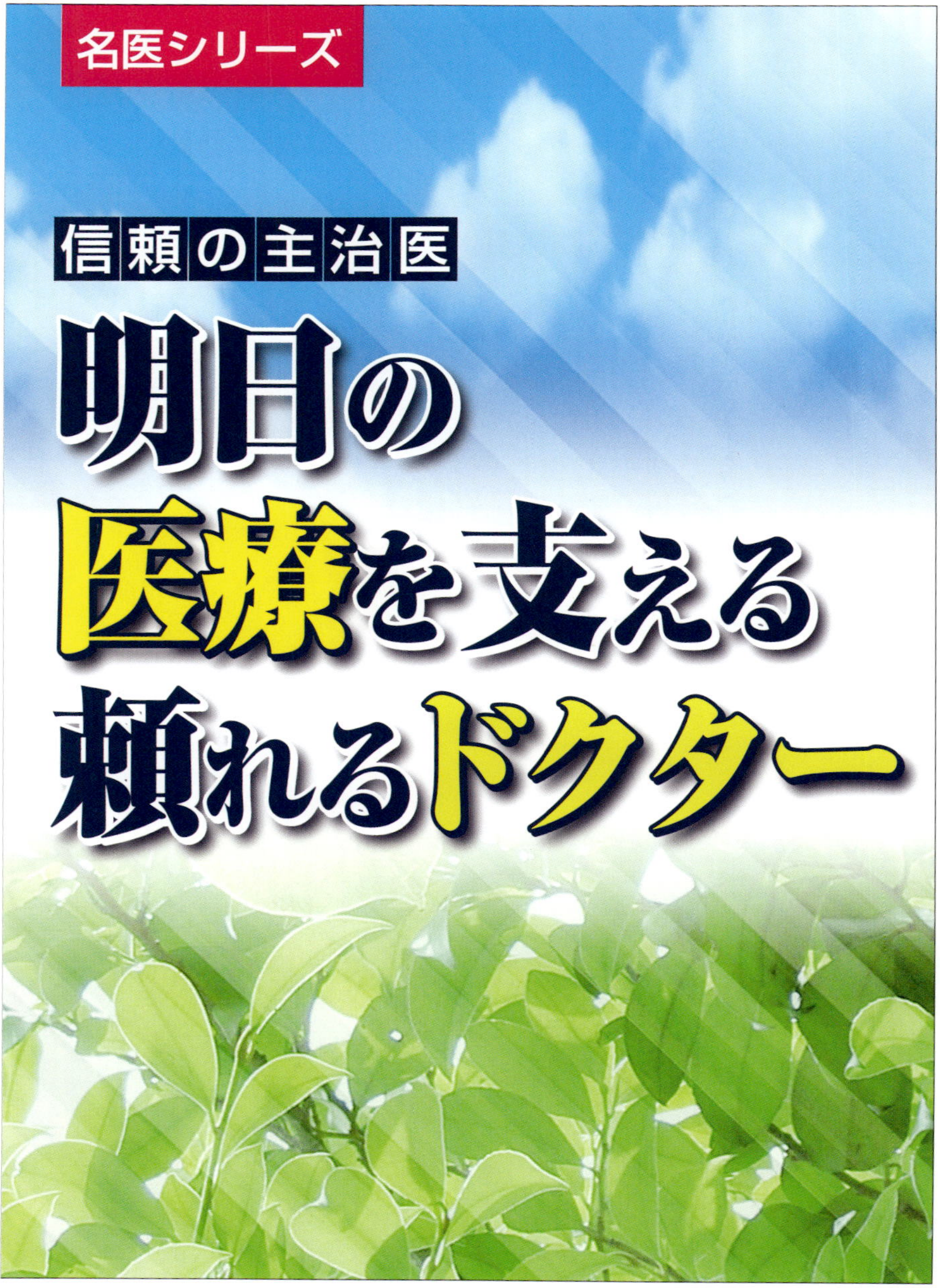

名医シリーズ

信頼の主治医

明日の医療を支える頼れるドクター

浪速社

はじめに

国民皆保険制度に支えられて、誰もが、いつでも、どこの医療機関でも自由に受診ができる――それが当たり前のように思われてきた日本の医療が今、深刻な危機に直面しています。その原因の一つに〝２０２５年問題〟があります。

２０２５年は団塊の世代が75歳以上の後期高齢者になる年で、全国で２２００万人。国民の４人に１人が75歳以上という超高齢社会が到来し、医療、介護、福祉サービスの需要が高まり、とりわけ医療費の急増が予測されています。

こうした時代背景を先取りする形で、昼夜を分かたず患者の心の拠り所として「安心できる医療」を提供して地域社会から大きな信頼を得ている医師の現場を、一人でも多くの人々に伝えていこうと、私たちが「信頼の主治医　名医30―私の町の頼れるドクター」を出版したのは平成二十一年夏のことでした。

おかげさまで多くの読者の方から「こんな治療方法があるとは知らなかった」、「お医者さんがこういう活動にも熱心に取り組んでいることを初めて知った」という驚きの声が全国各地から寄せられ、大きな反響をいただいております。

今回、シリーズ第５弾としてさらに内容の充実を図り、「信頼の主治医―明日の医療を支える頼れるドクター」を出版することになりました。

本書ではそれぞれの地域、様々な診療分野で活躍されている先生方を厳選させていただき、地域医療に貢献する姿を紹介しています。取材スタッフが各医療現場に伺い、それぞれの専門分野で独創的な診療活動、健康管理、疾病予防に勤しむ先生方の活動の一端を一人でも多くの皆様にお伝えしようと、できるだけ分かりやすく親しみを込めた筆致で描いています。

ネットを始め高度な情報化社会が進み、薬や治療法に関する情報があふれていますが、患者やその家族が本当に必要としている情報、医師の方々が本当に伝えたいと思う情報は、お互いにまだ十分に共有されていないのではないでしょうか。

本書を通じて、さまざまな原因で健康を損ね、心身に不安や苦しみを抱えている多くの人々が、患者の立場に立ってＱＯＬ（生活の質）を落とさない診療に力を注いでいる医師や医療施設の存在を知り、豊かで健康な暮らしを実現するガイダンスとしてお役に立てれば幸いです。

末尾になりましたが、多忙な中、私たちの取材に貴重な時間を割いていただき、懇切丁寧に応対していただいた先生方に心よりお礼と感謝を申し上げます。

平成二十六年八月

ぎょうけい新聞社

目次

（掲載は五十音順）

はじめに …… 1

飯森クリニック
内科疾患を全人的な観点から診療する心療内科の第一人者
心身相関を基本とした「全人的医療」で心と身体を治す
院長 飯森 洋史 …… 10

医療法人 井上整形外科
「いつまでも歩けるように」がテーマの関節外来の専門医院
膝や肩関節を中心により専門性の高い整形外科診療を目指す
理事長・院長 井上 剛 …… 20

医療法人社団 孝尋会 上田脳神経外科
「脳」と「生命」を守って24時間365日奮闘する安心の医療施設
臨床と研究で明日の脳領域医療に貢献する熱血医師
理事長・院長 上田 孝 …… 30

医療法人 DIC 宇都宮セントラルクリニック

高精度画像診断による最先端医療のエキスパート

世界最新「ＰＥＭ」の日本初導入で超早期乳がんの発見!!

理事・代表 佐藤 俊彦 …… 40

大阪梅田紳士クリニック

「男性泌尿器科」という新しいスタイルの専門クリニック

働く男性の立場に立って紳士の健康を総合的にサポート

院長 平山 尚 …… 50

医療法人社団 世恵会 小倉台福田医院

お年寄りから子どもまで何でも診る総合診療医

地域の「健康医療」のため力を注ぐ

理事長・院長 福田 世一 …… 60

医療法人 つとむ会 澤田内科医院
澤田肝臓・消化器内科クリニック

肝臓・消化器疾患と内視鏡のスペシャリスト

最先端治療を取り入れ幅広く患者のニーズと期待に応える

理事長 院長 澤田 幸男 …… 70

目次
CONTENTS

仁整形外科クリニック　院長　松林 保智……80
包括的な総合医療で「心のこもった優しい治療」
様々な角度から患者とともに病に向き合うジェネラリスト

医療法人 仁樹会 秩父臨床デンタルクリニック
CT インプラントセンター　理事長　栗原 仁……90
歯を長期間持たせる全身疾患を見据えた総合歯科治療
最大の思いやりと最高の医療技術で質の高い歯科医療

医療法人社団 豊流会 ツチダクリニック　理事長・院長　土田 豊実……100
日本一の患者数を誇るリウマチ専門クリニック
関節リウマチをトータルケアするスペシャリスト

医療法人社団 鳥居靖真会 とりい皮膚科クリニック　理事長・院長　鳥居 靖史……110
「最先端の治療法」を駆使して皮膚と心身の健康をサポート
患者のＱＯＬを守り地域医療に貢献する信頼の主治医

医療法人 乳腺クリニック児玉外科
トップレベルの実績を誇る日本初の乳がん・乳腺専門クリニック
わが国の乳がん治療のパイオニアとして
理事長 児玉 宏……120

ふじ養生《ようじょう》クリニック福岡
3000人の患者を診てきたがん治療のスペシャリスト
からだに優しいがん治療、あきらめないがん治療を提供
院長 藤本 勝洋……130

医療法人社団 ｎａｇｏｍｉ会
まつだ整形外科クリニック
人工関節置換術のスペシャリスト
患者に優しくレベルの高い医療を提供
理事長・院長 松田 芳和……140

みやうち内科・消化器内科クリニック
さまざまな角度からアプローチする確かなホームドクター
全身の健康管理で包括的な医療を提供する
院長 宮内 智夫……150

目次
CONTENTS

医療法人社団 貴正会 村上内科医院
諦めなければがんは克服できる！
免疫力を高め抗酸化力をつけて、がんの統合医療を実践
理事長・院長 村上 正志 …… 160

矢追インパクトクリニック東京
現在の医学の常識をくつがえす〝矢追インパクト療法 Yaoi Impact Therapy（Y-I-T）〟
〝生命通貨（ＢＭ）〟を増やして様々な病気や老化現象を克服
院長代理 矢追 博美 …… 170

医療法人 山桃会 Ｙ.Ｈ.Ｃ.矢山クリニック
東洋・西洋・エネルギー医学、歯科と医科を統合した医療を提供
斬新なスタイルで明日の医療と日本の未来を切り開く実力派医院
理事長 矢山 利彦 …… 180

ラ・ヴィータ メディカルクリニック
ホリスティックな視点から自然治癒力を高める統合医療のエース
患者に寄り添い、患者の生命と人生をしっかりサポートする
院長 森嶌 淳友 …… 190

信頼の主治医

明日の医療を支える

頼れるドクター

信頼の主治医

名医

— DOCTOR —

内科疾患を全人的な観点から診療する心療内科の第一人者

心身相関を基本とした「全人的医療」で心と身体を治す

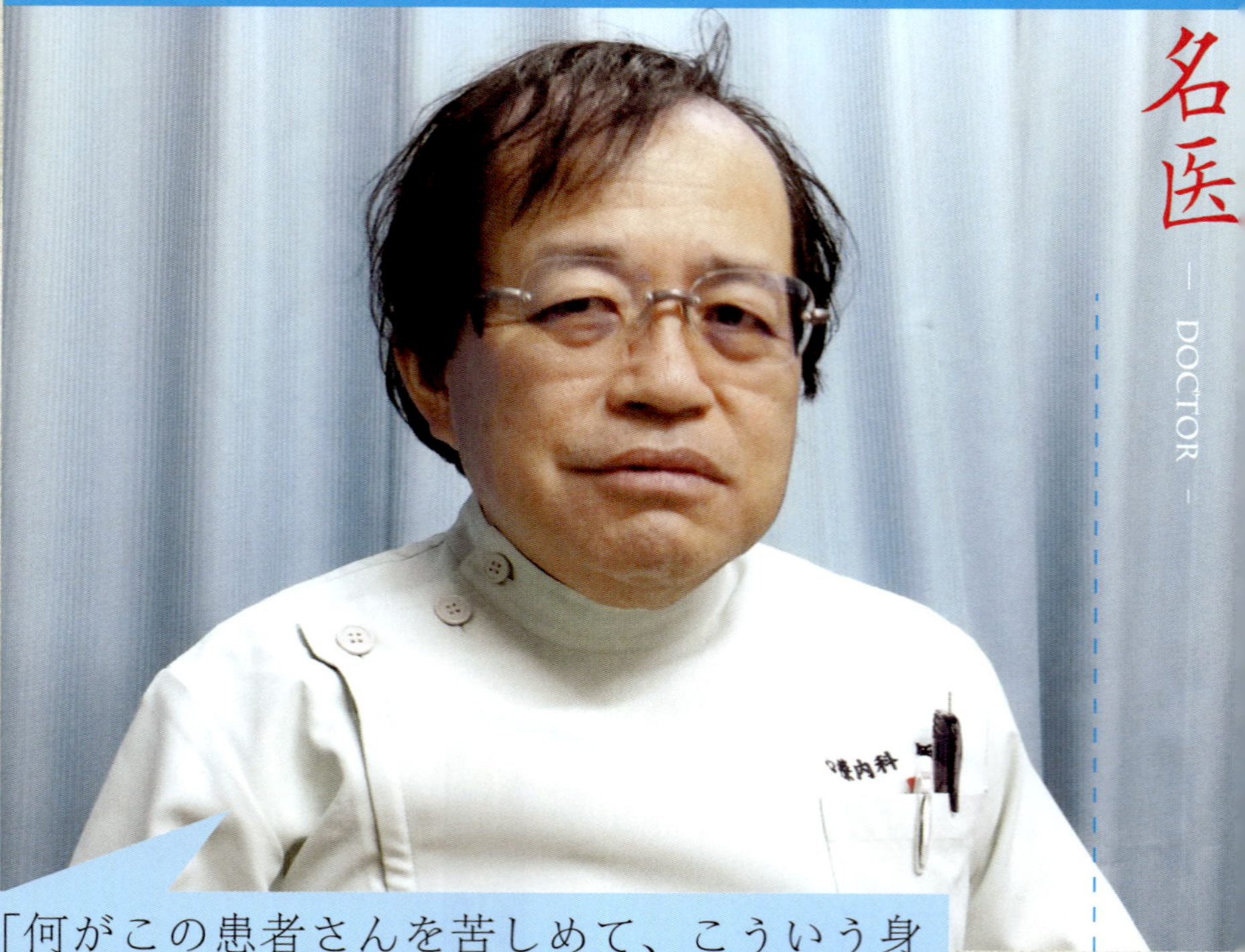

「何がこの患者さんを苦しめて、こういう身体の症状となっているのか。そのつらい状態から患者さんを救い出すには何が最良の処方なのか。それらを私は常に考えながら治療に当っています」

院長 **飯森 洋史**

飯森クリニック

自然を畏怖し、「我と汝」の関係で診療に臨む

故・桂載作先生との出会いを機に心療内科医を志す

心療内科は「心身症」を診る内科だ。日本心身医学会が平成3年に規定した「心身症」の定義によると、「心身症は、身体疾患の中で、その発症や経過に心理社会的な因子が密接に関与し、器質的、ないし機能的障害が認められる病態をいう。ただし、神経症やうつ病など他の精神障害に伴う身体症状は除外する」とある。

心身相関、つまり心と身体が密接に関係して、腫瘍や炎症などの器質的（物理的）障害、あるいは身体の動きや働きが弱まるといった機能的障害などがある病態を「心身症」という。一方心療内科というのは、心と身体の関連からくる疾患を診る診療科目で、平成8年にアレルギー科とともに標榜科目として認められた。

しかし、現在心療内科を標榜している医師の9割以上が内科的アプローチに乏しい精神科医という現実がある。つまり、心身の両面から診察、治療が必要な「心身症」をしっかりと診ることのできる心療内科医が不足している。

また、心身症の定義の後半の文脈からは、「心身症」から除外されているうつ病や神経症は、心療内科医では診療・治療の対象外とも読み取れる。しかし、実際にはうつ病や神経症も精神症状だけでなく、身体症状を伴って身体疾患を伴う場合が多く、心療内科での診療が適していると考えられる。

こうした現実に、日本心療内科学会認定の専門医として積極果敢に心身症治療に挑んでいるのが、東京都小金井市の飯森クリニックの飯森洋史院長である。

心身相関が考えられる内科疾患を全人的な観点から診療することを基本に、多くの「心身症」は勿論のこと、うつ病や神経症、不安障害の診療・治療にも果敢に取り組み、多大な改善実績を上げている。

「全人的な観点からの診療」とは、様々な疾患を生物学的側面だけでなく、社会面、心理面、生きがいなどの様々な視点から考え、その人その人に合わせて診療することをいう。

飯森院長のこの考え方は若い頃から芽生え、診療に当たっての基本スタンスとして今日に至るまでしっかりと貫かれている。

飯森院長は、埼玉大学理工学部建設基礎工学科を卒業という異色の経歴を持つ。自身がいくつかの異なる学問分野にかかわる学際的資質を持ち、埼玉大学での卒論テーマは自然と人間の関わりを鋭く考察した「土木哲学」だった。

卒論の書き出しには宗教哲学者マルティン・ブーハーの「我と汝」という哲学思想を引用してこう記述している。

「人間が自然と相対するときは、操作可能で自分の思い通りになる対象と捉える「我とそれ」という関係でなく、自分では計り知れない、理解し難いものも含む対象として、「我と汝」という関係で対処しなければならない」

自然への畏怖の念は医師となっても変わらず、患者や疾病を「我と汝」の関係で捉え、理解を超えた大いなる存在として向き合い、様々な方向から疾患を考察し診療・治療にあたっている。

飯森院長は埼玉大学を卒業して後、医学への道を志し、和漢薬の先進的研究で知られる富山医科薬科大学（現富山大学医学部）へ進んだ。

在学中から心と身体は一体のもので分けることができず、一つのものの両面であるという「心身一如」の考え方に基づく漢方医学に興味を持った。

さらに、医学生のための心療内科の勉強会として発足した「全人的医療を考える会」に参加し、そこでの活動を通して日本心療内科学会を設立して初代理事長を務めた故桂戴作博士と運命的な出会いをする。

その後日本大学医学部第一内科へ入局となった。日大医学部の関連医療施設で約10年間、呼吸器疾患、血液疾患、膠原病疾患、感染症疾患、免疫・アレルギー疾患、心身症疾患といった多くの内科疾患の診療に取り組み、日本内科学会認定内科医、日本心身医学会認定心身医学「内科」専門医、日本医師会認定産業医等の資格を取得した。

同時に医学の分野の中でも学際的な傾向が強い心身医学を専攻し、国立精神神経センター神経研究所免疫研究部へ内地留学し、精神保健研究所・心身医学研究部の川村則行博士の下で心身医学の研究を行い、論文を執筆して日本大学より医学博士の称号を得た。

そして、社会保険横浜中央病院呼吸器科・アレルギー科医長を務め、その後、日本大学板橋病院心療内科外来担当医を務めたのを最後に日本大学を退職し、平成12年6月に飯森クリニックを開院した。

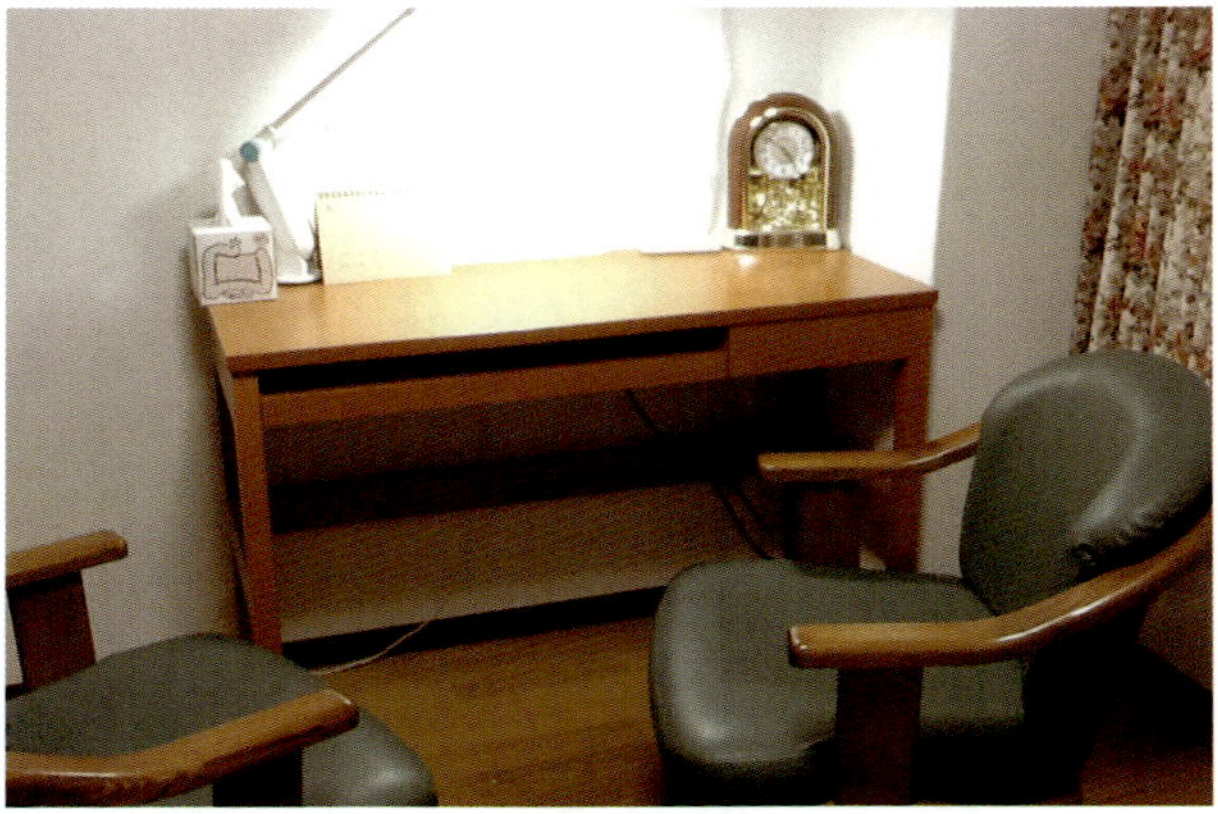

落ち着いた雰囲気の空間でカウンセリングが行われる

全人的医療の実践で精神科領域の疾患も積極的に治療

心療内科は心身一如。うつ病も神経症も心療内科が診るべき

開院した飯森クリニックでは、飯森院長が考える「全人的医療」を実践し、心身症を中心にうつ病や双極性感情障害、社交不安障害、パニック障害、強迫性障害、ＰＴＳＤ（心的外傷後ストレス障害）など精神科領域の疾患の治療にも熱心に取り組んでいる。

「私のクリニックの外来にはうつ病圏と不安障害圏の患

者さんが大変多いのです。これらの患者さんはほとんどの場合、緊張性頭痛や過敏性腸症候群、めまい症などの身体症状を合併しています。つまり、うつ病や不安障害には、精神症状とともに明らかに身体症状も伴う場合が多く、しかも精神的不調によって身体症状が悪化する、また身体的不調によって精神的症状が悪化する、という心身相関があるのです。にもかかわらず何故心身症の診断基準から精神障害に伴う身体症状が除外されているのでしょうか」と飯森院長は訴える。

飯森院長は、平成3年からまったく更新されていない「心身症」の定義で、「うつ病と神経症は除外」されていることに戸惑いと疑問を抱きながらも、現実に目の前で精神障害に伴う身体症状で悩み苦しむ患者に対しては、心療内科医ながら全力を尽くして治療に取り組んでいる。

「日本における心療医療は心身一如を基盤としています。ペイシャント・イルネス（病気を持った病人）に焦点を当てた医療であるとするならば、うつ病も神経症も心療内科が診るべき疾患と堂々と主張すべきだと思います」飯森院長は強い口調で話す。

心療内科の診療は疾病中心ではなく患者中心に
全人的医療に求められる幅広い知識と豊かな臨床経験

「心が病むと、身体が病む。身体が病むと心が病む」という心身相関の考え方で疾患を診察し、原因となっている悪い循環を断ち切って今の苦痛から患者を開放する、それこそが最も重要であると言うのだ。

飯森院長はまた、心療内科の診療は疾病中心ではなく患者中心に考えなくてはならないと強調する。

「動悸を例にとってみましょう。クリニックに来られる患者さんの中で、他の内科で心電図の測定や血液検査をして何とも無いから大丈夫です、と言われたにもかかわらず、相変わらずひどい動悸がひどくて苦しい、と訴える人がいます。私はまずそのつらい動悸を止めるように処方します。動悸が収まって心が安定したところで生物学的な側面や精神的側面など色々な方向からその原因を探っていきます」

動悸にも、不安発作からくるものもあれば、内科的要因の甲状腺機能亢進症からのものもある。その患者の症状の背景を探り、あらゆる角度から原因を追究していく。飯森院長は、その結果、多くの患者の甲状腺疾患を発見し、専門医を紹介して早期に適切な治療を施すことで回復に導いている。

「耳鳴りも同じことがいえます。耳鼻科を受診して、『耳鳴りを治す薬はないので一生うまく付き合いましょう』と診断され、絶望的な気持ちでここに来られる患者さんもいらっしゃいます。しかし、耳鳴りを治す薬は、西洋薬や漢方薬のなかにもあります。受診していた38人の患者さんで調べてみると、西洋薬で4分の3の患者さんが3ヶ月以内に耳鳴りが改善しています。更に催眠療法で『聞こえてはいるが気にならない』という状態にまではいけるのです（表参照）」と飯森院長は説明する。

「まさか耳鳴りが消えるとは思わなかった。耳鼻科から耳鳴りとは一生の付き合いですね、と言われていたから、とても嬉しい」という患者さんの声が非常に多い。

「疾患の一部分だけを診ていてはだめです。心身相関の考え方で何がこの患者さんを苦しめて、こういう身体の症状となっているのか。そして、そのつらい状

耳鳴スコア問診表による治療効果

耳鳴スコア問診表					
耳鳴の大きさ	**耳鳴の大きさ**				
1：聞こえない	治療前		催眠療法施行前		催眠療法施行後
2：わずかに聞こえる					
3：中程度					
4：大変強い	3	⇒	2	⇒	2
5：不快なほど強い					
耳鳴の苦痛度	**耳鳴の苦痛度**				
1：注意すればあるが、そうわずらわしくない	治療前		催眠療法施行前		催眠療法施行後
2：時にわずらわしい					
3：努力しても我慢できない					
4：常にわずらわしく、時々苦痛だ	4	⇒	2	⇒	1
5：わずらわしいというより我慢できない					
耳鳴の仕事・社会生活障害度	**耳鳴の仕事・社会生活障害度**				
1：仕事にはさしつかえはほとんどない	治療前		催眠療法施行前		催眠療法施行後
2：少しはさしつかえるが大丈夫					
3：耳鳴のため仕事をするのに相当努力を要する					
4：日常生活が強く阻害され、単純作業しかできない	3	⇒	2	⇒	1
5：仕事はなにもできない					

耳鳴スコア問診表による治療効果

態から患者さんを救い出すには何が最良の処方なのか。それらを私は常に考えながら治療に当たっています」と飯森院長は熱く語る。

したがって全人的医療を実践するには、広く、身体科（内科、皮膚科、耳鼻科等）的見識、皮膚耳鼻科的見識、心療内科的見識、精神科的見識、東洋医学的見識、心理療法的見識が求められるのだ。

様々な病態に対応が可能な東洋医学的治療
レジリアンス（回復力、復元力）を高める医療

「全人的医療」を実践する飯森院長は、若い頃から多くの異なる分野の学問を研究、吸収してきた。漢方医学は富山医科大学の医学生の頃から学習に取組み現在も怠らない。

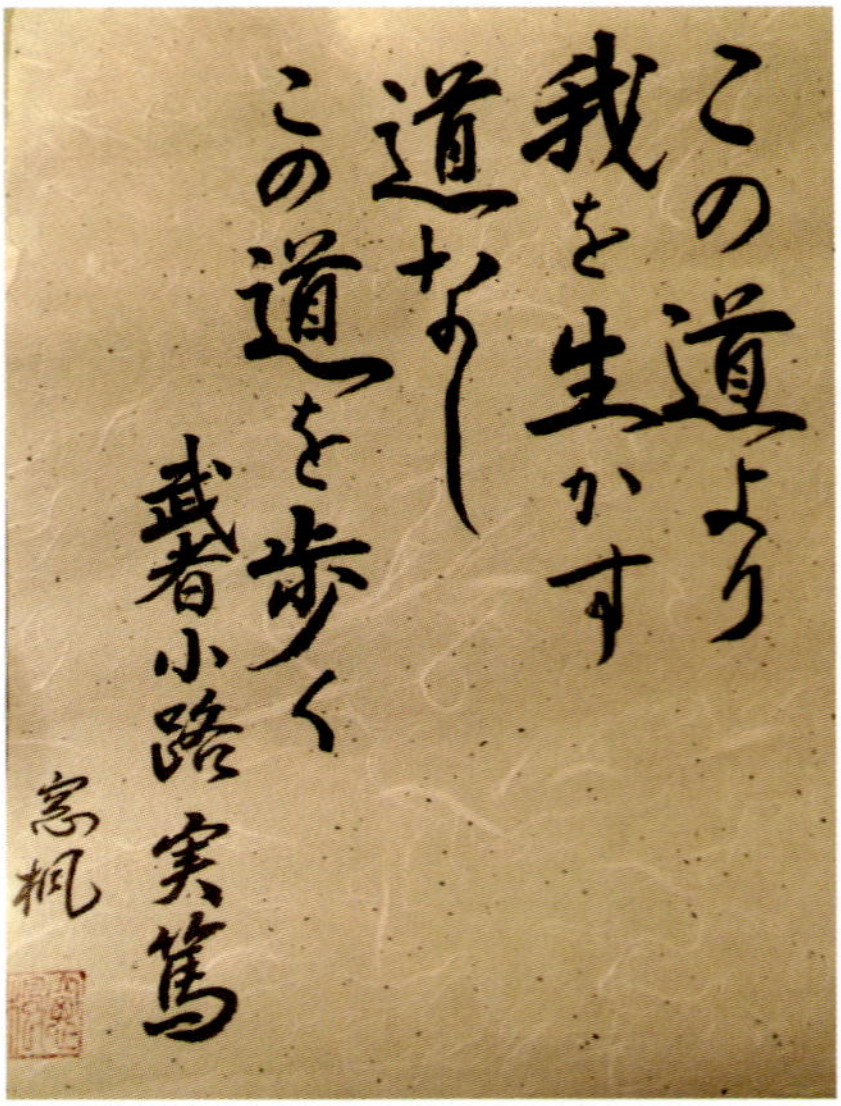
この道より
我を生かす
道なし
この道を歩く
武者小路 実篤
飯森院長の座右の銘。言葉の通り全人的医療の道を突き進む

「東洋医学的治療は内科的、心療内科的、精神科的疾患は勿論のこと、皮膚科的疾患、耳鼻科的疾患、婦人科的疾患など、様々な病態に対応が可能です。全人的治療を実践していく上で、患者さんの様々なニーズに取り敢えず応えることができ、西洋医学では対応できない症状にも有効な場合が多いです」

心療内科領域では日大第一内科時代に恩師桂戴作博士から、心療内科の薬物療法および患者対応につい多くの基礎を学んだ。その後横浜労災病院心療内科へ内地留学し

たり、学会で発表したり、論文を執筆したり、様々な領域の研究会へ出席したり、講演会で発表したり、多くの臨床実践を重ねることによって、誰にも負けないという自信と自負を持つようになった。また、心理療法でも慶応心理臨床セミナーや精神分析セミナー、交流分析のセミナー、臨床動作法や催眠療法のセミナー等、数多くの研究会や学会に積極的に参加し研鑽を積んだ。「中でも、桂戴作先生に手ほどきを受けた催眠療法が自分には一番合っていて有効性も高いと思い、現在、最も力を入れています」、という。また、臨床動作法やＥＭＤＲ（眼球運動による脱感作および再処理法、心理療法のひとつ）なども臨床で使えるようになる様に研鑽を積み臨床の幅を広げてきている。

飯森クリニックでは、心療内科、内科、アレルギー科などの幅広い疾患を診ているが、根底には、飯森院長の独自の研究で培われた患者中心の全人的医療の考えがある。とくに最近はレジリアンス（回復力、復元力）という概念に着目し、診療のレベルを高めている。

「例えば骨折した人を治療するにはギプスを巻きますが、定期的に飲む薬はギプスに相当します。適切にギプスを巻いておく（投薬する）と、自然治癒力が働いてギプスが取れて治癒します」と飯森院長は説明する。

「人間の体内にはホメオスタシス（恒常生）を維持するために様々な機能（体内に元々ある薬と言って良いかもしれない）が存在しています。ストレッサーによって生体の反応が始まるが、適切な間隔だけ維持され治まっていく過程をアロスタシス（動的適応能）と言います。これがうまく働かず、つまりアロスタティック負荷が高まると病気になります。だから、最初は身体の外から薬を充分に与えなければならないのです。投薬の効果で回復軌道に乗れば、レジリアンス（回復力、復元力）が高い場合は、ギプスが外せるのですが、レジリアンスが低い場合は心理療法が必要となります」、という。

「うつ病の場合も、患者さんの性格、うつ病の種類により効果的な抗うつ薬を投与しますが、一旦回復軌道に乗ったら薬物療法だけでなく、レジリアンスを高める治療、認知療法とか、ソーシャル・サポートなど全人的観点からの治療を付加するのが望ましいのです」と飯森院長は全人的治療の重要性を説く。飯森クリニックが「国際心理社会実存医学研究所」を併設し、経験豊かな臨床心理士を擁して心理療法に力を入れるのもそこにある。

全人的医療を進化させ本来の自己実現を手助けする
悩み苦しむ患者に再起へ温かい確かな手を指し伸べる

「ひどい頭痛で悩んでいるうつ病の患者さんで、投薬によって頭痛は治ってもまだ本来の自分を取り戻せていない、精一杯張り切って仕事ができる状態にない、ということがよくあります」

飯森院長によると、こうした状態では治療が終わったとはいえない。「患者さんが本来の生き方を取り戻す。その人がその人なりに自己実現のできる人生を取り戻す。身体も気持ちも精一杯頑張ることができる状態を私は、病気が『治った』とみなしています」と強い口調で語る。

飯森院長は常に新しい医療情報を吸収し、日々学習に精出し、次々と自らにテーマを課して研究を深耕させ、明日の医療への貢献に情熱を燃やす。

診療の合間を縫って多くの学会に進んで参加し、自身の研究成果を発表する。古いパラダイム（規範、価値観）を打ち破り、新しい診療哲学を構築するために八面六臂の活躍を続ける。

耐え難い苦痛と深い心の悩み、心身を苛む辛い日常生活に疲れ果ててクリニックの門をたたく患者に、「絶望」ではなく「希望」を与えて再起への温かい確かな手を差し伸べる飯森院長。

心身の病に苦しむ患者の人生を綾なす自己実現に向けて、力強い一歩を踏み出せるよう、全人的医療を実践する飯森院長に、古代ギリシャ神話に登場する名医アスクレーピオスのイメージを彷彿とさせる。

Profile

飯森 洋史（いいもり・ひろふみ）

昭和25年生まれ。東京都出身。埼玉大学理工学部卒業。富山医科薬科大学（現富山大学）医学部卒業後日本大学医学部第一内科（心療内科）入局。内科学、心身医学の研究を積み、社会保険横浜中央病院呼吸科・アレルギー科医長を経て平成12年6月飯森クリニック開院。各分野の臨床心理士を招聘して国際心理社会実存医学研究所を併設。

所属・活動

心療内科医　医学博士（日本大学）、認定催眠士（JSH）、日本内科学会認定内科医、日本医師会認定産業医、心身医療「内科」専門医、日本心療内科学会専門医。日本催眠医学心理学会（JSH）常任理事、日本臨床催眠学会（JSCH）理事、国際心理社会実存医学研究所所長。

Information

飯森クリニック

所 在 地　〒184-0004　東京都小金井市本町5丁目19－34
ネオコート小金井
TEL 042－382－3166　FAX 042－382－3177
URL http://www.iimori-cli.com/

アクセス　● JR中央線武蔵小金井駅　北口から徒歩2分

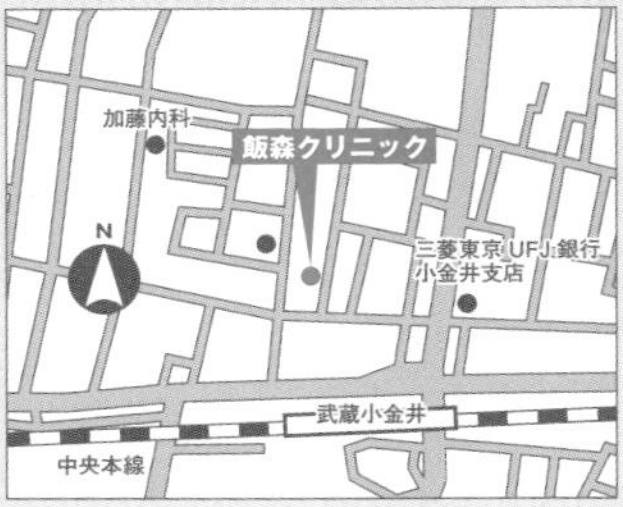

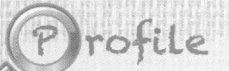

設　　立　平成12年6月

診療科目　心療内科、内科、アレルギー科

診療内容　心理療法、東洋医学

診療時間

月・水・金	10：00－13：00	14：30－19：00
火	14：30－19：00	
土	09：00－13：00	14：30－17：00

木・日・祝日は休診

■診療理念

生物学的側面だけでなく、疾患を社会面・心理面・生きがいなどの様々な視点から考えた、個々人に合った全人的医療を目指します。
ひと休みできる安らぎの空間を提供し、最大の治療的援助を加えることにより、患者さんの自己治癒力が働いて、心身のバランスが回復される過程に関わり続けていきたいと考えています。

「いつまでも歩けるように」がテーマの関節外来の専門医院

膝や肩関節を中心により専門性の高い整形外科診療を目指す

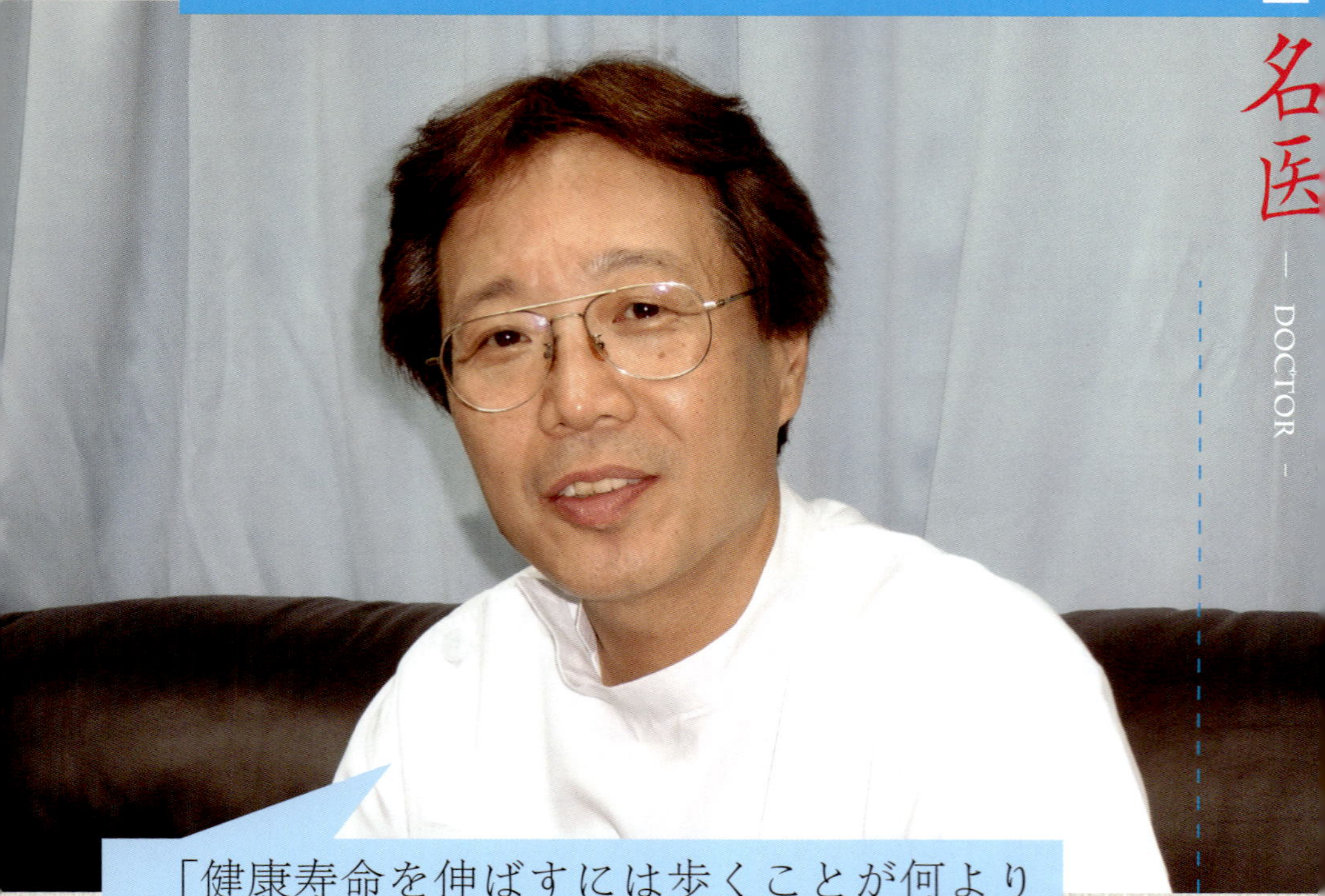

「健康寿命を伸ばすには歩くことが何よりの基本と考え、いつまでも歩けるように心掛けること。変形性膝関節症も初期の対応が肝心です」

理事長・院長 井上 剛

医療法人 井上整形外科

大阪市の東北部に位置し、北に淀川を臨み西に城東貨物線、南に国道１６３号線、さらに東を守口市と接する旭区。その歴史は区内の森小路遺跡に見られるように、弥生時代には集落が発生していた。

旭区にある太子橋の地名の由来は、聖徳太子が河内平野・淀川の堤の視察に立ち寄ったとされ、当時森小路の北側を流れる淀川の氾濫に対して治水工事が盛んだったことを伺わせる。

中世以降は30石船などが淀川を上下して京都と大阪を結ぶ地として栄え、江戸時代には参勤交代する大名行列でにぎわい、古くから水上、陸上の交通要衝だった。

昭和7年に誕生した旭区の名前の由来は、「日の出ずる東部」を意味すると共に「旭日昇天」の勢いで将来の発展が約束されるというところから名づけられたという。

こうした歴史背景を持つ旭区で、長年にわたり整形外科医として地域の特性を熟知して、地域で暮らす人々の運動機能の回復、維持に精力的に努めているのが、医療法人井上整形外科の井上剛院長だ。

「一人ひとりの患者さんを大切にする真心を持ち、いつまでも皆さんの健康を守り続けます」と診療の理念を語る。

関節外科を中心により質の高い、専門性の高い整形外科診療を通じて、地域の信頼できる診療所として地域医療の高度化に大きく貢献している。

整形外科医療と出会い、整形外科医への道を決断
豊富な勤務医経験を経て開業

根っからの浪速っ子の井上院長は、天王寺高校時代から始めたラグビーを、関西医科大学に進

学後も続けるラガーだ。しかし学生時代にラグビーの試合中に足関節を骨折するというアクシデントに見舞われた。

アスリートにとって試合中の骨折怪我は致命的な痛手だったが、井上院長はその時アスリートの心情を汲み取った心身共の丁寧な整形外科医療に触れ、みずからの進む道を整形外科医と決断した。

昭和62年に関西医科大学整形外科に入局し、その後健康保険滋賀病院や阪和病院、社会保険滋賀病院などに出向して臨床現場で整形外科医としての経験を積んだ。なかでも膝関節の軟骨損傷や半月板損傷を治療する関節鏡手術はこれまでに４０００症例を超える豊富な実績を持つ。

平成９年からは大阪市旭区の牧病院に出向し、整形外科担当医として地域住民の膝や腰の痛み、運動機能の疾患の治療にあたった。この時、地元で整形外科を開業していた医師が急逝した。

井上院長は地域から請われて急逝した院長の後を受けて整形外科医院の院長に就任。平成17年に「井上整形外科」の名で診療所運営に携わることになった。いわばクリニック院長のピンチヒッターともいえるが、ここでの８年間にわたる院長としての経験を活かして平成25年５月に独立し、旭区新森に名実共に自身の「医療法人井上整形外科」を開院した。

井上院長の診療の理念に「一人ひとりの患者さんを大切にする真心を持ち、いつまでも健康を守り続けます」とある。そのため、新たに開院した井上整形外科にはきめ細かい多くの工夫が凝らされている。関節の疾患に悩む患者や高齢者に配慮して１００坪の広いワンフロアがバリアフリー設計となっているのだ。

待ち時間を少なく効率的な診療を実現するきめ細やかな配慮
「健康を守り続ける」医療の実現にスタッフが総力を結集

新森に新規開院した初日には１３０人を超える初診外来の患者が来院した。井上院長に対する地域住民の信頼は厚く、その後も井上整形外科を訪れる患者は日とともに増え、今では連日２００人から２５０人の外来を数える。休日が重なれば３００人近くの患者が来院する日もある。井上整形外科では、こうして連日訪れる多くの患者をスムーズに、効率的に診療するため、診察室、処置室、検査室、物理療法室、リハビリ室が非常に合理的に配置されている。

そして、受付を起点に各室への患者の移動やスタッフの動きが分かりやすく導線として描かれ、総勢40人のスタッフがロスなく動き、効率的で明るい環境の下で中身の濃い診療活動に従事している。

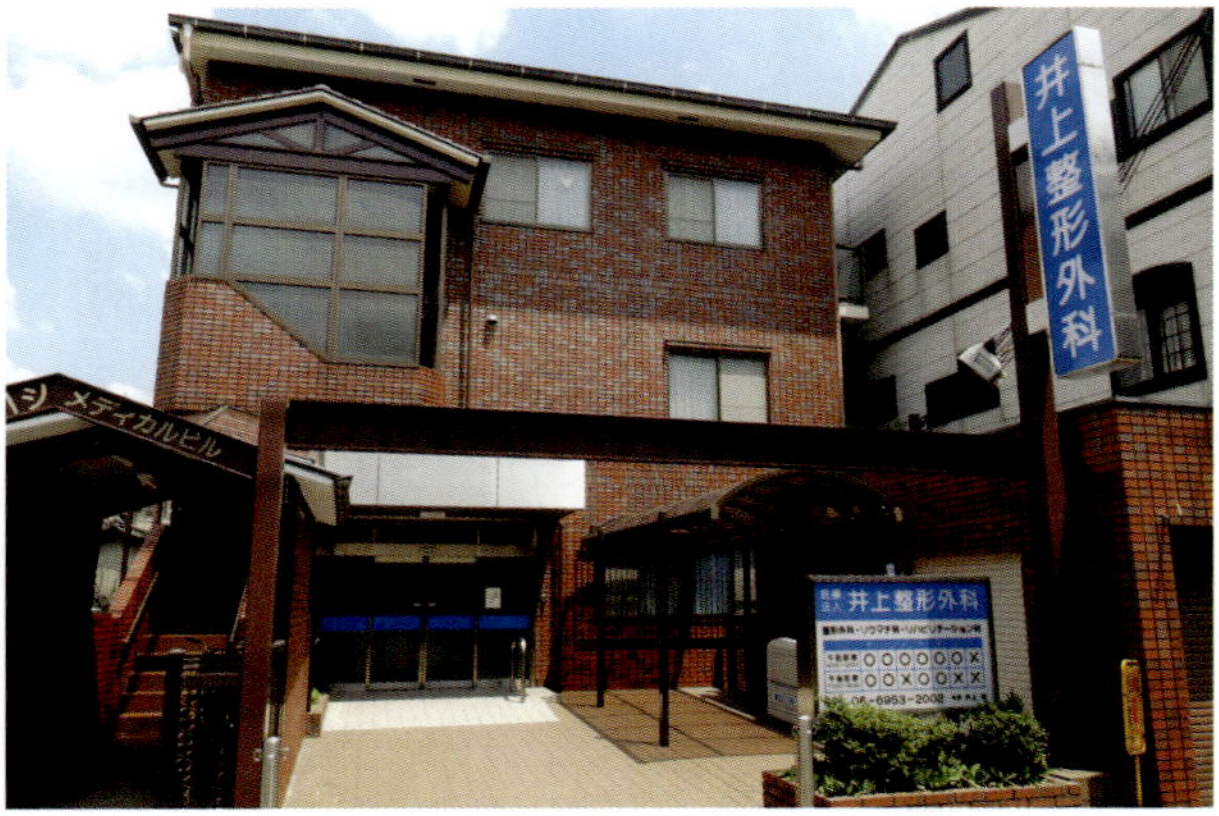

平成25年5月に旭区新森に開院した井上整形外科

井上整形外科ではより専門性を高めるため「運動器疾患に関係する診療」のみを行っており、同医院の大きな特徴となっている。

「いつも来院している患者さんが風邪なので薬を…、ということもよくあるのですが、私は基本的には、内科をはじめとした他の科の診療は一切行っていません。この周辺にはそれぞれの診療分野で優秀なお医者さんがたくさんいらっしゃいますので、他院を紹介しています」と井上院長。

運動器疾患に関係する診療に特化し、運動器疾患の治療に集中、専念することで効率の良いより高いレベルの診療サービスが提供でき、多くの患者を待たせることなく診療しようとする患者本位の診療姿勢の表れである。

膝や肩関節を中心に関節外来を専門とする井上整形外科では、膝、肩関節へのヒアルロン酸の関節内注射、さらに頸椎、腰椎の脊椎疾患に対するブロック注射療法を得意としている。

そして処置室では注射療法を施すためのカーテン付き患者用ベッド4台（電動ベッド2台）が効率よく配置され、午前診であれば、常時看護師4～5人と看護助手1人が無駄のない導線に沿って動いて診療の流れをスムーズにし、患者の治療を待つ時間が少しでも短くなるよう心がけている。

診察室には、2台の最新の電子カルテシステムが導入され、井上院長が患者との会話時間を多く取って診断に専心できるよう、常にクラーク（診察助手）が1人付いて電子カルテの入力を行っている。このように優れたスタッフを適正配置して診療に専念し、地域の「健康を守り続ける」医療の実現に努めているのだ。

年々増大する中高年に多い変形性膝関節症の改善に注力
基本は早期の診療でリスクの少ない保存的治療とリハビリ

厚生労働省の調べによると、変形性膝関節症を患う人は年々増加の一途を辿り、現在では1千万人を超えて中高年の病気のなかでも最も多い部類にランクされている。井上整形外科にもこの変形性膝関節症で通院する患者は多い。

「整形外科で一番多いのが膝の痛みです。なかでも、高齢者に多い疾患が変形性膝関節症です。膝の関節には、階段の昇り降りなどで瞬間的に体重の3～4倍の負荷重量がかかります。加齢とともに膝関節が変形し、骨と骨が擦れ合うため痛みを発症します」と井上院長は説明する。

若い時の関節軟骨は柔軟性があるが、年を重ねると共に水分やヒアルロン酸など潤滑油の役割をする物質が減少し、骨と骨が擦れ合って膝関節が変形してくるという。

変形性膝関節の初期症状はスターティングペイン（初期動作時痛）のみを感じる状態をいう。座った状態から立ち上がった時や階段の昇降時に痛みがあるが、動き出すと膝の潤滑油が温まって普通に歩くことができる。

しかし、それが進行すると痛みが強くなり、持続して常に痛みを感じるようになる。歩行する場合に苦痛を伴い、日常の生活に不便を感じるようになる。さらに悪化すると関節軟骨が消失し、骨と骨が直接当たって非常に痛くて歩けなくなる。歩かなくなると筋力も加齢に加えてさらに衰え、骨も弱ってしまうという悪循環に陥る。

健康寿命を伸ばすには、「歩くことが何よりの基本と考え、いつまでも歩けるように心掛けること。変形性膝関節も初期の対応が肝心です」井上院長は早めの診療を強調する。

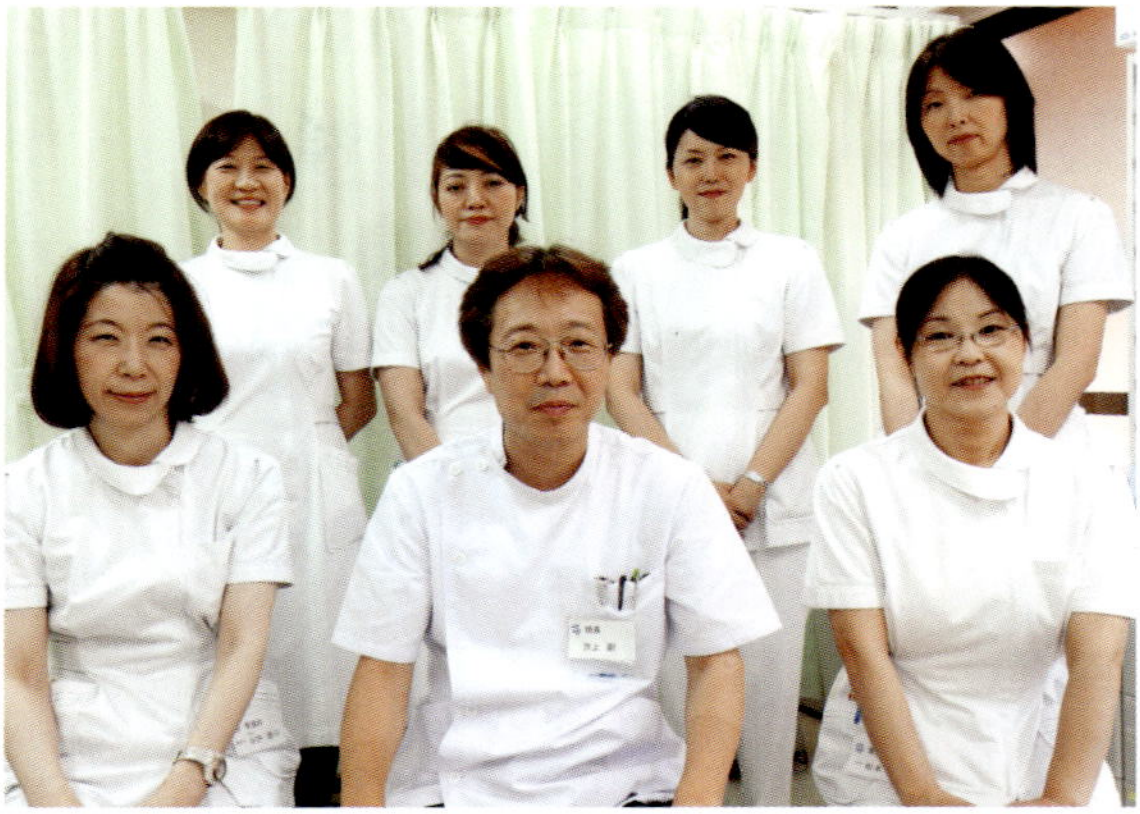

主な治療方法は関節内注射、脊椎トリガーポイント等の注射療法

「病気はどれもそうですが、早期に見つけ早期に処置することが大切です。初期の段階ではヒアルロン酸の関節注射など保存的治療を勧めています。この段階での痛みはこうした治療でほとんどの人が改善します。それを放置していると、進行が進んで関節鏡（内視鏡）手術や人工膝関節手術に頼らざるを得なくなります」と警鐘を鳴らす。

井上院長は過去に多くの関節鏡手術や人工関節手術を手がけたが、今は診療に徹する立場から、効率的な病診連携のシステムを構築しており、手術が必要な患者には優秀な提携病院を紹介している。

「私たちの治療の基本は、早期に診断し、リスクの少ない保存的治療と日常生活を改善するリハビリなどの指導です。特に高齢の患者さんの場合は、劇的に良くなるより、今より悪くならない治療を安全に行うことに心がけています」

と治療方針を語る。

患者と医師の医療を介した生涯にわたるお付き合い
長期的な治療計画を患者に丁寧に説明し、納得してもらう

こうした院長の想いは井上整形外科の特色ある「リハビリテーション科」の診療にも見て取れる。とくにここでは頸椎、腰椎の牽引、マイクロ（電気療法）、ホットパック（温熱療法）などの物理療法を先に行い、その後で運動療法を行っている。

リハビリ治療は、有資格者によって運動器の機能アップを目的に担当制で行っている。リハビリ専用のカルテを作成し、個々の患者の状態に合わせたリハビリ治療計画やストレッチ療法、自主トレーニングの指導実績などを詳細に記録している。

また、X線画像装置をリハビリ室にも設置して、リハビリ担当者が骨関節の変形の状況を把握しながら運動療法を行っている。

井上整形外科では高齢者にとっては負担が大きく、リスクを伴う恐れのある手術より、保存的治療を優先する。そして、日常生活の改善も含めた地道で継続性の高い治療を実践している。

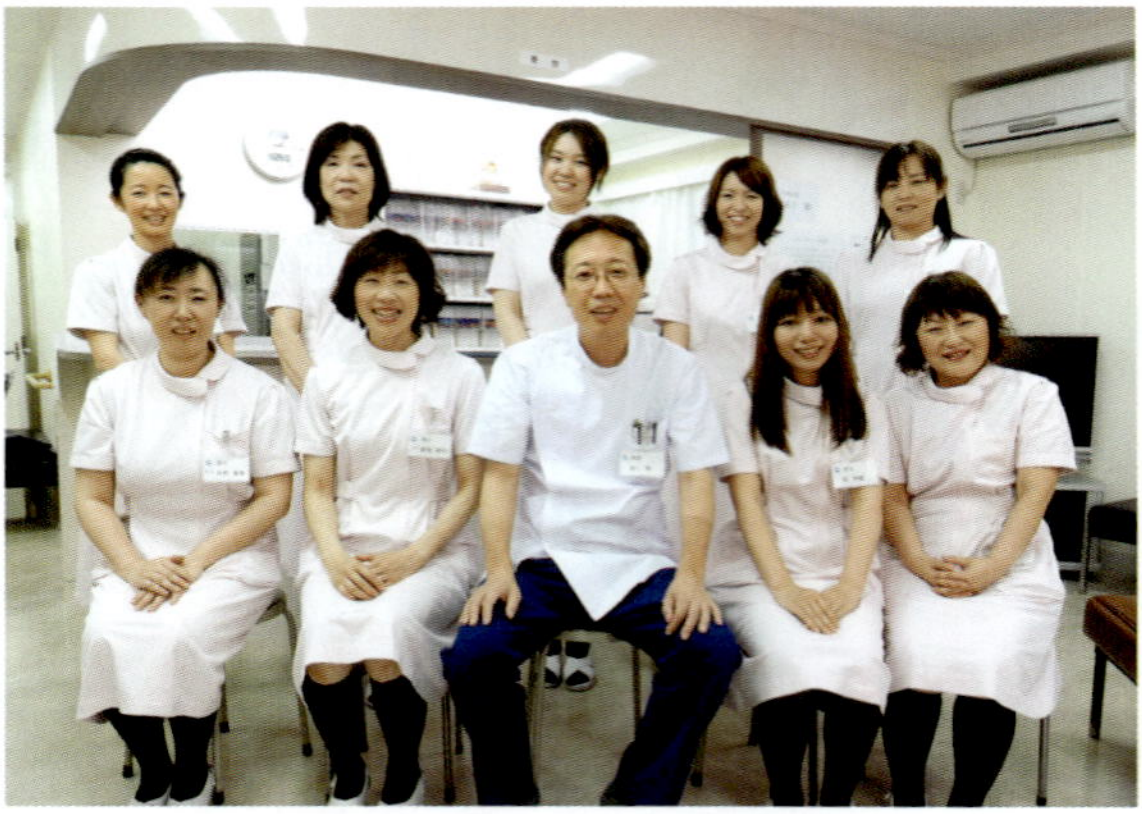

スタッフの明るい笑顔が井上院長を支える

膝を診ることで、その人のこれまでの人生の頑張りが解る
家族のように気配りに満ちた安心・安全の医療を提供

これから治療を始める時には「あなた（患者）と私（医師）の医療を介した生涯のつき合いが始まるのだ、との覚悟と思いを込めて、『どうぞよろしくお願いします』と挨拶します」と井上院長は熱く語る。

高齢者への診療は、生涯にわたって行われるケースが多い。井上院長はその治療にあたって、「いつまでも歩けるように」なるためには「今が大切なときです」と説明する。健康寿命を考えると歩けることが何より肝心なのだ。痛みが出たから悪くなるのではなく、今以上に悪くならないようにする、これからが大切な時間なのだと訴え、患者と希望を共有して治療にあたる。

さらに井上院長は長期的な治療計画を患者にじっくり説明し、納得してもらうことを基本にしている。

井上整形外科では、Ｘ線装置にフィルムレスのＣＲ画像システムを導入している。このシステムを活用して、定期的に撮影したレントゲンのデータを比較し、膝関節の変形の進行度や将来予測を解りやすく患者に説明する。

井上院長は、「『変形がある』ことが問題なのではなく、『変形が進む』ことが問題なのです。ですから、定期的にレントゲン撮影し、患者さんに画像を見てもらって、現状をきちんと認識してもらうことに努めています。慢性疾患である変形性膝関節症は、医師と患者が信頼関係を築き、希望を持って継続的な長期の治療計画を立てることが大切です」と力強く語る。

患者に対しては、週単位、月単位、年単位の視点に立ったそれぞれの治療の計画、予定を説明し、継続治療の必要性を理解してもらっているという。

井上院長は、勤務医の頃に数多くの整形外科手術、内視鏡手術を手がけている。こうした経験を踏まえて、ブロック注射やヒアルロン酸注射を施行している。膝、腰、肩や様々な関節の構造と疾患の関係を知り尽くした上での注射療法だ。

とくに膝の変形性関節症では、膝を診ることで、その人のこれまでの人生の頑張りが解るという。井上院長は一流の職人（マイスター）のようなスタンスで、患者の生きて来た時間を遡り、考えながら治療に当っている。

２０２５年（平成37年）には前期高齢者（65歳～74歳）の人口は３５００万人に達し、後期高齢者（75歳以上）は２２００万人となる。つまり３人に１人がお年寄りという超高齢社会が到来する。

これを背景にメタボリック症候群や認知症と同様に、運動器症候群（ロコモティブシンドローム）が大きな社会問題となっている。運動器とは、身体運動にかかわる骨や、軟骨、腱、筋肉、関節、神経などのことで、これらの運動器が連携して体を動かしている。

そのどれかひとつでも障害を起こすと、立ったり歩いたりすることができなくなる。高齢者が要介護となる原因は、関節の疾患や転倒・骨折が全体の21・5％を占める（平成19年度厚生労働省国民生活基礎調査）。

「いつまでも歩けるように」を医療のテーマに運動器疾患に関係する診療に集中し、特化して診療に励む井上院長は、超高齢社会の最重要課題と日々闘っている。

診療に際しては常に家族に対すると同じような気持ちで患者に接し、患者に寄り添って気配りに満ちたより質の高い医療サービスの提供に全身全霊を打ち込んでいる。

Profile

井上　剛（いのうえ・つよし）

昭和 36 年生まれ。昭和 62 年関西医科大学卒業、関西医科大学整形外科教室入局。同年関西医科大学附属男山病院、同 63 年健康保険滋賀病院、平成 2 年阪和病院勤務。平成 5 年関西医科大学整形外科助手。同 6 年社会保険滋賀病院出向。同 9 年牧病院勤務を経て平成 17 年井上整形外科開院。同 25 年 5 月医療法人井上整形外科開院。

所属・活動
日本整形外科学会認定整形外科専門医、一般社団法人大阪市旭区医師会理事。

Information

医療法人 井上整形外科

所　在　地　〒 535-0022　大阪市旭区新森２－５－３
TEL 06 - 6953 - 2002

アクセス　● 京阪電鉄森小路駅から徒歩２分

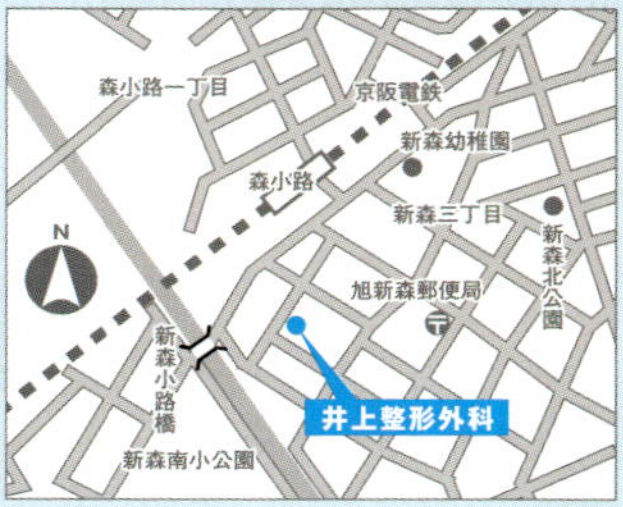

設　　立　平成 25 年５月

診療科目　整形外科、リハビリテーション科、リウマチ科

診療時間　診療時間・休診日
月・火・木・金は　09：00 － 12：00　17：00 － 19：30
水・土は　09：00 － 12：00
日・祝日は休診

■理念
「一人一人の患者様を大切にする真心を持ち、いつまでも皆様の健康を守り続けます」

■診療の特徴
- **整形外科**　膝や肩関節を中心とした関節外科が専門。膝や肩関節へのヒアルロン酸の関節内注射を主に、さらに頸椎・腰椎の脊椎疾患に対するブロック注射療法も得意としている。
- **リハビリテーション科**　物療療法に続いて運動療法を行う。物療療法では頸椎・腰椎の牽引、マイクロ（電気療法）、ホットパック（温熱療法）を実施。運動療法では有資格者による運動器の機能アップを目的に担当制で行っている。
- **リウマチ科**　点滴などが必要な重度のリウマチに対しては、総合医療センター、松下記念病院、済生会野江病院、関西医科大学と連携を取って、高度先端医療を提供できるシステムを整えている。

「脳」と「生命」を守って24時間365日奮闘する安心の医療施設

臨床と研究で明日の脳領域医療に貢献する熱血医師

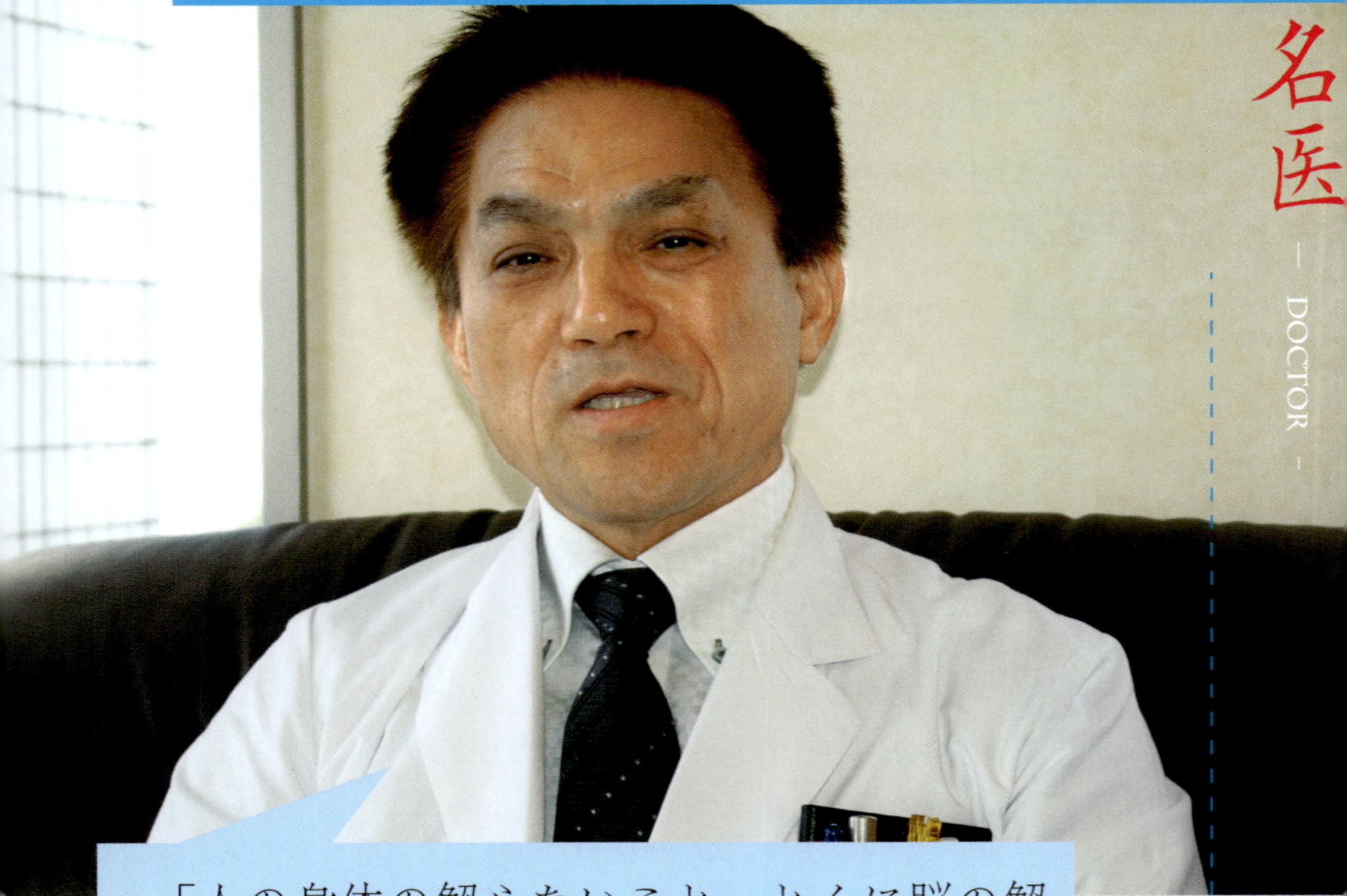

「人の身体の解らないこと、とくに脳の解らないことを解るようにし、現在のそして未来の脳領域の医学の進歩に役立ちたい」

理事長・院長 上田　孝

医療法人社団 孝尋会 上田脳神経外科

時間は昭和30年代の半ば頃まで遡る。所は大阪市西成区内の小学校。朝、一時限目の授業開始のチャイムが鳴るまであと15分という時だった。一人の少年が教壇に登って同級生に向かい、その日の授業で知っておくべきポイントをレクチャーし始めた。

「今日習うところはこんなところが面白い」、「こんなことを知っておくとためになる」などなど。少年のレクチャーはとても的を得たもので、クラスメイトの誰もが少年の話に聞き入っている。誰に指示されたのでもなく、当然のことのように毎朝繰り広げられる光景だった。

滔々とレクチャーするこの少年こそ、宮崎市内で上田脳神経外科を開院する若き日の上田孝院長である。

宮崎県宮崎市を南北に貫く国道２２０号線と宮崎自動車道が交差する宮崎インターチェンジのすぐ傍、緑と田園に囲まれた丘陵地帯に医療法人社団孝尋会上田脳神経外科の広壮な建物が建つ。玄関に向かうエントランスの脇の花壇に建つ石碑が目に入る。そこには次の文字が刻まれている。

「あなたの脳と心を守ります。～ keep your brain & mind beautiful ～」

平成19年7月、上田脳神経外科開院にあたって刻まれた上田院長の理念であり、医療に懸ける想いが凝集された言葉だ。

日本の、世界の脳卒中をもっと究明していきたい
国内外のトップレベルの脳外科専門医の薫陶を受ける

上田院長は、昭和55年に宮崎医科大学（現宮崎大学医学部）を卒業後、宮崎医科大学附属病院に入局し、大学の関連施設で脳外科医として活動する。研究や教育に携わることを生来の天分と

してあったようで、人の身体、とくに脳の働きを解明する研究に勤しんで、医療の将来に役立ちたいと研究者の道を踏み出した。

やがて上田院長の進路に大きな転機が訪れる。上田院長は脳血管障害、なかでも脳卒中を研究テーマとしていたが、「日本の、いや世界の脳卒中をもっと究明していきたい」という研究意欲にかられ、昭和58年に大阪府吹田市の国立循環器病センターにレジデント（研修医）として勤務することになった。

この国立循環器病センターで日本の脳医学会のトップレベルの研究者と出会い、先進の脳外科医療の多くを学んだ。

２年後にカナダのモントリオール神経研究所に研究員として赴き、世界的な脳外科の権威に学ぶ機会を得た。そして、平成６年に社会保険宮崎江南病院に脳神経外科部長として赴任した。

上田院長は当時脳血管障害の「もやもや病」を研究テーマにしていたが、その「もやもや病」の症例数が赴任した宮崎病院で、わずか１カ月の間に大学病院の２年分の症例数に達したことを知って愕然としたという。

多くの症例に出会い、最適な対応を考え、適切な医療を実践する
「臨床と研究に勤しんで医療に貢献したい」と開業

社会保険宮崎江南病院にはＣＴ（コンピュータ断層撮影）、ＭＲＩ（磁気共鳴画像法）装置など先進の医療機器が揃っており、上田院長は８年の勤務の間に最先端機器を駆使して数多くの手術を手掛けた。

同時に研究を深化させ、学会発表や数多くの論文を世に出し、特別講演やシンポジウムのゲスト講演など対外活動にも精出し、多くの業績を残した。

その後、民間の医療機関に勤務することになったが、この時のことを上田院長は、「脳卒中の患者さんにどういう薬の使い方をすれば、より効果的で副作用も少なく再発を抑えることができるか、という臨床研究を2年、3年かけてじっくりフォローしていこうと決意しました」と振り返る。

当時、高血圧治療薬としてはカルシウム拮抗薬（ＣＣＢ）が主流であったが、新しく製薬各社からアンジオテンシン受容体拮抗薬（ＡＲＢ）が発売された頃だった。そこで、上田院長は、患者の適応を考え、様々な投与薬のパターンを50症例ずつ4つのグループに分けて、そのデータを積み重ねて行った。

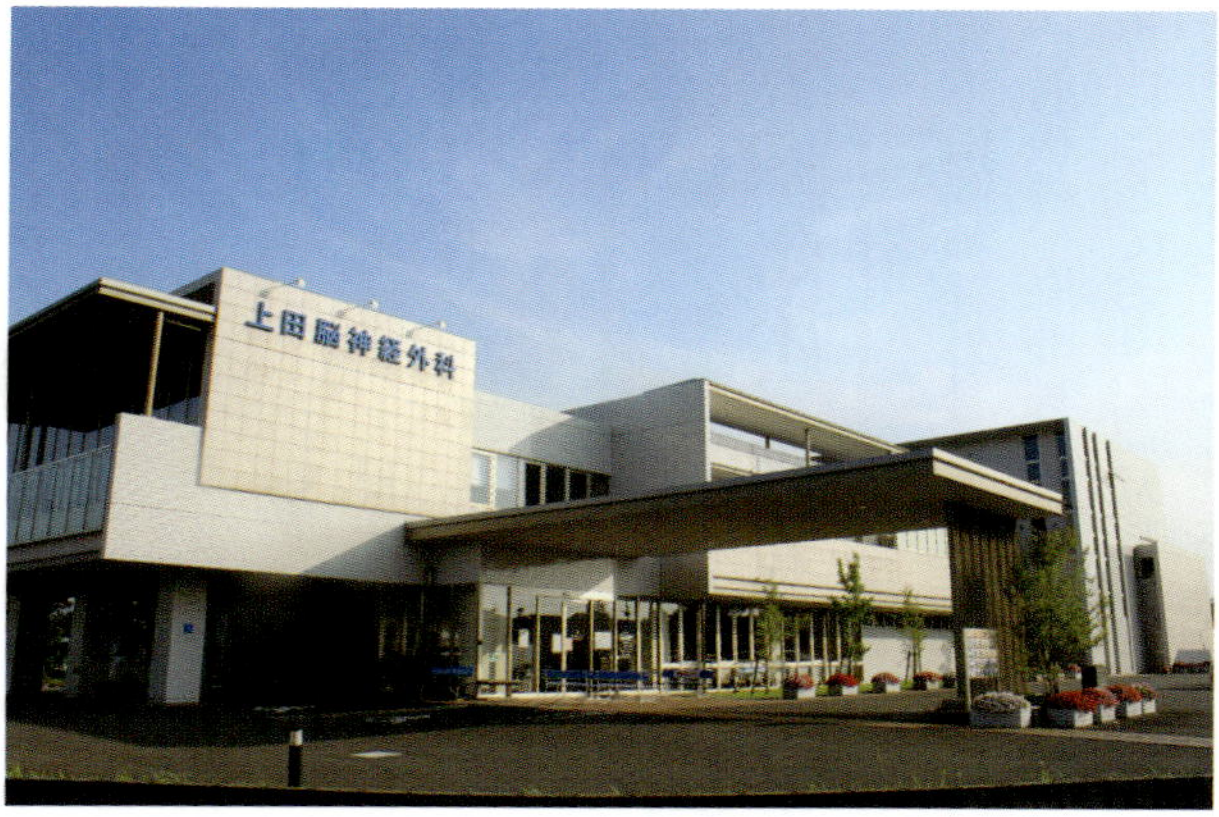

緑と田に囲まれた丘陵地帯に建つ上田脳神経外科

ある製薬メーカーが東京のお台場にあるホテルを会場にセミクローズドの報告会を開いた時のことだった。アメリカから高血圧の専門家を2人ゲストに招き、東大教授や秋田県立脳血管研究センター長など錚々たる顔ぶれが揃った報告会だった。

この報告会で上田院長はこれまでの研究データを発表した。その研究内容にアメリカから来ていた二人の高血圧の専門家から絶賛され、周りの出席者からも「もっと詳しく教えて欲しい」と質問が相次いだ。

その時上田院長は、自分の研究成果を医療に役立てることの喜びを実感したという。そして最新の機器や装置が無くても、アイデアさえあれば素晴らしい研究ができるのだとつくづく思ったそうだ。

「大学に戻らなくても、臨床を通して多くの症例に出会い、最適な対応を考え、処置して行く。解らないことを究明してどんどん解るようにしていかなければならない。そのために開業を決意しました」と上田院長は当時を振り返って開業の動機を語る。

こうして臨床と研究の実践で明日の医療に貢献しようとの理想に燃えて、平成19年7月に上田脳神経外科を開設した。

独自の検査手法でアルツハイマー治療薬の作用を把握
臨床、研究の「再生産・再投資のサイクル」という好循環

上田脳神経外科は、19床の入院施設を備えた脳の専門医院で、診療科目に脳神経外科、神経内科、内科、放射線科、麻酔科、外科、リハビリテーション科がある。とくに頭部外傷、脳卒中などの脳血管障害を専門としており、認知症（物忘れ）、脳腫瘍、頭痛、めまい、しびれなど様々な疾患を診療対象としている。上田院長と麻酔科医の医師２人をはじめ、看護師、診療放射線技師、臨床検査技師、理学療法士、作業療法士、言語聴覚士など総勢70人を超えるスタッフが24時間３６５日、地域の人々の「脳」と「生命」を守るために奮闘を続けている。上田脳神経外科は地域の脳に関わる疾患をいつどんな時も診療し、納得の行く治療・処置を心がける安心の医療機関として存在している。

上田脳神経外科は脳専門の医療施設であると共に、「人の身体の解らないこと、とくに脳の解らないことを解るようにし、現在のそして未来の脳領域の医学の進歩に役立ちたい」という上田院長の思いがいっぱいに詰まった、夢を実現するための壮大な医療施設でもある。

従ってキャッチフレーズの、「世界にはばたく脳専門の医院」を体現して、脳関連の診断・治療では世界トップレベルの最先端設備機器を備えている。ＣＴやＭＲＩ、脳波自動解析装置など最新の機種を揃えているのはもちろん、ＳＰＥＣＴも最新鋭機の「ＰＥＴ／ＳＰＥＣＴ／ＣＴ同時撮影機」を九州で初めて、全国でも2番目という早さで導入した。

ＳＰＥＣＴとは単フォトン放射断層撮影装置のことで、上田院長が国立循環器病センターに国内留学した際にこの装置と出会った。

これまで数時間かかっていた脳血流の診断がわずか数分で、しかも特定の部分の脳血流を測ることができるもので、ＳＰＥＣＴに惚れ込んだ上田院長は、それ以来脳循環をライフワークにしようと決意したという。

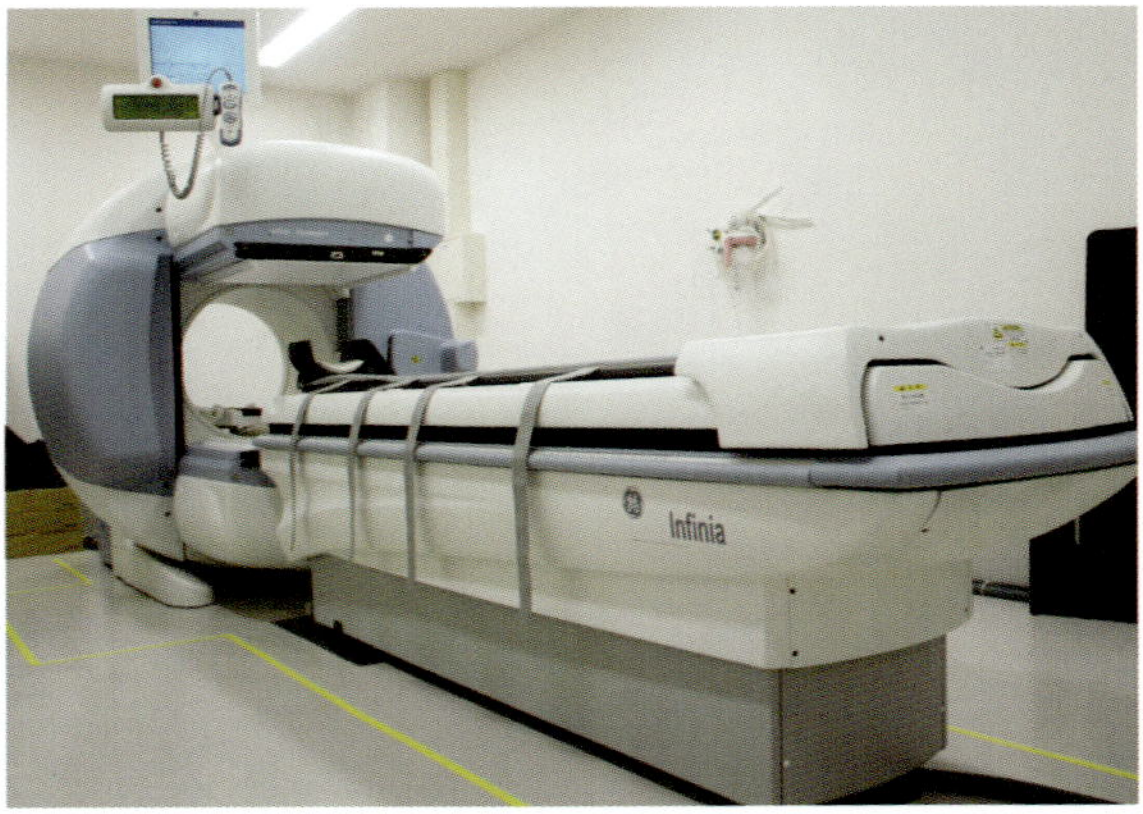

九州で初めて、全国で２番目に導入した最新鋭のＰＥＴ／ＳＰＥＣＴ／ＣＴ同時撮影機

「この最新鋭機は脳梗塞やがんなどの検査が同時にでき、検査時間の短縮はもちろん、より正確な検査、分析が可能となりました」と説明にも力が入る。さらに上田院長は、「ＳＰＥＣＴ検査では、脳のどの部分で血流が低下しているかがひと目で分かるので、より早く認知症を発見できるようになりました」と言う。

さらに上田院長が独自に研究開発した、連続ｄｙｎａｍｉｃ ＳＰＥＣＴ法を用いて血流の増減を見ることで、アルツハイマーの治療薬が脳のどの部分に作用しているかを把握できるようになった。

「これによって、最適な薬の選択と切り替えができるようになり、認知症治療も薬の特性と患者さんの特性を照らし合

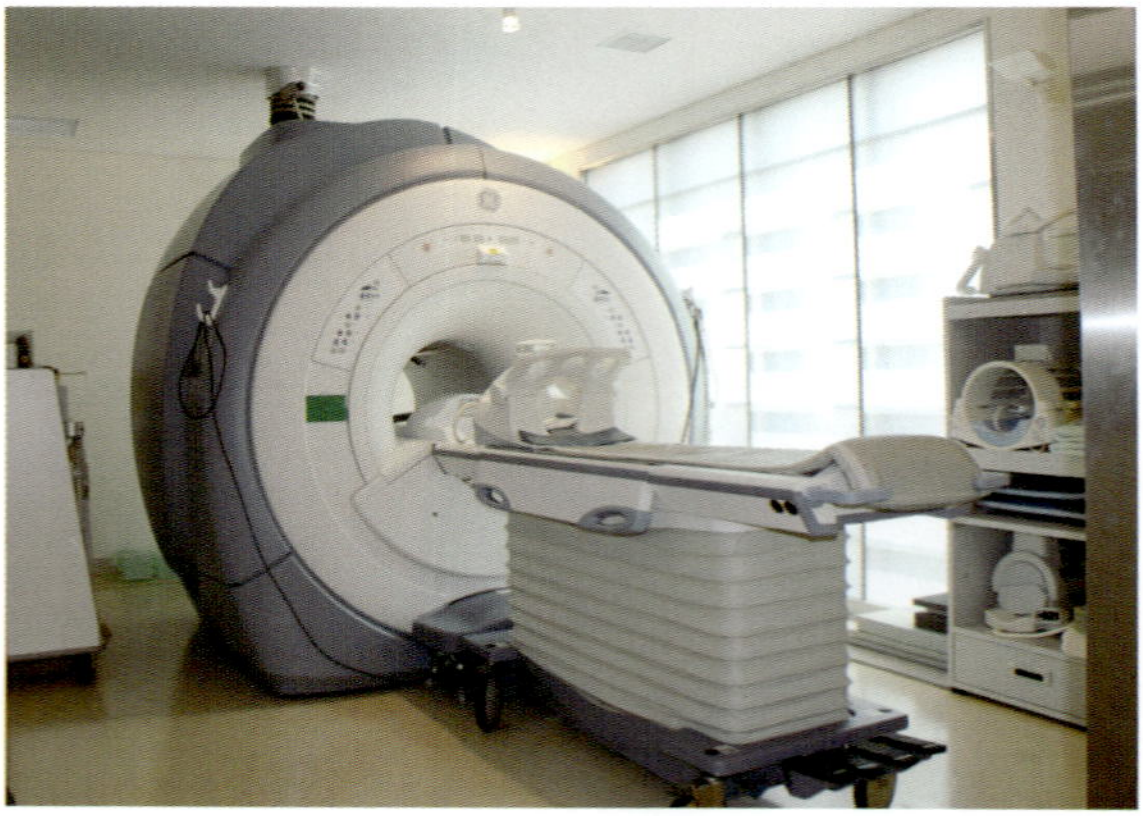

ＭＲＩ室は患者の負担をできるだけ少なくするため明るく開放的に作られている

わせてベストチョイスする時代が来ました」と声を弾ませる。

このように上田院長は、自らの研究開発の成果を臨床に活かして実践している。そして、臨床で好結果を得たデータをさらに新たな研究テーマに活用する。上田脳神経外科では、臨床、研究の「再生産・再投資のサイクル」という好循環を生んでいるのだ。

何としても目の前の患者の脳と生命を救いたい
患者の緊張と不安を和らげる「シースルーMRI」

「大学の研究室でなくとも、臨床の現場で多くの患者さんを診ることで貴重な臨床データが得られます」というのが上田院長が開業した動機のひとつだ。

「私はいつまでも現場で医療に携わっていたい」と胸中を語る上田院長は、「何としても目の前にいる患者の脳を、生命をあらゆる手立てを講じて守っていきたい」とする熱い想いが、めまぐるしく変化する臨床の現場にあって、常に的確に対応する上田院長のエネルギーの源となっているのだ。

「私は人とコミュニケーションをとるのが好きなのです。医療を介したコミュニケーションを通して、患者さん一人ひとりがより良い人生を歩めるようにお手伝いしたいと考えています。私の方こそ患者さんとの出会いの中から多くのものをいただいています」としみじみ語る上田院長である。

上田脳神経外科は、病に苛まれて救いを求めて訪れる患者への温かく優しい想いに溢れる。平日の外来診療は連日１００人を超えて多忙を極めるが、常日頃から患者が安心と納得を得られる診療を心掛けている。

初診の患者には、必ずその日のうちに検査結果を伝え、それを踏まえた診断を下すように努めている。患者に不安や疑問を抱かせたまま帰らせることがない。

開院から7年、上田院長の患者と向き合う診療姿勢に患者の間からは、「上田院長ならなんとかしてくれる」という厚い信頼を生んでいる。救急患者が次々運び込まれて外来患者が長く待たされることになっても、皆は理解し、納得して受診を待っている。

上田脳神経外科に設置する診療機器にも患者への心配りが見て取れる。平成21年にいち早く導入した「シースルーＭＲＩ」はその表れで、ＭＲＩ室と操作室の間に特殊ガラスを使用してＭＲＩ室が見通せるようになっている。

これによって開放感が高まり、検査を受ける患者は家族と視線を交わすことができ、緊張する小児や閉所が苦手な人の心理的圧迫を和らげる。最新鋭のＰＥＴ／ＳＰＥＣＴ／ＣＴ同時撮影機も検査時間の短縮によって、患者の侵襲的（検査、手術などに伴う、外部からの刺激・痛み）な負担、身体的な負担が大きく軽減される。

患者や救急隊員からも絶大な信頼を寄せる地域のかかりつけ医

「生涯現役で死の前日まで医師として働いていたい」

上田院長に寄せる患者の信頼感は、宮崎市の救急隊員にもしっかりと根付いている。上田院長の携帯電話は救急隊とのホットラインとして繋がっており、いついかなる時も救急搬送の受け入れに応じている。また、救急隊員が患者の状況判断に困った場合は、緊急ラインを通じて上田院長がトリアージ（緊急・優先・分類判断）を行って、最良の緊急搬送先をアドバイスする。このように宮崎市の緊急医療の円滑な運行にも大きく貢献しているのだ。

上田脳神経外科は総勢70人を超えるスタッフで診療活動に当たっているが、ハードで多忙を極める現場で脳神経外科の医師は上田院長ひとりだ。肉体的にも精神的にも上田院長への負荷は計り知れない。しかも上田院長はこの過酷な医療現場にもかかわらず、年間50件以上の講演をこなす。

上田院長は地域の医師会の会合などで、請われればいつも進んで上田脳神経外科での臨床研究の成果を講演などで披瀝する。例えば「認知症の最新の治療」というテーマでは、新しく出た新薬をどう効果的に使っていくのか、たくさんの臨床例から積み上げたデータで最新の治療法を披瀝している。

こうした学会講演や学術講演、シンポジウムへの参加のほか、「脳から見たいじめを防ぐ方法」など現代社会や地域社会が抱える問題への提言も多く行っている。こうした上田院長の研究姿勢は上田脳神経外科のスタッフ一人ひとりにも引き継がれ、看護師、技師、療法士たちが、毎年、それぞれの分野の学会での研究発表に臨んでいる。

「これからも変わることなく、目の前で困っている患者さんを病の苦しみや不安から救うため全力投球していきます。診療、研究はもとより、学会発表や講演、セミナーなども生涯現役で死ぬ前日まで働いていたい。それが私にとって一番の幸せであり、生きているとはそういうことなのだと思います」と上田院長は力強く噛みしめるように話す。

地域の脳専門のかかりつけ医として、寸暇を惜しんで奮闘する上田院長に、地域の「脳と心を守る」信頼の主治医の姿を見る。

Profile

上田　孝（うえだ・たかし）

昭和 28 年生まれ。昭和 55 年宮崎医科大学（現宮崎大学医学部）卒業。同 58 年国立循環器病センター脳神経外科勤務。同 61 年カナダモントリオール神経研究所勤務。平成 4 年宮崎医科大学脳神経外科兼任講師。同 6 年宮崎社会保険病院勤務、脳神経外科部長。同 11 年宮崎医科大学臨床教授。同 15 年誠友会南部病院勤務、脳神経外科部長。同 19 年上田脳神経外科開院。同 22 年医療法人社団孝尋会として法人化。理事長・脳神経外科医。医学博士。

所属・活動

日本脳卒中学会評議員・専門医、日本脳神経外科学会認定医、日本頭痛学会専門医、日本意識障害学会理事、九州救急医学会評議員、全国意識障害を考える会世話人、宮崎救急医学会幹事、宮崎フェニックスの会（宮崎脳を守る会）代表世話人。

Information

医療法人社団 孝尋会 上田脳神経外科

所在地　〒 880-0925　宮崎県宮崎市本郷北方 2703
TEL 0985 - 52 - 3500　FAX 0985 - 52 - 3503

アクセス
- 宮崎交通バス「陸運支局入口」
バス停徒歩 5 分
最寄りの駅：南宮崎駅、加納駅
（駅からタクシーで約 10 分）

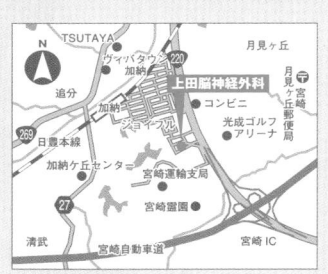

設　立　平成 19 年 7 月

診療科目　脳神経外科・神経内科・内科・放射線科・外科・麻酔科・リハビリテーション科

診療時間　月曜日～金曜日　午前 8：30 －午後 12：00
午後 1：30 －午後 6：00
土曜日　　午前 8：30 －午後 1：00
休診日　　木曜日午後（手術）　土曜日午後　日曜・祝日

■コンセプト

当院は、平成 19 年 7 月に宮崎南バイパス沿いの緑と田園に囲まれた丘陵地帯に開設致しました。世界にはばたく医療技術や機器を駆使し、地域住民の方々が安心して健やかな生活を送ることができる環境の実現を目指して日々努力し、社会に貢献して参ります。

■モットー

「あなたの脳と心をお守りいたします。」Keep your brain and mind beautiful !!

高精度画像診断による最先端医療のエキスパート

世界最新「ＰＥＭ」の日本初導入で超早期乳がんの発見！！

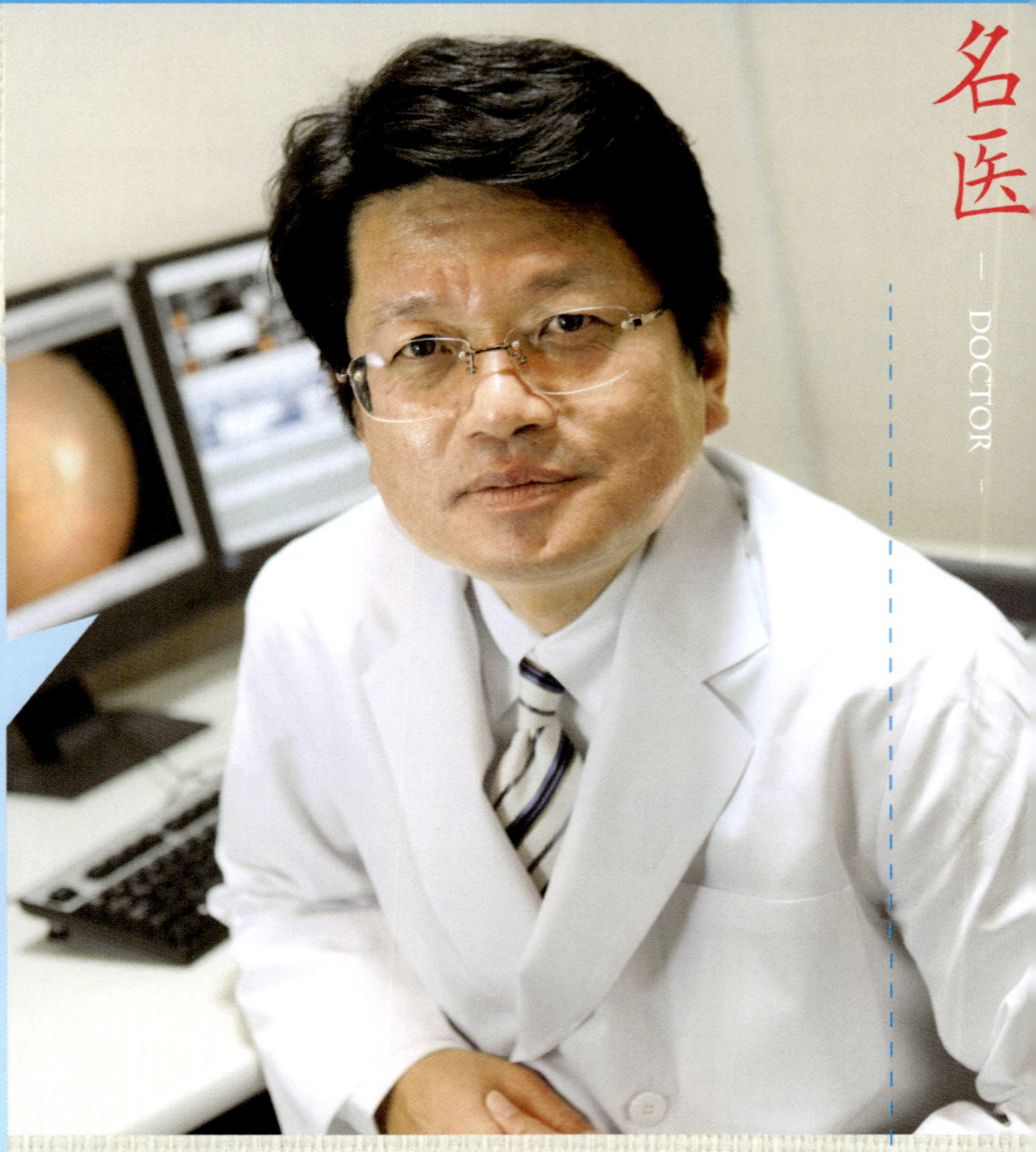

「病気の早期発見、早期治療はまず検査を進んで受けなければ始まりません。疾病予防の意識を高めて是非積極的に検査を受けていただきたいですね」

理事・代表 佐藤 俊彦

医療法人 DIC 宇都宮セントラルクリニック

日本人の三大死亡原因と言われているのが、がん（悪性腫瘍）、心臓疾患、脳疾患で、これら3つに関係する病気で年間死亡率の約6割を占める。

21世紀は予防医学の時代だと言われる。わが国の医療行政でも、いつまでも健康で長生きするために疾病の早期発見に力を注いでいる。

こうした中で予防医学を最重要課題として熱心に取り組んでいる医療人が、医療法人ＤＩＣ宇都宮セントラルクリニックの理事で代表を務める佐藤俊彦医師だ。

佐藤代表が率いる宇都宮セントラルクリニックは、わが国でいち早く「ＰＥＴ－ＣＴ」を導入し、栃木県下初のＰＥＴセンターを開設した。死亡原因の第一位であるがんの早期発見、早期治療をサポートすると共に、より科学的根拠に基づいた最先端で高精度な画像診断診療を行っている。とくに女性のがんの中で罹患率が高い乳がんの検診で、最新鋭の乳房専用のＰＥＴマンモグラフィー検査装置「ＰＥＭ」を日本初導入した。

宇都宮市屋板町の宇都宮セントラルクリニックの隣接地に、昨年11月ブレストイメージングセンター（乳腺画像診断センター）を建設し、乳がんの予防と超早期発見・治療に努めている。

「予防こそ最強の医療」と言い切る佐藤代表は、いつまでも健康で生き続けるため再生医療、免疫療法、遺伝子療法といった先端医療分野をも手掛けるなど八面六腑の活躍ぶりだ。

また、会員制のメディカル倶楽部を展開し、顧問医としてより精度の高いテーラーメイド医療にも取り組んでいる。医師であり企業家でもある佐藤代表の、次代を見据えた複眼的でグローバルな視点からのアプローチは、医療関係者だけでなくビジネス界からも熱い視線と期待を集めている。

栃木県下で初のPETセンターを開設
コンセプトは「最先端の画像診断を臨床に生かす」

日光の名刹や那須高原、鬼怒川温泉など数多くの貴重な文化財や神秘的な自然景観などの観光資源に恵まれる栃木県。その中心地に当たる宇都宮市にわが国でも最先端の画像診断センターを特徴とする宇都宮セントラルクリニックがある。

ここではPET画像診断をはじめ、幅広い診療分野にわたっての専門医による一般診療や各種の人間ドック、最先端のがん治療などを行い、国内はもとより遠く海外からも大勢の患者が訪れる。

高度最新鋭の医療装置「PET－CT」（陽電子放射断層撮影）を保険診療になる以前からいち早く導入し、栃木県初のPETセンターを開設。高磁場3テスラMRIやCT、最新のがん予防検査テロメスキャンも備え、最先端の画像診断医療を提供している。

佐藤代表は宇都宮セントラルクリニック開設に至った動機を次のように話す。

「米国は医療先進国で、わが国の医療の20年ほど先を行っています。私が平成9年に渡米した際には米国に専門の画像診断センターが多く存在し、遠隔画像診断システムも整っていました。このシステムを日本に持ち帰って、是非画像診断を駆使した最先端のクリニックを作りたいと思いました」

最新の画像診断システムによって、生命を脅かすがんや脳疾患、心臓疾患などの早期発見と予防に役立てたいとの衝動に駆られた佐藤代表は、まず日本で画像診断システムのインフラを確立するためドクターネットという会社を設立。翌年に宇都宮セントラルクリニックを立ち上げ、平成15年には栃木県初となるPETセンターを開設した。

宇都宮セントラルクリニックのコンセプトを「最先端の画像診断を臨床に生かし、人々の健康をサポートするホームドクターとして、新しい形のプライマリーケアを提供することです」と明快に話す。

佐藤代表は画像診断のスペシャリストとしてだけでなく、各地のPETセンターの立ち上げにも参画し、事業家としても卓越した手腕を発揮している。

早期発見すれば9割の乳がんは治る
切らずに治すには1センチ以下で見つけること

今や2人に1人ががんに罹ると言われ、このうち約3人に1人ががんで亡くなっているという。中でも女性のがん罹患率のトップが乳がんだ。

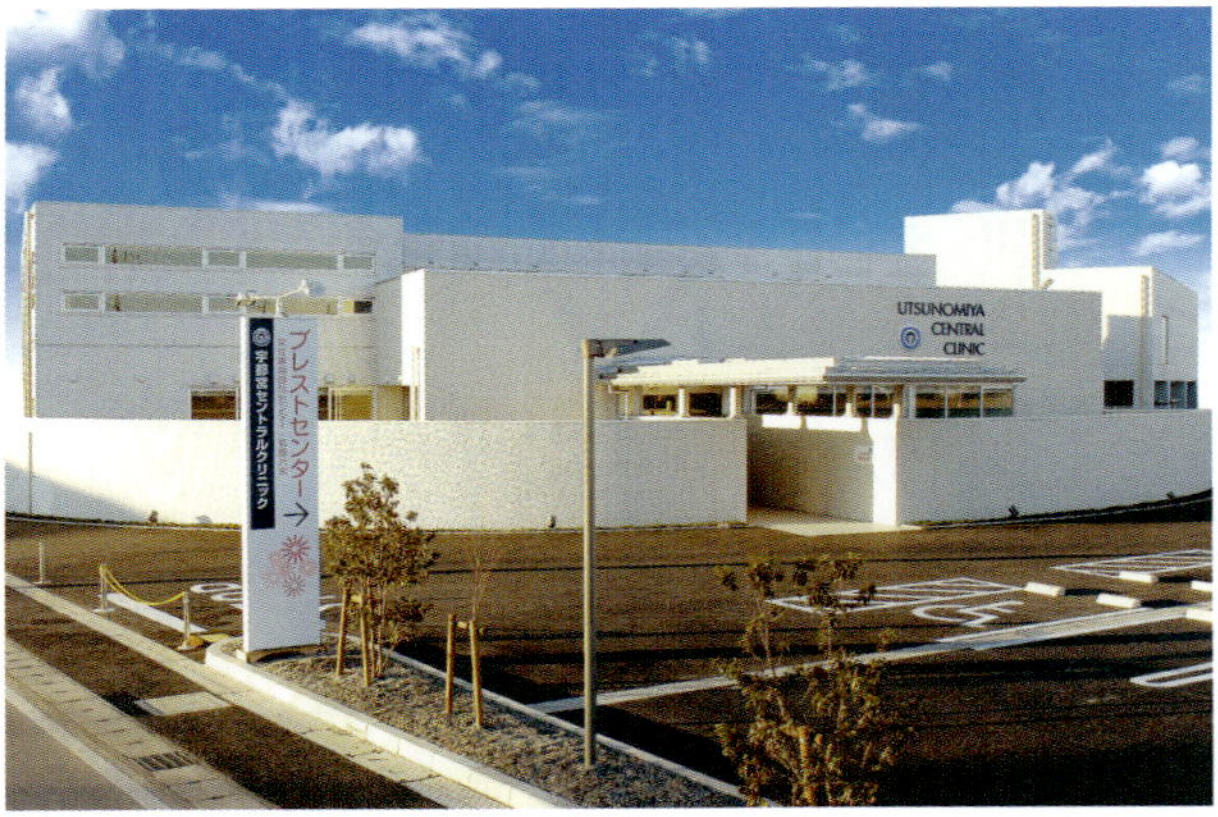

クリニックの隣接地にあるブレストイメージングセンター（乳腺画像診断センター）

米国の女優、アンジェリーナ・ジョリーさんが「遺伝性乳がんの予防」で両乳房を切除したニュースは記憶に新しい。乳がんの抑制遺伝子に異変があり、乳がんになる確率は87%と診断されたそうだ。彼女は3カ月かけて両乳房の切除と再建を行い、乳がんになる確率を5%以下にまで低下させたという。

「米国では家族性乳がんの予防切除はそれほど珍しい事ではありませんが、日本ではまだまだそこまで進んでいません。乳がんの予防法は確立しておらず、乳がん検診が早期発見する最も有効なアプローチなのです」

乳がんの撲滅を呼びかけるピンクリボン運動が世界で広がっているが、わが国ではまだまだ浸透していない。何故浸透しないのかについて佐藤代表はこう説明する。

「米国では85%の女性が乳がん検診を受けて、早期発見に積極的に取り組んでいます。何故なら米国では乳がん検診を受けていないと、それだけ乳がんになるリスクが上がり保険料も高くなるからです」

女性が罹患するがんの1位は乳がんだが、死亡率は4位（女性全体で）となっている。その理由は、乳がんは早期発見出来れば他のがんに比べて治癒率が高いためだ。乳がんは早期発見（がんが2センチ以下で腋の下のリンパ節に転移がない状態）されれば極めて高い確率で治癒し、10年生存率は9割を超えるという。

乳がん治療に早期発見にまさるものはなく、佐藤代表は「そのためには正確な画像診断を定期的に受けることが大切です。たとえ乳がんであっても1センチ以下なら乳房を切らずに治癒できます」と乳がん検診の重要性を説く。

超早期なら最新の放射線治療のトモセラピーや塞栓術、ＲＦ焼却療法や免疫療法など、乳房を切らずにすむ治療法を選択でき、それらを組み合わせてより治療効果の向上を図ることが出来るのだ。

痛みの少ないトモシンセシスで見えなかった病変をチェック
世界最新のＰＥＭ（乳腺専用ＰＥＴ検査）を日本初導入

従来、乳がんは自分でシコリを見つけて初めて医師にかかる場合が多かった。しかし自分で触っても分からない乳がんも多いため、自己検診だけでは不十分だ。

現在の乳がん検診はマンモグラフィー検査と超音波（エコー）検査が中心だが、マンモグラフィーは乳房を上下左右から硬い板で圧迫するため痛みを伴う。また乳がんの20％程度が検出できないという問題もあった。

このため佐藤代表は、もっと優れた検診法はないものかと模索していた時のことだった。

「北米の放射線学会でトモシンセシスという新しいマンモグラフィーの臨床成績を目のあたりにし、これだとひらめきました。圧倒的な診断能を有し、しかも従来のマンモグラフィーに比べて検査時の痛さが格段に少なくなっていたのです」

佐藤代表が瞠目したトモシンセシスは、乳房を短時間でスキャンし、複数の角度から断層像を作って収集する痛みの少ない最新の撮影技術である。さらに従来のマンモグラフィーより診断能も優れており、このトモシンセシスを乳がん診療の主軸にしようと決断して、栃木県下で初導入する。

「トモシンセシスの導入によって、これまでのマンモグラフィーでは見えなかったさまざまな病変が見えてきました。ただがんらしくない小さな病変も多数見えるため、がんの確率が高いものをどう生検に誘導していくかが問題となりました」と佐藤代表は振り返る。

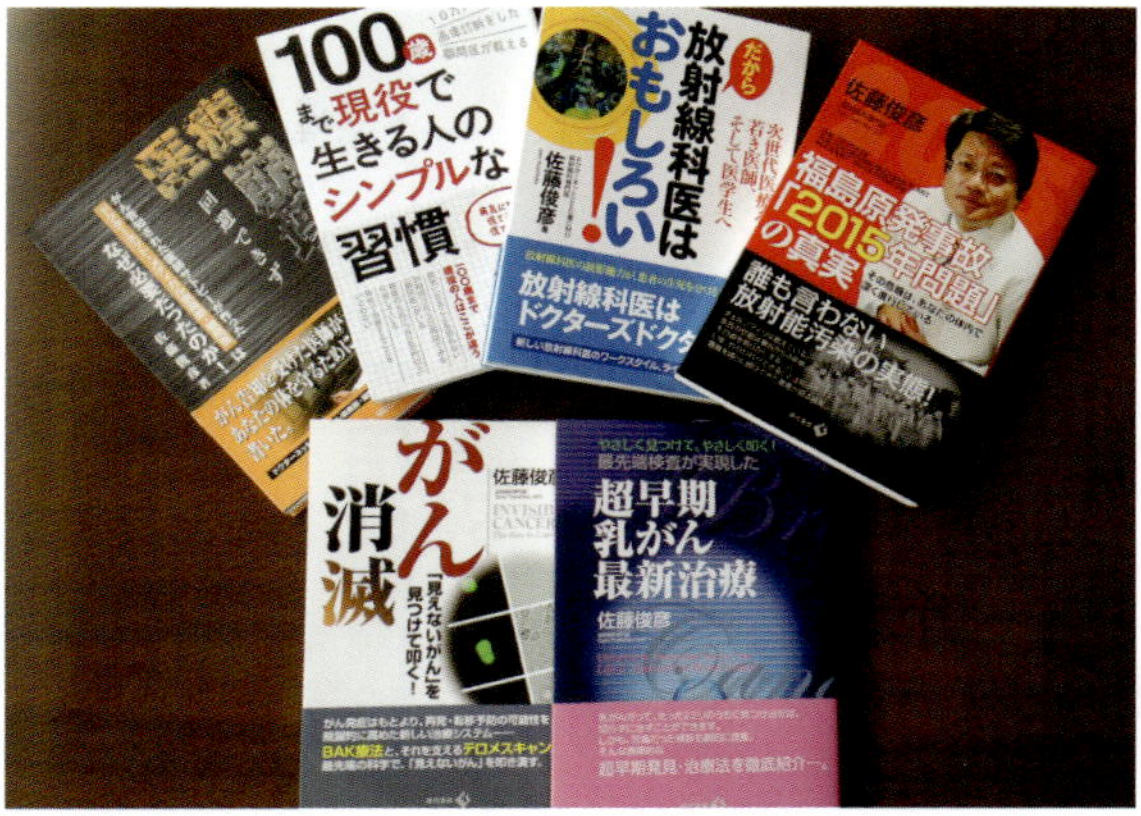

佐藤代表は数多くの著書を通して啓発活動にも熱心だ

そこでＭＲＩのパラメトリックマップという画像処理で、がんの血流パターンを赤に、良性腫瘍の血流パターンを青に自動解析するソフトウェアを開発。これによって読影の効率や精度を向上させることに成功した。

「ただ術後の乳房は変形しているため、がんの再発の診断は困難を極めます。またＭＲＩでは乳腺症のためにバックグラウンドの造影効果が激しく、病変の血流診断に困難をきたす例もありました」

どうしたものかと対策を検討し、下した結果が米国製の「ＰＥＭ」（乳腺専用ＰＥＴ検査装置）の導入だった。

ＰＥＭ（ペム）は世界最新の乳がん検査機器である。乳腺専用のＰＥＴ検査装置で、ＰＥＴ用の薬剤を静脈に注射するが、5～10分程度の検査時間で済み、ほとんど痛みもない。

乳がんの超早期発見や術後の再発診断の確度は飛躍的に向上し、医療の最先端を行く欧米を中心にアジアなどでもその有効性が認められていた。

ＰＥＭを導入したところは世界でも70施設しかなく、日本で導入している施設はなかったが、佐藤代表は日本初となるＰＥＭの導入を決意した。

乳腺専用の画像診断センター「ブレストイメージングセンター」を開設
ＰＥＭで2ミリ以下の超早期発見と再発防止に威力

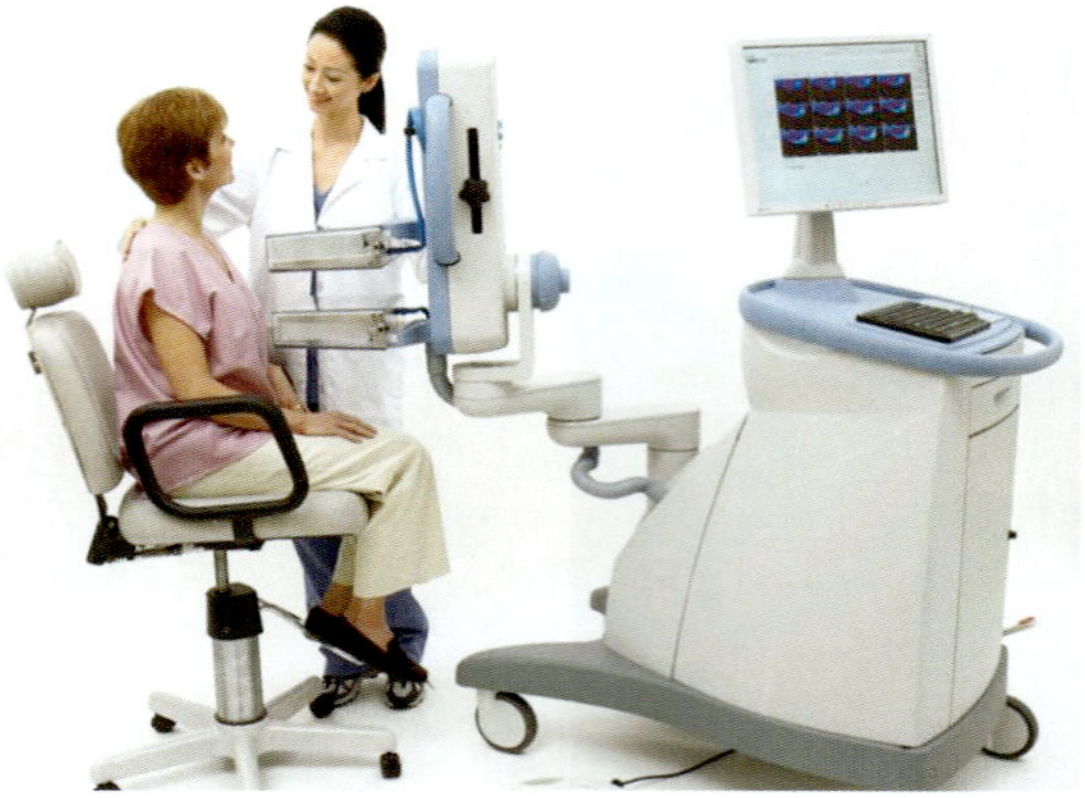

最新鋭の乳房専用のＰＥＴマンモグラフィー検査装置「ＰＥＭ」

「これまでも乳腺の画像診断でＰＥＴが使用されていましたが、乳がんの原発巣（最初に発生したがん）の診断で小さいがんや特殊な組織型のがんを見逃してしまう事が指摘されていました。このＰＥＭは全身用のＰＥＴより細かな病変を指摘することが可能になり、良性か悪性の鑑別も可能です。従来の乳がん画像診断と比べはるかに性能がアップし、極めて初期のがんも発見でき、再発も防げる画期的なものです」

ＰＥＴのがん細胞の分解能が約4～5ミリなのに対しＰＥＭは2ミリと高性能で、がん細胞をできるだけ小さいうちに早期発見すれば乳房を切らずに治療出来るだけでなく、ほとんど再発することもない。これは女性にとって大変な朗報だ。

この〝福音〟をより多くの女性に知ってもらい、辛い思いをする女性が少しでも少なくなればと佐藤代表は平成25

年11月に乳腺専門のブレストイメージングセンターを建設した。

ブレストイメージングセンター建設にあたり建設構想を何度も練り直し、乳腺関連の画像診断を効率的に実施するために1年かけてシステムを開発。こうして乳腺外来での総合画像診断のシステムの構築が完了し、臨床応用の可能を待ってオープンにこぎつけた。

このセンターでは乳腺専門医の診療のもと、画像機器も乳腺分野の診断に特化。最先端の画像診断を駆使して、乳がんの予防と超早期発見・治療に努めている。

3Dトモシンセシスを始め、3D超音波（ABVS）、PEM、テロメスキャンなど、世界最高水準の最先端装置を備えた質の高い医療を提供しているのだ。

さらに男性と女性との検査動線を玄関口から完全に分け、検診から治療まで女性が安心して受診できるよう配慮されている。**またPET検診を受ける女性は、すべてPEMを無料で受けることが出来る特典があるのも魅力だ。**

テロメスキャンで術後の見えないがんのフォローアップも万全
一年に一度の高精度画像の乳がん検診が最強の治療法

女性ががんを患って夫婦関係が悪化し、離婚に至る「がん離婚」。妻ががんに罹ったなら夫が支えるのが当然なのだが、実際はそういかないケースも多い。乳がんの場合手術で乳房を失うと女性としての魅力がなくなり、夫婦関係も冷却していくなど切実な現実があるようだ。

しかし、もし乳がんになっても1センチ以下の超早期発見なら乳房を切らずに治癒でき、再発の心配もしなくて済む。その超早期発見と治療にどうしても必要なのがブレストイメージングセンターであった。

佐藤代表は「このセンターには私の四つの思いが凝縮されています。精度の高い乳がん画像診断の提供と乳がんの超早期発見。それにセカンドオピニオンを求める患者さんに正確なリ・ステージング（病期の再診断を行い治療計画の立案や指導）の提供。そしてすでに治療を終えた方には術後の充分なフォローアップ検診をすることです。米国ではこういう施設は数多くありますが、私は何としても日本で作りたかった」と熱い思いを語る。

ここでは1センチ以下の乳がんを見つけることに主眼を置いている。検診ではトモシンセシスに超音波でのスクリーニング、PET検査ではPEMを併用できるようシステムの再構築も行い、テロメスキャンで術後のフォローアップも万全の態勢を整えている。

テロメスキャンとは血液中を流れるごく小さながん細胞を見つける最新の診断法だ。細胞レベルでの発見になるためより早い発見と治療ができる。もしがん細胞が発見されれば、同センターで超音波や最新の免疫細胞療法（DC－BAK療法）を付加したより完璧な治療が可能となるのだ。

乳がん検診の現場は時とともに変化を遂げ、乳腺の画像診断機器も目をみはる進歩を遂げてきた。従来発見されなかったような極めて小さな乳がんも発見可能になり、超早期発見によって切らずに治す最新治療も開発されている。

「私たちの生活環境はますます複雑高度化してストレスが昂進し、さまざまな要因とも絡んで乳がんのリスクからは逃れることはできません。定期的な乳がん検診で早期発見に努めることこそ最強の治療法です。一年に一回は高精度画像の乳がん検診を受診することで、辛い思い、悲しい思いをする女性がなくなることを願ってやみません」

佐藤代表が理想とし、情熱を注ぎ開設したブレストイメージングセンターは、日本の乳がん治療のさらなる可能性を拡げていくに違いない。

Profile

佐藤 俊彦（さとう・としひこ）

昭和35年9月生まれ。昭和60年福島県立医科大学卒業後、同大放射線科入局。日本医科大学第一病院、獨協医科大学病院、鷲谷病院副院長を経て、平成9年宇都宮セントラルクリニック（現医療法人DIC宇都宮セントラルクリニック）を開設。同14年（株）ドクターネット設立。同23年登美ケ丘画像診断クリニック院長、同24年に野口記念インターナショナル画像診断クリニックを開設。

所属・活動

日本放射線学会専門医。医療法人ＤＩＣ宇都宮セントラルクリニック理事、セントラルメディカル倶楽部顧問医、（株）共生医学研究所取締役、（株）フリール取締役、メディカルリサーチ（株）顧問医、米国財団法人野口医学研究所常務理事。
著書に「100歳まで現役で生きる人のシンプルな習慣」（幻冬舎）、「だから放射線医はおもしろい！」（現代書林）、「福島原発事故2015年問題の真実」（同）、「がん消滅見えないがんを見つけて叩く」（同）、「超早期乳がん最新治療」（同）など。

Information

医療法人 DIC 宇都宮セントラルクリニック

所 在 地　〒321-0112　栃木県宇都宮市屋板町561－3
TEL 028－657－7300　FAX 028－657－7301
URL http://www.ucc.or.jp
E-mail: master@ucc.or.jp

アクセス

- ＪＲ宇都宮駅からタクシーで15分
- バスはＪＲ宇都宮経由（9番）ことぶき会館前下車。約20分
- 東北自動車道川口ＪＣＴから約45分、北関東自動車道栃木都賀ＪＣＴから約10分、同宇都宮上三川ＩＣから約10分

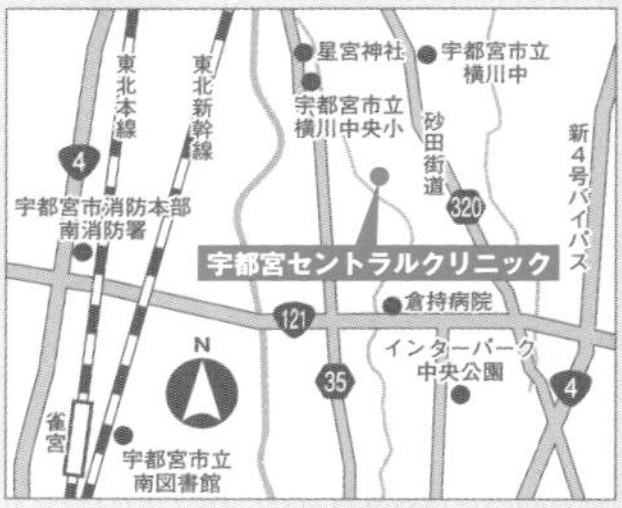

設　　立　平成9年

診療科目

- 一般外来（内科・消化器科・呼吸器・アレルギー科・整形外科・リウマチ科・禁煙外来・神経内科・循環器内科・呼吸器外科・乳腺外来・放射線科・画像診断セカンドオピニオン外来・一般検診）
- 各種人間ドッグ・健康診断
- がん治療（免疫細胞療法―ＢＡＫ療法・トモセラピー・テロメスキャン・高濃度ビタミンC点滴療法・遺伝子療法・分子樹状細胞療法・自家がんワクチン）

診療時間

月～土曜日　9：00 － 12：00
　　　　　　14：00 － 18：00
日曜日　　　9：00 － 12：00
祝日休診
問い合わせ先　高田・小田桐

「男性泌尿器科」という新しいスタイルの専門クリニック

働く男性の立場に立って紳士の健康を総合的にサポート

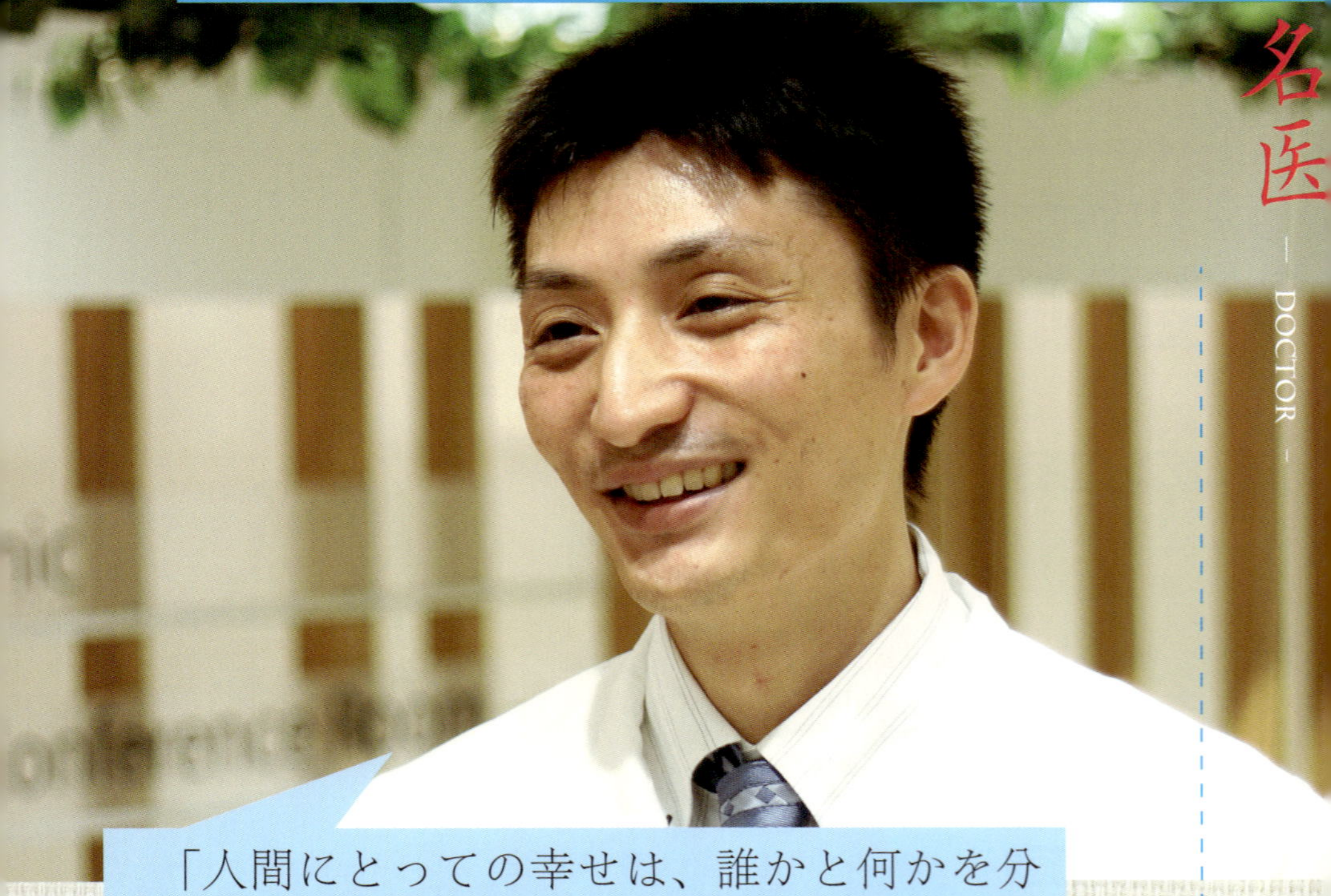

「人間にとっての幸せは、誰かと何かを分かち合うことが根底にあると思います。私たちの診療によって、大切な人との繋がりを取り戻してもらいたいと願っています」

院長 **平山　尚**

大阪梅田紳士クリニック

「最近トイレにいきたいと思ったら、我慢できずに漏れてしまう」、「ＥＤ（勃起障害）が原因で夫婦関係が冷え切ってしまった」など、忙しい働き盛りの男性の健康に関する悩みは増すばかりだ。泌尿器科は尿漏れやＥＤなどデリケートな問題を扱う分野だが、症状があっても年齢のせいにして諦めたり、他人に相談するのが恥ずかしいという理由から医療機関での受診を躊躇する人が多い。とくにＥＤは、放置しておくと心筋梗塞や脳梗塞など重篤な病気に繋がる可能性があり、早期に専門医に相談すべき疾患にもかかわらず、インターネットの怪しい薬に手を出して健康被害を招くケースが後を絶たない。

こうした状況の中、働く男性の視点に立って、もっと身近に泌尿器科の相談ができるクリニックでありたいとの想いから、梅田のヨドバシカメラ近くで平成25年7月に「男性泌尿器科」という新しいスタイルの専門クリニックを開設したのが、大阪梅田紳士クリニックの平山尚院長である。バイアグラを始めＥＤ治療薬の安全で正しい内服方法から、動脈硬化にならないための生活・栄養指導まで、「病気」ではなく「人」を診る医療を行っている平山院長のもとに、多くの悩みを抱えて相談に訪れる患者が引きも切らない。

内科・泌尿器科で培った知識と経験を活かす
男性専門の医療の必要性を痛感して独立開業

平山院長は大阪医科大学を卒業後、岡山大学泌尿器科教室に入局。その後医局関連病院を経て、りんくう総合医療センター、東京医科大学病院、東京女子医大病院、そして出身地の福山市民病院に勤務し、医療人としてのキャリアを積んでいった。

平山院長が医師を志したのは父親の影響が大きい。

「父親が泌尿器科の開業医だったこともあり、自然に医師の道へ進みました。しかし、一つの専門分野のことしかできない医師よりは、何でも診られる医師になりたいと思い、色々な病院で修行して様々な資格を取りました」と振り返る。

開業の動機については、「病院で勤務医を務めているうちに、自分だからこそできるクリニックがあるのではないか、泌尿器科から始まって内科も含めたトータルで全人的な観点から患者さんを診ることができる男性専門のクリニックを作ったらどうだろうか、と思い立って独立開業しました」と語る。

平山院長は、内科と泌尿器科という二つの分野に跨った専門の診療科に精通している認定医だ。動脈硬化や生活習慣病という内科的なアプローチに加え、前立腺肥大症や前立腺がんといった男性特有の疾患を総合的に診療できるのが大きな特長だ。

泌尿器科学会のアンケート調査によれば、女性の8割、男性の7割が泌尿器科受診に抵抗を感じていて、若年層ほどその傾向が強いという結果が出ている。女性は婦人科に相談することもできるし、最近では女性泌尿器科専門の医療機関もあるが、男性には泌尿器科しかないのが現状だった。

「紳士クリニック」の名称に込められた思いは、婦人科はあるのになぜ紳士科はないのだろうか、という素朴な疑問から生まれた。男性の悩みは男性がしっかり受け止めるべきであるという信念に基づき、医師だけでなくスタッフ全員が男性で、男性の健康と尊厳を守りたいという熱い想いから大阪・梅田の都心の真ん中のオフィス街に独立開業した意義は極めて大きい。

既成観念にとらわれない柔軟な発想と行動力を身上とし、男性特有の人知れない悩みに応えていこうとする大阪梅田紳士クリニックの存在は、来るべき時代の医療施設のあり方、地域医療の将来像に新たな一石を投じている。

加齢に伴う前立腺がん、前立腺肥大の増加に対応
働く人が気軽に検診できて前立腺がんを早期に発見

「敷居が高くて行きづらい」と思われがちな泌尿器科だが、頻尿、尿漏れ、EDなどの症状が出始める40歳から60歳までの男性は人生で最も働き盛りで、なかなか昼間に病院を訪れることが難しい。まして泌尿器科での受診はなおさらのことで、つい足を遠のかせる要因となっている。

前立腺がんは、初期は無症状のことが多く、かなり進行しないと前立腺肥大症と同じように、排尿障害など似た症状が現れない。このため、「尿が出にくいのは前立腺が肥大気味だから」と勝手に判断して放置していると、がんの発見が遅れて命を落とすケースもある。

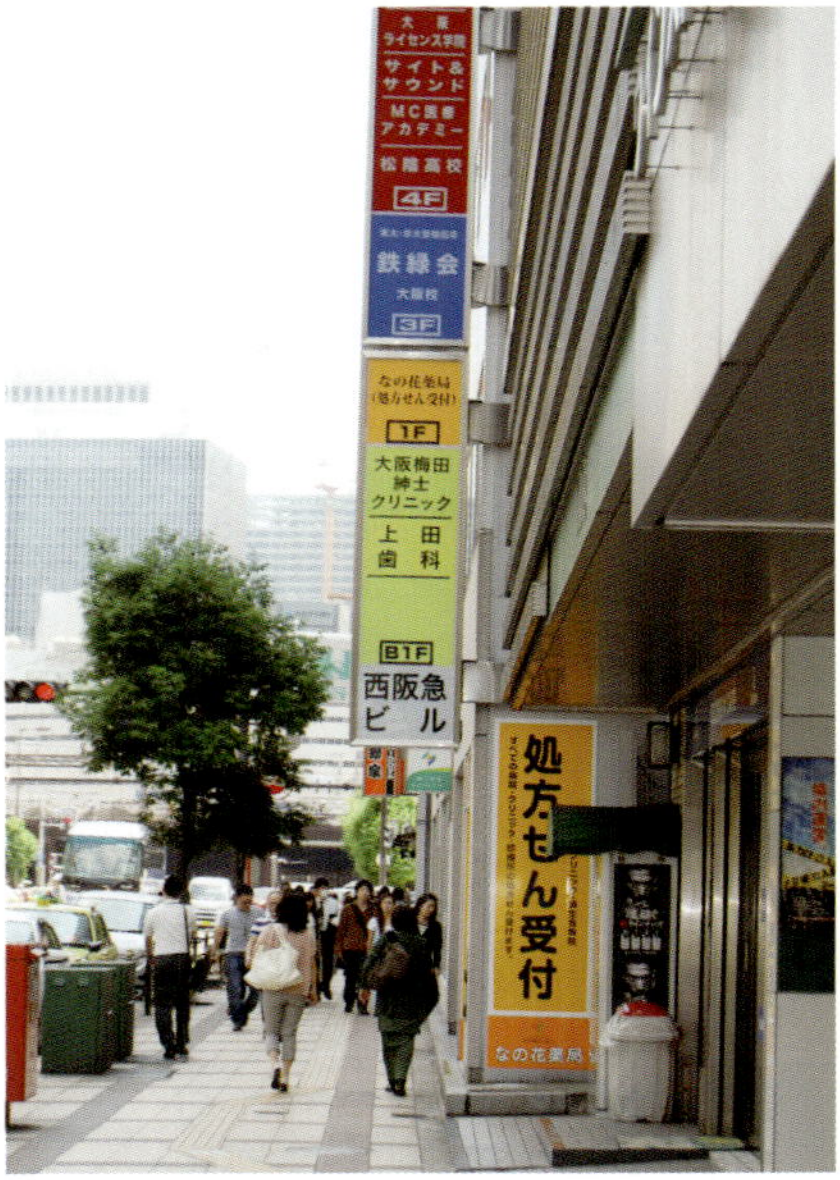

クリニックは各線の梅田駅から徒歩２分の好立地にある

「前立腺肥大症と前立腺がんでは、発生する場所が違います。前立腺がんは初期には症状が出ないことが多く、なかには骨へ転移して腰痛などからがんが発見されることがあります。くれぐれも自分で勝手に判断しないことです」と平山院長は警鐘を鳴らす。

大阪梅田紳士クリニックでは50歳以上の男性を対象に、前立腺がんの早期発見と前立腺肥大の診断を目的とした前立腺検診に力を注いでいる。検査でがんが見つかり、

次の週には手術を行って命が助かったというケースもあるという。

「検診の内容は直腸指診、ＰＳＡ検査、尿検査です。直腸指診は、医師が肛門に指を挿入して調べる検査で、苦痛も無く1～2分で済みます。前立腺がんや前立腺肥大の診断に役立つ有用性の高いものです。またＰＳＡ検査は、約1ミリℓの血液採取で調べることができるので早期がん発見のスクリーニング検査として行なわれるほか、進行がんの診断や治療経過を見るうえでも大変重要な検査です」と説明する。

ＰＳＡ検査が普及しているアメリカでは、日本に比べて前立腺がんが早期に発見される場合が多く、アメリカの前立腺がんでの死亡率は年々減少しているという。現在日本では前立腺がんの死亡率は急増しており、死亡率を低下させるためＰＳＡ検査を普及させ、広く定着させることが重要だ。

日本泌尿器科学会認定の泌尿器科専門医として豊富な経験を積み上げてきた平山院長は、前立腺がんの早期発見、早期治療に向けたきめ細やかな対応に定評があり、多くの患者の信頼を集めている。

ＥＤ治療薬は必ず医師の処方を受けて正規品の購入を
ワンコインから始められるＥＤ治療で幸せな家庭を

加齢・喫煙・肥満がＥＤ（勃起不全）の三大要素と言われているが、それだけではなくＥＤには糖尿病・高血圧・高脂血症など合併症に繋がる様々な危険因子（リスクファクター）が存在する。

大阪梅田紳士クリニックでは、会社の仕事が終わった後でも立ち寄れる診療時間や、受診に関するプライバシー保護など、男性専門のクリニックとして患者の立場に立ったきめ細やかな運営を行っている。

「当院のＥＤ診療は無料で予約は不要です。納得いただけるまで丁寧に説明し、患者さん一人ひとりの症状に合った最適な薬剤の処方に努めています」と平山院長は説明する。

医療機関以外の不正規ルートで入手した偽造ＥＤ治療薬による健康被害が増えており、中には死亡に至ったケースもある。こうした事件がさらにＥＤ治療に対する誤解と不安を招き、泌尿器科への受診を遠ざけている。

「私たちのクリニックでは安心できる正規品の薬を処方しています。最近では個人輸入で直接治療薬を入手される人もいますが、一般の個人で偽物と正規品を見分けることは困難です。偽物には異なる成分などが混入している場合があるので必ず医師の処方を受けてください」と強調する。

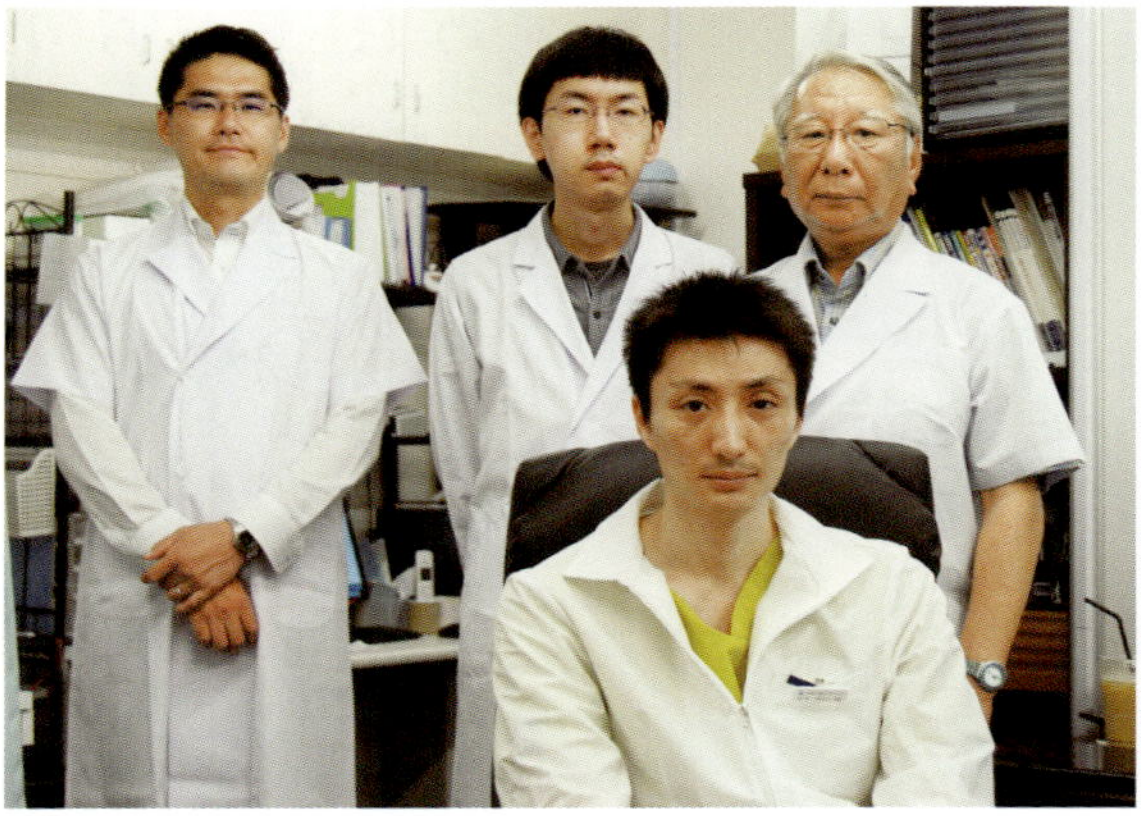

スタッフ一丸で男性特有の悩みに応えている

大阪梅田紳士クリニックではバイアグラ・レビトラ・シアリスといった正規品に加え、厚生労働省が認めたバイアグラのジェネリック（後発医薬品）である「シルデナフィルＯＤ」も購入することができる。

また、シアリスと同一成分であるザルティア錠を保険診療で処方することができる。これもきちんと保険診療を行っている大阪梅田紳士クリニック、ひいては内科・泌尿器科の専門医の資格を持つ平山院長ならではのことだ。

「ザルティアは前立腺肥大症による排尿障害に対する治療薬で、その性質上保険診療で処方する際は、適正な処方かどうか行政の厳しいチェックと制約があります。きちんと検査を受けて正しく服用すれば、ＥＤ改善にも繋がります。前立腺肥大症ではない人の中には、安価なED治療薬としてザルティアを希望される方もおられます。当院では、そのようなニーズにもお応えできるように、シアリス5㎎を、ワンコインから始められるED治療薬として、処方させて頂いています」

医療の進展によってED治療薬は、血管のアンチエイジングとしても注目を浴びている。このほか、大阪梅田紳士クリニックではAGA（男性型脱毛症）の相談も受け付けるなど、働く男性の視点に立ったアンチエイジングに力を尽している。

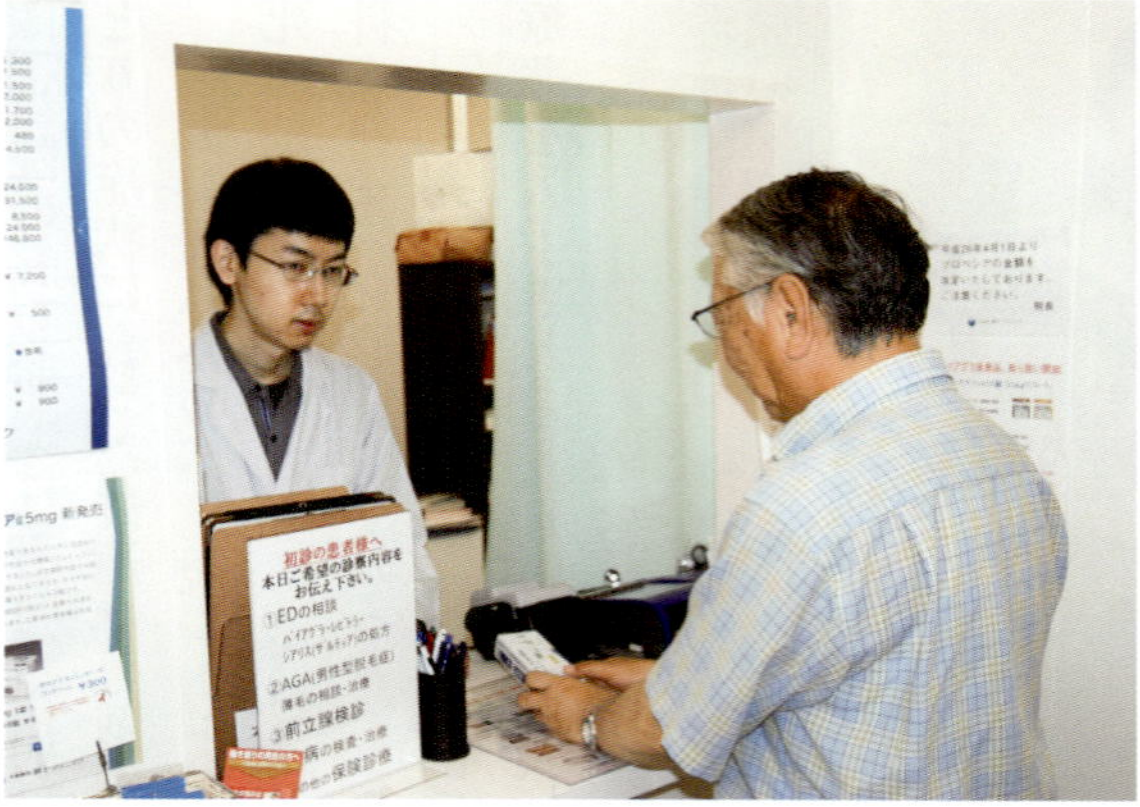

医師の処方による正規品治療薬を提供している

EDは動脈硬化による血管障害で、心筋梗塞の前兆
糖尿病を始めとする生活習慣病と大きく関わる

一般的にEDというと年齢や精神的な理由によるものと思われて軽く見られ、嘲笑の対象とさえなることがあった。勃起は「男」を実感する最も分かりやすい確認方法であり、そのためEDになることで自分を見失う人も多い。

しかし最近の研究でEDは動脈硬化や糖尿病を始めとする生活習慣病と大きな関わりがあり、EDは動脈硬化による血管障害で動脈硬化の初期症状であることが分かっている。

現在ＥＤは日本人男性の５人に１人が罹患していると言われる身近な病気なのだ。それだけに、気軽に相談できる医師の存在は一層重要度を増している。

「動脈硬化は進行すると心筋梗塞や脳梗塞などの重大な病気を引き起こします。心筋梗塞を発症した人の半数以上が心筋梗塞を起こす数年前に、実はＥＤを発症していたというデータがあり、近年ＥＤは心筋梗塞の前兆と考えられるようになってきました」と平山院長は力を込める。

ＥＤは生命の危険を知らせてくれる非常に重要なサインともいえるが、泌尿器科への受診をためらう患者はまだまだ多い。近年、「性の不一致」を理由とする夫婦関係の破綻が増え、子どもが欲しい妻が悩みに悩んだ挙句、ＥＤである夫に対して離婚を迫るというケースも出てきた。

「ＥＤは全身の血管障害の中でも一番初めに起こるものの一つで、他の兆候と違い自分でもはっきり自覚できるものです。一人の人間の健康や幸せは決してその人だけのものではありません。自分が大切に思う人と性生活の不一致から、離婚や家庭崩壊さらには生活破綻を招くことは非常に不幸なことです」と熱く語る平山院長。

ＥＤを自覚したら迷わず専門医に相談して行動を起こすことが重要だ。「10年後の患者さん自身の健康、さらには健やかで幸せな家庭生活を持続する意味からも、早めに治療する必要があるのです」と噛みしめるように語る。

男性に特化したプライマリーケアを目指す
働く男性の立場に立った診療を貫く信頼の主治医

開業以来、働く男性の立場に立った「安心して相談できるクリニック」として着実に業容を拡大してきた大阪梅田紳士クリニックだが、平山院長は今後を展望してさらに意欲を燃やす。

「平成26年9月から糖尿病を始めとした専門外来の設置を計画しています。これまで取り組んできた前立腺がん、前立腺肥大などの泌尿器科分野やＥＤ治療をさらに進め、ゆくゆくは男性に特化したプライマリーケア、男性の病気は何でも診ることができるクリニックにしていきたいと思っています」と抱負を語る。

プライマリーケアとは国民のあらゆる健康上の問題や疾病に対し、総合的、継続的そして全人的に対応する地域の保健医療福祉機能を指す。現在治療を受けた人たちから、「夫婦仲が良くなった」、「自信を取り戻した」、「若々しくなった」といった嬉しい報告が続々と寄せられているという。

休日は子どもと遊ぶことで日々の疲れが癒されると、子煩悩ぶりをのぞかせる平山院長は、診療への想いをこう語ってくれた。

「人間にとっての幸せは、誰かと何かを分かち合うことが根底にあると思います。私たちの診療によって、大切な人との繋がりを取り戻してもらいたいと願っています。日本一低い山と言われる大阪の『天保山』の様に、どこよりも敷居の低い、一番身近なクリニックとして、患者さんの健康に少しでも貢献できればと思います」

平山院長の穏やかな口調に、「働く男性の立場に立った、いつでも気軽に安心して相談できるクリニック」という理念を貫徹する熱い闘志が伺える。

Profile

平山　尚（ひらやま・たかし）

昭和52年8月生まれ。広島県福山市出身。平成15年大阪医科大学卒業。同年岡山大学泌尿器科教室入局。同20年りんくう総合医療センター。同21年東京医科大学病院。同22年東京女子医大病院。同23年福山市民病院。平成25年7月大阪梅田紳士クリニック開院。

所属・活動

日本泌尿器科学会、日本内科学会、日本透析医学会、日本性機能学会、日本Men's Health医学会、日本性感染症学会、日本性科学会、日本抗加齢医学会、日本プライマリケア連合学会、日本皮膚科学会。

日本泌尿器科学会認定泌尿器科専門医、日本内科学会認定内科医、日本透析医学会認定透析専門医、日本プライマリ・ケア連合学会認定プライマリ・ケア認定医。

Information

大阪梅田紳士クリニック

所在地　〒530-0012　大阪市北区芝田2－1－18　西阪急ビルB1F
TEL 06－6373－0404

アクセス　● JR大阪駅・各線梅田駅から徒歩2分。

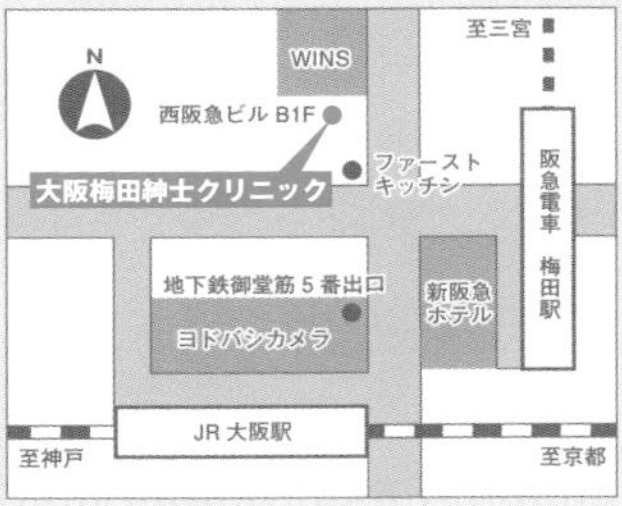

設立　平成25年7月

診療科目　男性泌尿器科・男性内科

診療時間　月ー水・金　13：30－20：00
土・日　13：30－18：00
木曜・祝日は休診

お年寄りから子どもまで何でも診る総合診療医

地域の「健康医療」のため力を注ぐ

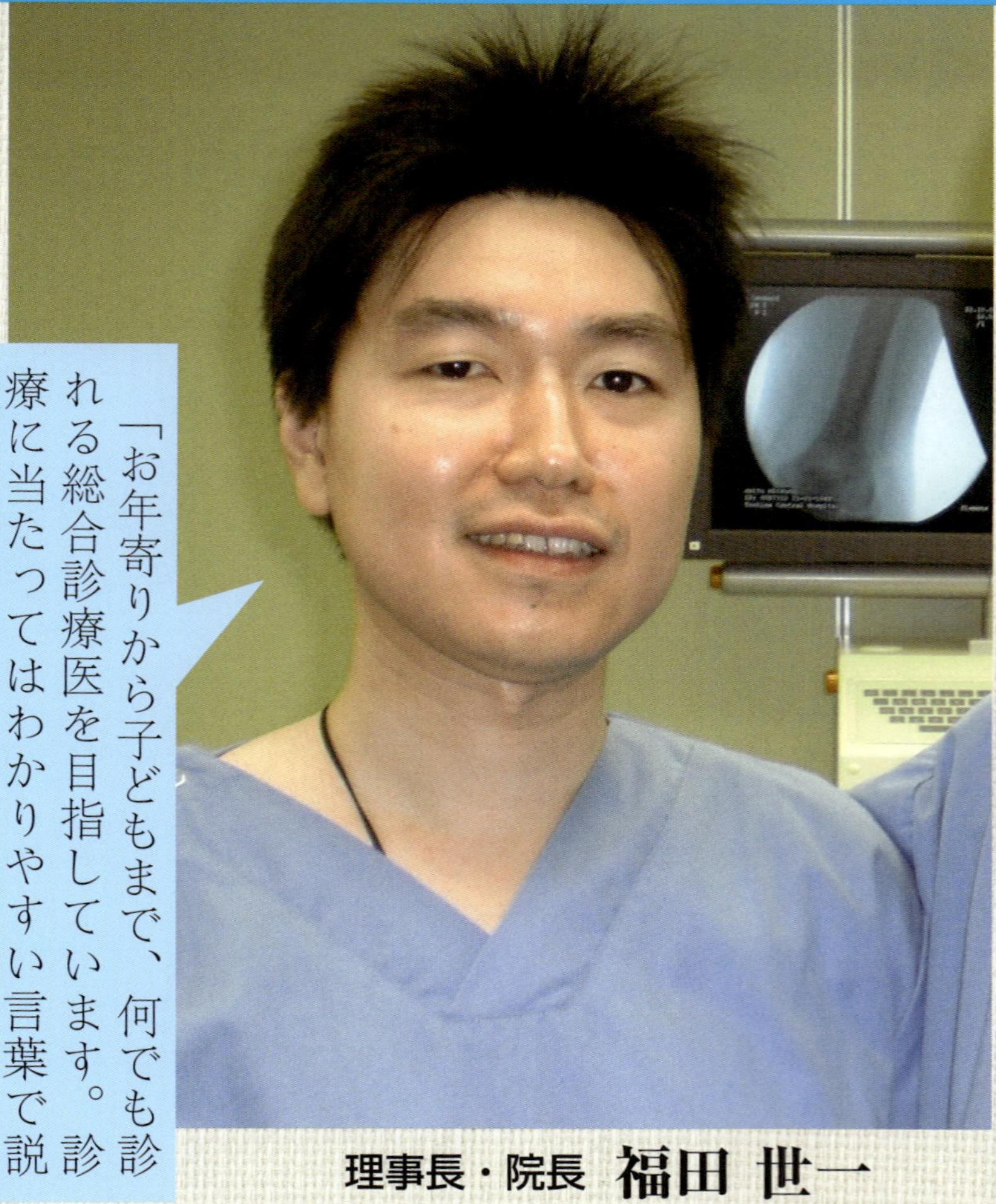

「お年寄りから子どもまで、何でも診れる総合診療医を目指しています。診療に当たってはわかりやすい言葉で説明し、患者さんに安心していただける医療の提供に努めています」

理事長・院長　福田 世一

医療法人社団 世恵会 小倉台福田医院

千葉市若葉区は市の北東部に位置し、千葉市6区のなかで最大の面積を持つ。若葉区西部には千城台、小倉台、みつわ台などの住宅団地がニュータウンを形成している。開発当時は公共交通機関がバスしかなく、通勤通学に時間がかかっていたが、昭和63年に第三セクター方式で設立された千葉都市モノレールが開通して改善された。

若葉区の東部は田園地帯が広がっており、千葉市によるいずみグリーンビレッジ構想地域となっている。世界でも最大規模の縄文時代の貝塚である加曽利貝塚公園や移築された代官屋敷をはじめとした歴史的文化遺産や、泉自然公園、千葉市動物公園など千葉市を代表する観光施設がある。

自然の景観に恵まれながらも少子高齢化の進展で、若葉区は平成25年の千葉市の人口動向データでは高齢化率が25％で千葉市6区の中ではトップだ。

この若葉区で小倉台福田医院の福田世一院長は、総合診療を掲げて地域の健康管理、高齢者の健康増進、予防医療から小児の健診まで総合的な医療活動に力を尽くしている。

「お年寄りから子どもまで、何でも診れる総合診療を目指しています。診療に当たってはわかりやすい言葉で説明し、患者さんに安心していただける医療の提供に努めています」と力強く語る福田院長は、頼れる総合診療医として地域医療に闘志を燃やす。

透析専門医から地域の総合診療医へ転身
義父の急病により小倉台クリニックに勤務

福田院長は平成14年に帝京大学医学部を卒業し、平成17年に医学部腎臓内科に入局。日本透析医学会元理事の天野泉医師に師事し、血液透析のシャント手術やシャントＰＴＡの技術を学んだ。

シャント手術とは、血液透析を導入する患者に対して行うもので、腕の皮下静脈に大量の血液が流れるよう、動脈を直接、静脈に繋ぐ手術だ。

また、シャントPTAとは血液透析をしていると徐々に腕の皮下静脈（シャント血管）が狭窄し血流が乏しくなってくるため、カテーテルを使って狭窄したシャント血管を拡張する治療だ。

こうしたシャント作成術を習得し、東京近在の透析施設に勤務し、日々透析患者の治療ケアに携わっていた。

そんな時、福田院長の元に人生の転機となる一通の報せが届く。千葉市若葉区で医療法人社団恵佑会「小倉台クリニック」院長である義父の元山逸功さんが急病という報せだ。このため福田院長は小倉台クリニックに勤務することになった。

小倉台クリニックへは平成23年から勤務し、これを機に千葉市若葉区の医療ニーズは何なのかを改めてリサーチし再確認した。福田院長が出した結論は、「お年寄りから子どもまで何でも診れる総合診療医」の実現だった。

1年後の平成24年4月、「小倉台福田医院」を開院して院長に就任する。診療科目は、内科、外科、整形外科、皮膚科、小児科の5科目とし、マルチに展開する地域医療を目指すことになった。

高齢者から子どもまで一人の医師が患者を総合的に診察
患者の声にじっくり耳を傾け、丁寧な説明を心がける

「遠くの専門医より、近くの町の総合診療医ということです。患者さんにしてみたらそのつど別々の科を回るより、ひとつのところで何でも診てくれれば助かりますね。それぞれの科の専門医に

はいずれの分野でも専門的能力ではかないません。しかし、患者さんを総合的に診察する点では負けません」

高齢者から子どもまで、風邪や腰痛、腹痛などの日常的、慢性的治療から、やけど、けがなどの突発的外傷にも一人の医師によって適宜、最良の診療を受けられる。患者の利便性は非常に高い。

「開業当初からいつも忘れずに心がけていることがあります。それは患者さんの話に耳を傾けること。患者さんの訴えはじっくりと時間をかけて話を聞き、十分に理解したうえで、治療の説明を丁寧にするよう心がけています」と福田院長は噛みしめるように語る。

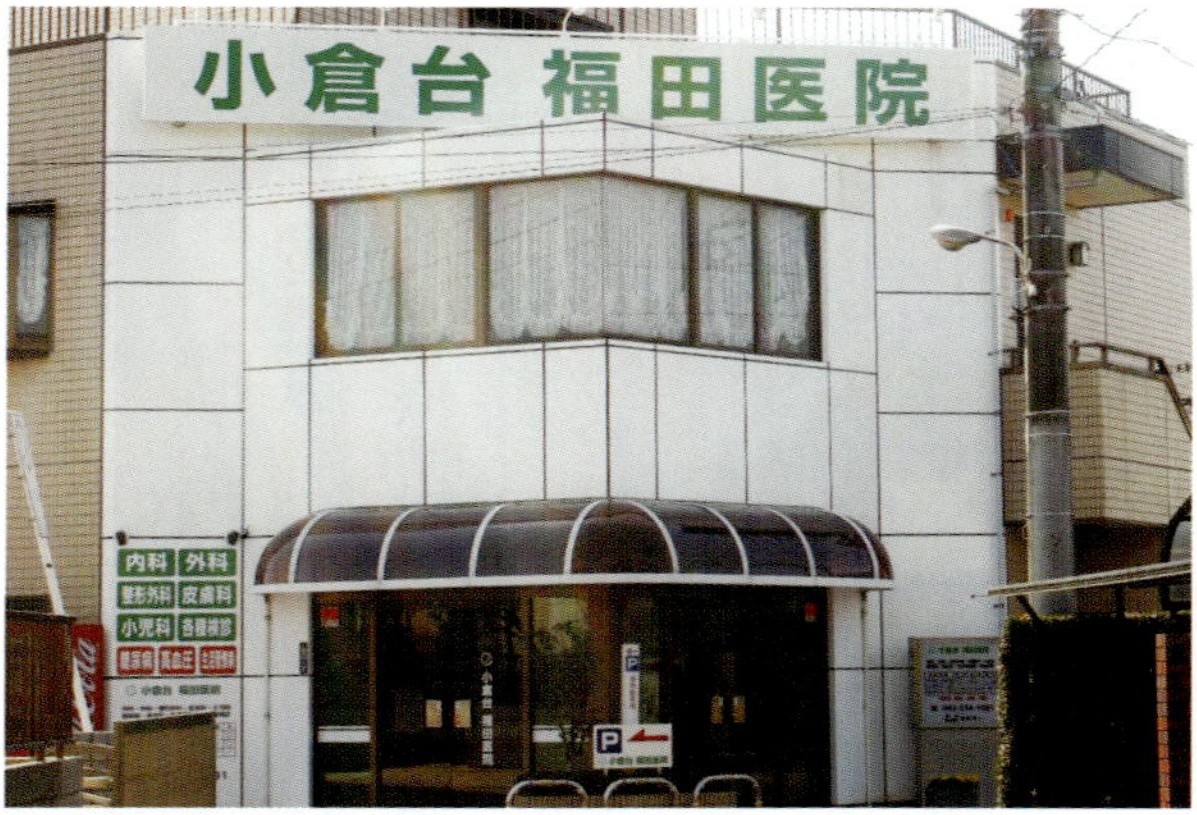

総合診療医を掲げ地域医療に取り組む小倉台福田医院

そして今、福田院長が最良の医療を目指して独自に取り組んでいる治療がある。「湿潤療法」による熱傷（やけど）や傷の創傷治療がそれだ。

「小倉台福田医院を開業する際に、まずやりたいと思っていたことがありました。それが『湿潤療法』による創傷治療です」。従来の熱傷（やけど）や傷などの治療は、消毒してガーゼを当てて乾燥させ、かさぶたを作る方法だ。それに対して「湿潤療法」は消毒薬を使わず、水で洗浄後、乾かさないように被覆材で覆い、湿潤環境を保つことでかさぶたを作らない方法だ。

「私が研修医の頃に、創傷治療のパイオニアである夏井睦先生のホームページや本でこの治療を知りました。透析施設での勤務の時にも自分なりに研究し実践していましたが、開業にあたり本格的に取り組もうと心に決めました。それは、この治療法がなによりも患者さんにやさしいからです」

湿潤療法による熱傷（やけど）や傷の創傷治療
湿潤療法で、熱傷や傷がきれいになる

「湿潤療法」の特徴は痛みが劇的に少ないこと、傷跡が残りにくいこと、そして治療期間が短いことが挙げられる。福田院長は、透析医療に携わっていた時に透析患者に試み、驚くほどきれいにしかも早く治った経験がある。こうした実績に基づいて小倉台福田医院では「湿潤療法」に力を入れている。

「この療法では消毒薬を使いません。消毒薬を使うと感染予防効果があるように思いますが、実は水で濡らしたガーゼでよく拭いたり、こすったりする物理的洗浄だけでも充分に感染の予防効果があります」という。

つまり、殺菌・消毒薬で知られるイソジンを使う必要はないのだ。またイソジンを繰り返し同じ部位に塗ると、正常な皮膚も破壊され荒れてくるという。

「私のクリニックでは、簡単な外科的手術や傷や熱傷（やけど）の処置にイソジンなどの消毒薬は使いません。それで感染を起こしたことはありません」と福田院長。

千葉県内で「湿潤療法」を取り入れている医療機関は非常に少ない。そこで福田院長は、この療法の利点をもっと多くの人々に知ってもらおうと、ホームページで治療症例を具体的に分かりやすく掲載した。すると、「他院で処置してもらった熱傷（やけど）が治らない」「どんどん悪くなっ

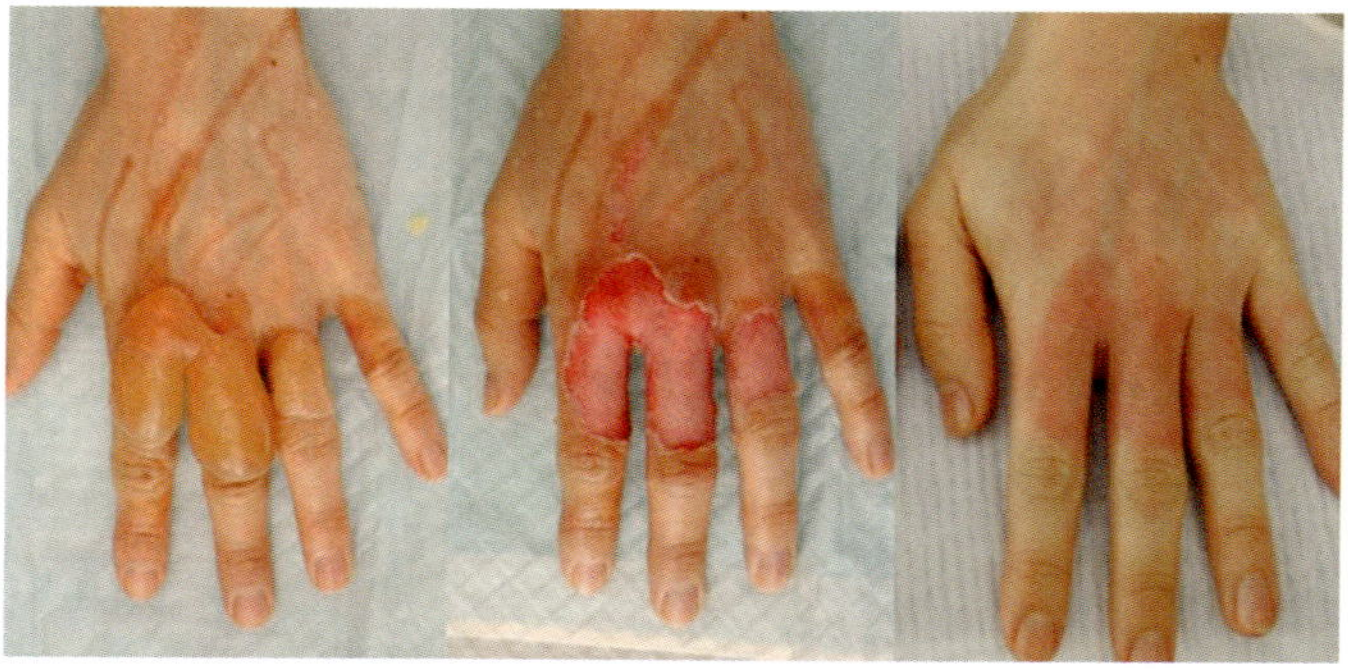

水疱を伴う熱傷（やけど）が湿潤療法できれいに治る

てきた」「皮膚移植が必要だと言われた」などの悩みを抱え、湿潤療法にすがる思いでやってくる患者が増えた。

「消毒薬を使わないのですか？」と最初は半信半疑だが、痛みもなく良好に経過するにつれ、患者に安心が広がった。

「『湿潤療法』で熱傷（やけど）や傷がきれいに良くなっていくときの患者さんの笑顔が忘れられません」。

福田院長は、患者に対してはわかりやすく、やさしくということを常に第一義に考えて治療に取り組んでいる。

透析施設での医療経験を活かして疼痛緩和にトリガーポイント注射
同種の「神経ブロック注射」より安全で痛みも少ない

小倉台福田医院を訪れる患者の約3割が腰、膝、肩などの痛みを訴える高齢者で占められる。高齢者の辛い痛みをやわらげようと福田院長が取り入れているのが、「トリガーポイント注射」による疼痛緩和の治療だ。

「透析施設に勤務していた頃の体験ですが、透析患者さんの多くは腰痛や膝痛、肩痛など色々な慢性疼痛を抱えています。この痛みをなんとかして欲しいという切実な透析患者の要望に応えて、局所麻酔薬を用いたことがありました。肩や腰の筋肉の圧痛点に局所麻酔薬を注射することで疼痛が緩和するのです」と福田院長。

後に福田院長は、トリガーポイント注射の先駆者である加茂淳医師の著書に出会い、痛みの改善、緩和に効果のあることを再認識したわけで、現在小倉台福田医院では積極的に採用している。

身体の筋肉同士は筋筋膜で繋がっており、腰部に筋肉痛が生じても筋筋膜を通じて痛みが体中に広がることがある。このような病態を筋筋膜性疼痛症候群（ＭＰＳ）と呼ぶ。痛みが広がって、別の離れた部位に痛みやしびれが生じることを関連痛といい、痛みの原因となる筋筋膜の圧痛点を「トリガーポイント」と言う。

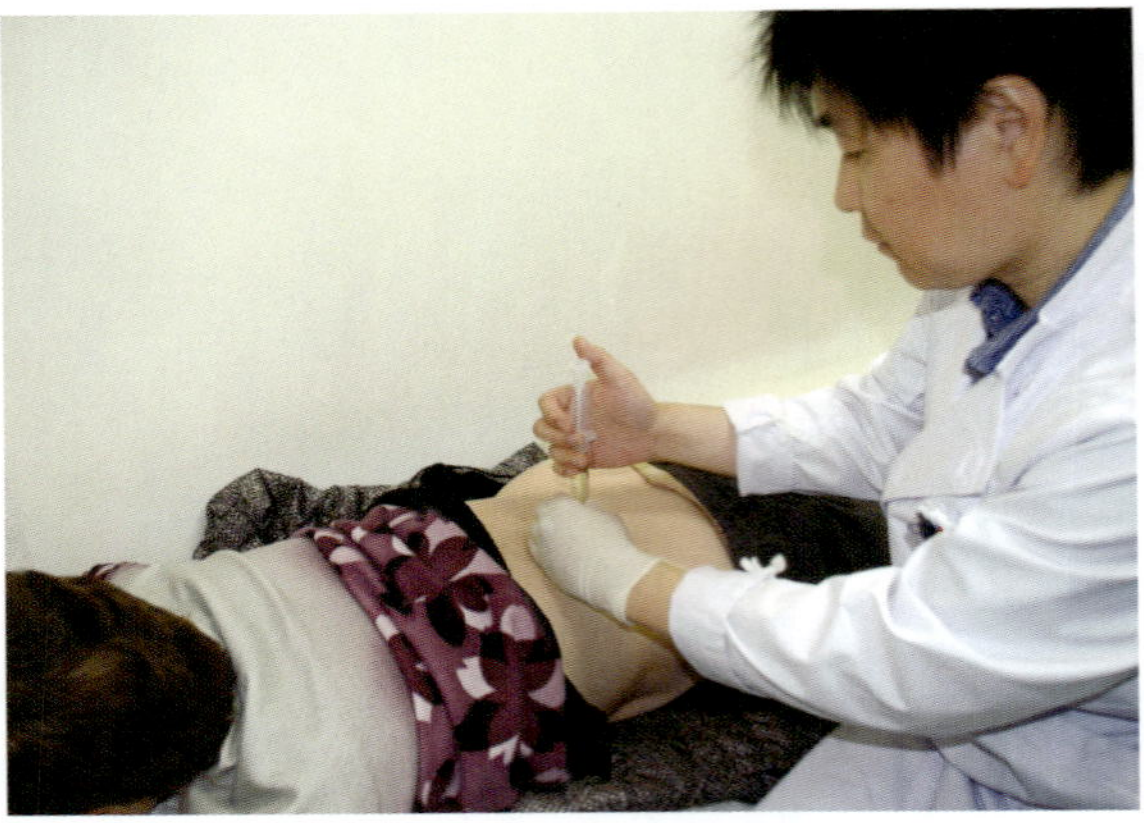

トリガーポイント注射で高齢者の疼痛を緩和

脊柱管狭窄症や椎間板ヘルニアは、神経根を圧迫したり、圧迫によって炎症を生じて足腰の痛みやしびれが発症するという。しかし、脊柱管狭窄症や椎間板ヘルニアと診断された患者さんの中に、実は臀部の筋性疼痛（ＭＰＳ）が原因だった人が多くいるという。

「脊柱管狭窄症と診断されて足腰のしびれや痛みで長年苦しんでいる人は、一度はＭＰＳを疑ってトリガーポイント注射を受けてみるべきだと思います」と福田院長はアドバイスする。

トリガーポイント注射は神経根付近ではなく、皮膚から１・５㎝から２㎝程度の深さに注射するため同種の「神経ブロック注射」より針を刺す深さが浅く、安全で注射の痛みも少ない。

また、全身の筋肉ならどこでも注射できるほか、最近は生理食塩水のような細胞外液でも効果があることがわかってきた。現在、小倉台福田医院では局所麻酔薬だけでなく、生理食塩水のような細胞外液でもトリガーポイント注射を行っている。

「以前、患者さんの腕の圧痛点（トリガーポイント）に局所麻酔薬を注射したら、手が垂れて一時的に手が挙がらなくなったことがありました。注射した付近に神経があれば、神経も麻痺されるからです。時間がたてば動きますから安心してくださいと言っても、やはり患者さんは不安になります。局所麻酔薬を使用しない方法は、患者さんに不安を与えることが少なく、安全にトリガーポイント注射ができるようになっています」

福田院長の患者にやさしい診療姿勢が息づいている。

プラセンタ注射によるアンチエイジング治療
熱傷（やけど）や傷などの創傷治癒を促進する効果も

千葉市6区のなかで高齢化率が最も高い若葉区の地域医療を担う小倉台福田医院では、プラセンタ注射によるアンチエイジング治療を積極的に推し進めている。

「プラセンタは現在多くの医療機関で用いられていますが、その効果に疑いの余地はないと思います。プラセンタ注射は慢性肝疾患や更年期障害、乳汁分泌不全に保険適用されています。その他に、気管支喘息、うつ、不眠、整形外科疾患にも有効です。また抗がん剤とインターフェロンの副作用の緩和、疲労回復、精力増強、美容、アンチエイジングの効果があります」と福田院長は説明する。

福田院長自身の治療体験から、熱傷（やけど）や傷などの創傷治癒を促進する効果もあるという。

「実際に熱傷(やけど)や傷の患者さんにも使ったことがあります。傷の治療期間が短く感じました」という福田院長だが、小倉台福田医院ではプラセンタ注射を患者に安価で提供している。

「患者さんは通常1週間に1回プラセンタを注射されますが、1週間に1アンプルでは効果が出にくいというのが私の印象です。効果を実感してもらうためには値段を安く設定して、2アンプルから3アンプルを打っていただいています。患者さんによって効果が違うので、自分の体で効果を実感していただいています」という。

現在、福田院長は、小倉台福田医院で地域に根ざした総合診療を行う傍ら、1週間に1回、近隣の病院で、糖尿病、腎臓内科の外来と透析患者を診療している。透析患者のシャント血管の狭窄をカテーテルで治療するシャントＰＴＡを施すなど、みずからの専門分野である透析と腎臓の知識を少しでも地域社会に役立てればと願っている。

「1週間に1回では透析患者を充分にケアするのは難しいですが、いくらかでも透析患者の皆さんのお役に立てれば」と言う福田院長。

みずからの医院では地域に生きる総合診療医として、近隣の病院では糖尿病、腎臓、透析の専門医として、地域に根ざした医療活動に八面六臂の活躍ぶりだ。

Profile

福田 世一（ふくだ・せいいち）

昭和45年5月9日生まれ。平成6年3月帝京大学薬学部卒業。薬剤師免許取得。同14年3月帝京大学医学部卒業。同17年4月帝京大学医学部腎臓内科入局。同23年4月医療法人社団 恵佑会　小倉台クリニック勤務。同24年4月小倉台福田医院開設。同26年7月小倉台福田医院の医療法人社団 世恵会設立。医学博士。

所属・活動

日本内科学会認定内科医、日本透析医学会専門医、日本抗加齢医学会専門医。日本内科学会、日本透析医学会、日本腎臓学会、日本抗加齢医学会、筋筋膜性疼痛症候群（MPS）研究会、日本胎盤臨床医学会。

Information

医療法人社団 世恵会 小倉台福田医院

所　在　地　〒264-0007　千葉市若葉区小倉町875－6
TEL 043－234－1991　FAX 043－234－2040
URL http://oguradai.juno.bindsite.jp

アクセス

- 千葉都市モノレール「小倉台駅」または「千城台北駅」下車徒歩10分。
- 京成バス「東警察署」下車。小倉台駅の方へ徒歩3分。
- 車の場合千葉都市モノレール沿い「生鮮小売市場」または「千葉東警察署」「ＪＡしょいかーご」「モスバーガー　小倉台店」を目印に。無料駐車場20台有

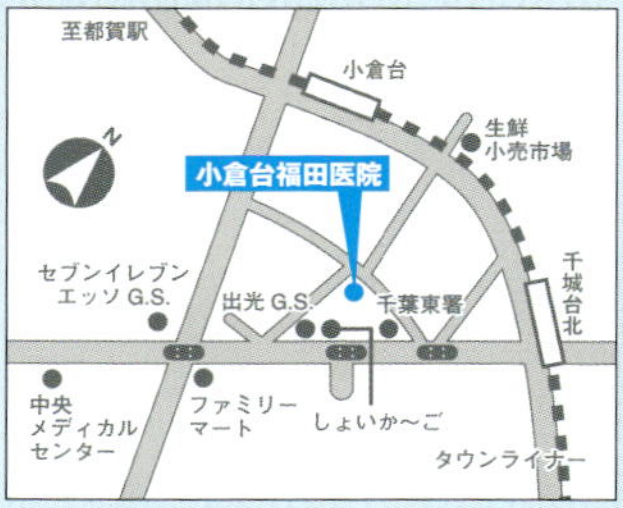

設　　立　平成24年4月

診療科目　内科・外科・整形外科・皮膚科・小児科・各種検診

診療時間

月曜・水曜　9：00－12：00　15：00－19：30
火曜・木曜　15：00－19：30
土曜　9：00－12：00　13：00－16：00
休診　金曜、日曜、祝日

肝臓・消化器疾患と内視鏡のスペシャリスト

最先端治療を取り入れ幅広く患者のニーズと期待に応える

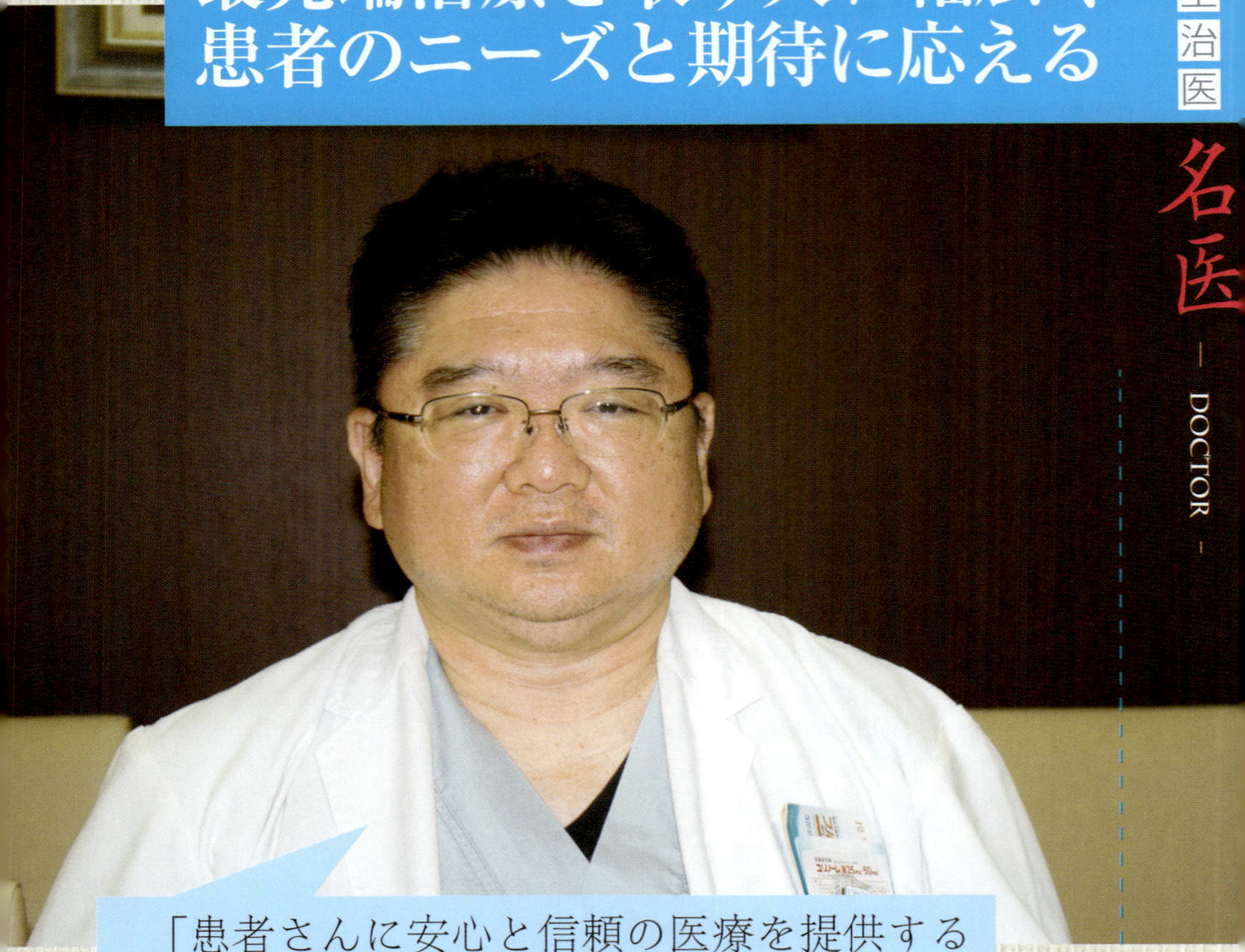

「患者さんに安心と信頼の医療を提供することが私たちの基本コンセプトです。体の不調や悩んでいる症状があれば、気軽に相談してください」

医療法人 つとむ会 澤田内科医院 理事長
澤田肝臓・消化器内科クリニック 院長

澤田 幸男

医学の飛躍的な進歩によって平均寿命が延び、いかに健康で元気に過ごせるかという「健康寿命」が重要となっている。

患者は良質の医療を求め、病院やクリニックを選ぶ時代が到来し、クリニックはいかに患者からのニーズと期待に応えることが出来るかを切磋琢磨している。

長年、肝臓・消化器専門医として地域に密着し、患者の幅広いニーズに応えながら健康を支えているのが澤田肝臓・消化器内科クリニックの澤田幸男院長である。

30年以上の臨床経験で培った豊富な知識と実績を持つ澤田院長は、肝臓と消化器疾患のスペシャリストでありながら、風邪やインフルエンザ、喘息やアレルギー性鼻炎から不眠症など一般内科にも幅広く対応する。

さらにがんの免疫細胞療法をはじめ、肥満治療、禁煙治療、ＥＤ（勃起不全症）治療など患者にとって良かれと思われる治療は積極的に取り入れ、患者が満足する質の高い医療に取り組んでいる。

また宝塚のクリニックだけでなく、梅田の大阪駅前第2ビルにも澤田内科医院を開業しており、それぞれのクリニックに共通した医療を行うと共に、場所柄に応じた患者のニーズに応えた診療活動を行っている。

澤田院長は専門医として幅広い分野の症状に対応する一方で、多くの学会活動にも精力的に取り組んでいる。

産業医としての役割を担う梅田の澤田内科医院
外国人患者に英語で診察し英文で診断書を作成

クリニックのある兵庫県宝塚市は、大阪府寄りの兵庫県の南東部に位置し、関西の奥座敷とも言われる閑静な高級住宅街を有する住宅都市だ。宝塚歌劇団や漫画家の手塚治虫記念館があることでも知られている。澤田院長は平成24年2月に、宝塚市の阪急宝塚線山本駅から徒歩数分の場所に澤田肝臓・消化器内科クリニックを開院した。

昭和52年に梅田の大阪駅前第２ビルに内科医院を開業して、35年余り地域医療に貢献してきた父親が平成25年に他界し、澤田院長が梅田の澤田内科医院を引き継いだ。医療法人つとむ会の理事長に就任し、宝塚市のクリニックで院長として診療を行う一方、木曜日の午後は第２ビルで理事長として診察を担当している。

現在、梅田の澤田内科医院は総合内科医でパートナーの宏子夫人が院長として診療にあたっている。宝塚のクリニックとともに、多様化する疾病やさまざまな健康問題に幅広く柔軟に対応している。

近隣に企業や店舗が多い梅田のクリニックは、「先代からの患者さんだけでなく、サラリーマンやＯＬの方が大勢来院されています」とのことで、社会保険対応の一般検診や、会社関係の集団検診も多く、地域の産業医としての役割も担っている。

「大阪駅前はホテルも多いため外国のキャビンアテンドや、来日してホテルに宿泊しているスポーツ選手やタレントなど外国人の患者も来院します。その際は英語で診察を行い、診断書も英語で作成するなど臨機応変に対応しています」と他のクリニックにはないサービスが好評だ。

宝塚のクリニックは澤田院長以下12人、梅田のクリニックは宏子院長はじめ勤務医も含め７人余りのスタッフで、いずれも治療や検査では最新の設備機器と優秀なスタッフによる万全の診療態勢を備えている。

自覚症状がない肝臓疾患は早期発見が重要
幅広くさまざまな症状に対応するトータルクリニック

澤田院長は兵庫医科大学を卒業後、同大学第四内科（現消化器内科）に入局し、英国ロンドン大学ガイ病院の消化器内科に留学の経験を持つ。帰国後宝塚市立病院で消化器内科部長や内視鏡室長を務め、友愛会病院で副院長と消化器内視鏡センター長を兼務した、肝臓と消化器疾患及び内視鏡のエキスパートだ。

「肝臓は沈黙の臓器と言われ、痛みなどの症状が出ないため、異常に気付いた時はかなり進行しているケースが多いのです。慢性肝炎などは自覚症状がなく、対応が遅れると肝硬変や肝臓がんへと進行する可能性があるため早期の検査が大切です」と澤田院長は早期発見、早期治療の重要性を説く。

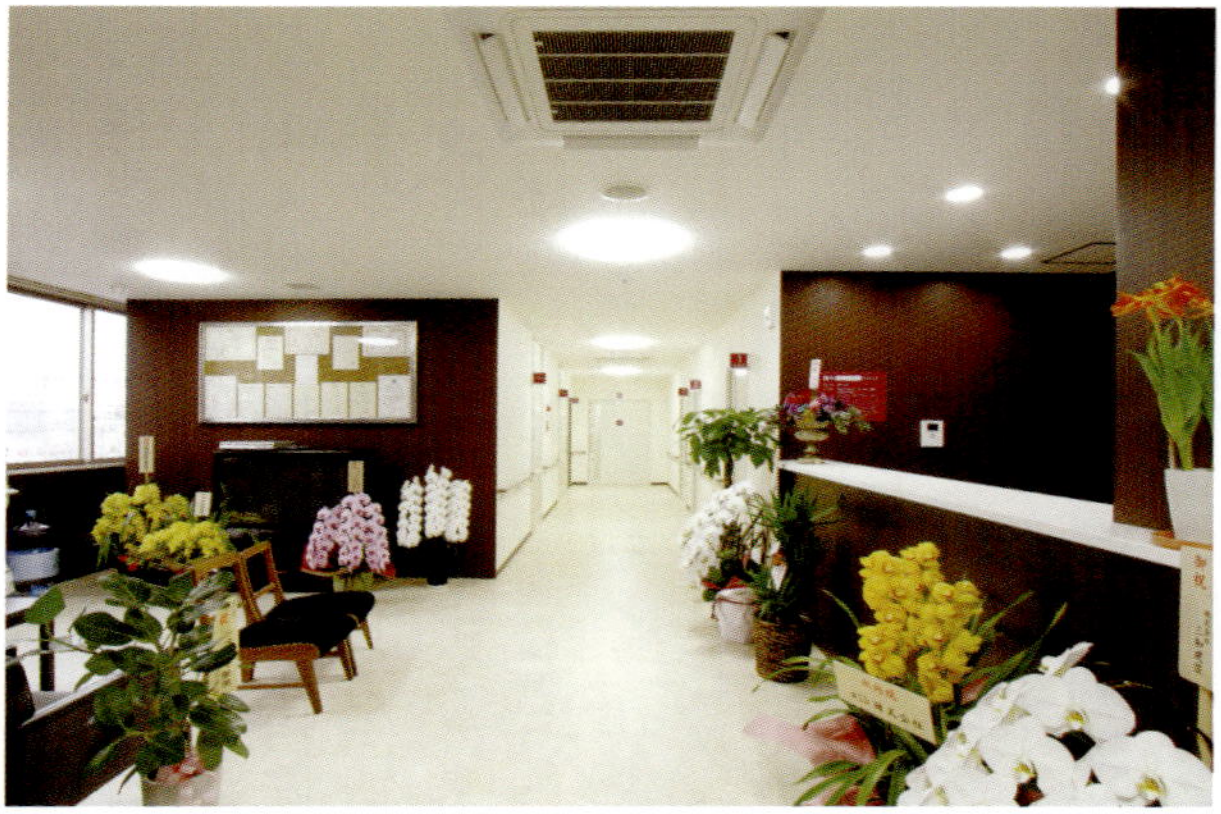

澤田肝臓・消化器内科クリニックの待合室

採血や検診などで肝機能の数値が高く、エコー検査などで脂肪肝と診断された患者も遠方から訪れる。「胃腸の調子が悪い」、「便潜血検査が陽性だった」といった相談も多く、クリニックでは侵襲の少ない腹部エコー検査や胃・大腸カメラなどの内視鏡検査を実施している。

経口カメラが苦手な人は、経鼻・細径カメラや鎮静剤を使用し、苦痛の少ない内視鏡検査を行っている。また電子カルテに連動した画像システムも導入し、検査後すぐに内視鏡検査や腹部エコー検査の写真を見ながら説明を受けることができるので安心だ。

「最近はストレスが原因の機能性胃腸症が多いですね。従来は検査をしても異常がない神経性胃炎や過敏性腸症候群などと言われていた疾患で、服薬だけでなく睡眠や食事などの生活習慣のアドバイスもしています」と澤田院長。

「患者さんに満足していただける質の高い医療を提供したい」という澤田院長は、自費診療や医療相談、セカンドオピニオン外来なども設けて幅広い患者のニーズに応えている。

例えば便秘や肥満で悩む患者に腸内洗浄治療や肥満治療を行う。このほかピロリ菌治療、がんの免疫細胞療法、プラセンタ注射による抗加齢（アンチエイジング）治療、各種ビタミン点滴注射、ＡＧＡ（頭髪脱毛）治療、ＥＤ（勃起不全症）治療、まつ毛貧毛症治療と多岐にわたる。

さらに一般検診をはじめ宝塚市の特定健康診断、がん検診、予防接種などの予防医学にも力を注いでいる。予防から急性期、慢性期疾患までのあらゆる症状をトータルに診療できるクリニックである。

胃がんや胃潰瘍の原因となるピロリ菌の除菌治療に注力
癌の免疫細胞療法やセカンドオピニオンにも熱心に取り組む

胃がんや胃潰瘍の大きな原因とされるピロリ菌。正式名はヘリコバクターピロリと呼ばれ、ピロリ菌が胃の粘膜などに付着すると、慢性胃炎や胃潰瘍、十二指腸潰瘍や胃がんの発生原因になる。50代以上の日本人では特に感染率が高く8割の人が感染していると言われ、日本ヘリコバクター学会では胃がん予防のためピロリ除菌を勧めている。

「がんの中でも日本人に最も多いのが胃がんです。がんの死因の二位を占めるため、中高年の方には是非一度検査を受けていただきたい」と澤田院長はピロリ菌の除菌治療を熱心に勧める。

ピロリ菌の除菌治療は2種類の抗生物質と胃酸を抑える薬剤を7日間飲み、4週間以降に除菌できたかどうかの検査をする。従来ピロリ菌の除菌治療は胃・十二指腸潰瘍以外の慢性胃炎の場合は自費診療扱いだったが、２０１３年2月から胃カメラ検査が前提であるが、慢性胃炎にも保険適用となり除菌ニーズも増えてきた。

「まず、自覚症状があれば胃カメラを施行します。そして、慢性胃炎と診断できれば、ピロリ菌に感染しているかどうかの検査を行い、感染していれば除菌治療を行います。宝塚が遠いという患者さんは梅田の方へ来ていただいています」と澤田院長。

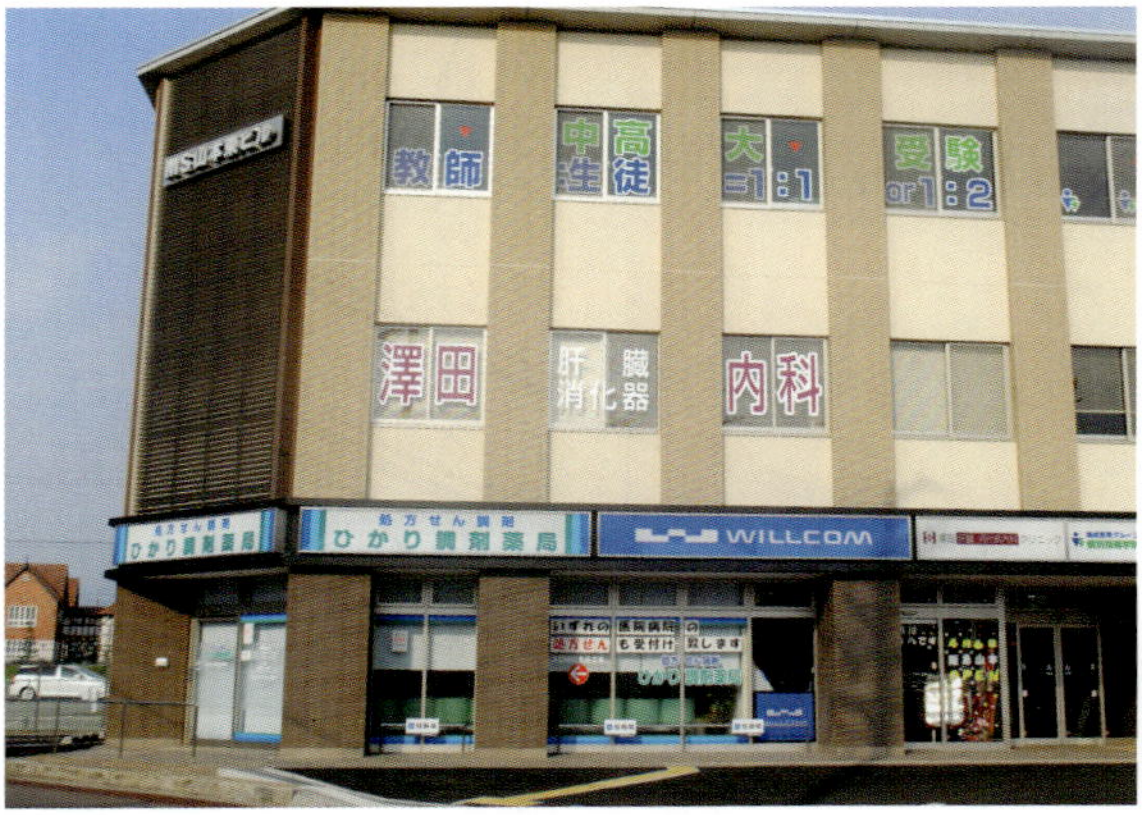

閑静な住宅街にある澤田肝臓・消化器内科クリニックの外観

また、胃がんや肝がんなどの患者も増加しているため、澤田院長はがんの免疫細胞療法も導入している。日本人の三大死亡原因と言われるがんには手術、放射線治療、抗がん剤治療の3つの治療が中心だが、第4の治療法といわれるのが免疫細胞療法だ。この免疫細胞療法は、自分自身の免疫細胞を体外で増殖・活性化させ再び体内に戻すことで、がんの抑制と免疫システム全体の改善を目指す。

澤田院長はがんの免疫細胞治療専門クリニックの瀬田クリニックグループと提携し、梅田の澤田内科医院で免疫細胞療法を行っている。早晩宝塚のクリニックにも導入したいと話しており、がんに悩む患者や家族からの相談に応じる一方、セカンドオピニオン外来にも積極的に取り組んでいる。

胃内バルーン療法などの肥満治療にも力を入れる
腸内洗浄治療には遠方からも多くの患者が来院

食生活の欧米化と運動不足で日本人の肥満人口は増加の一途をたどる。澤田院長も、「肥満は高血圧や糖尿病だけでなく、脳梗塞や心筋梗塞につながる要因になっています。肥満治療には食事療法や運動療法などがありますが、なかなか効果が表れないのが現状です」と肥満治療の重要性を強調する。

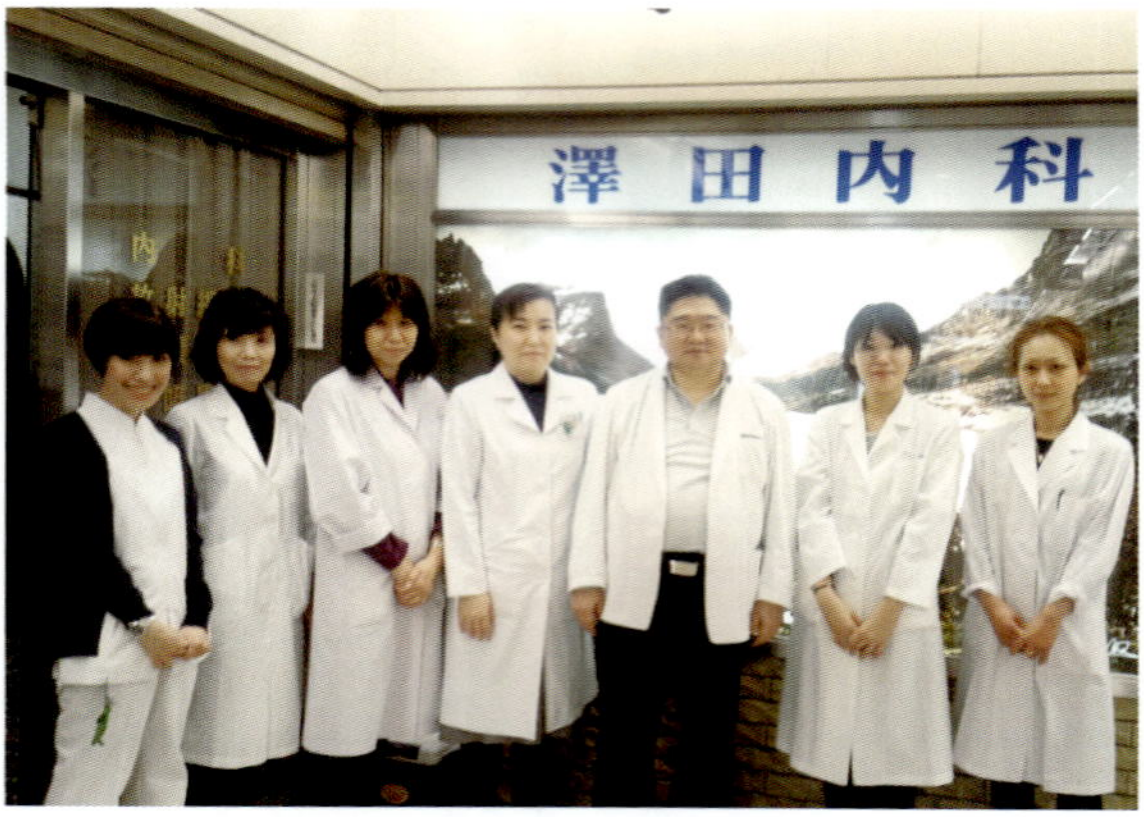

澤田内科医院のスタッフ一同

澤田内科医院では、肥満治療として胃バルーン療法や抗肥満薬療法、低カロリー食療法などを行っている。胃内バルーン療法というのは内視鏡を使って胃の中にシリコンでできた風船（バルーン）を入れ、生理用食塩水を注入して膨らませる療法で、胃の容積を少なくして食事量を減らす。

バルーンは6カ月後に、胃カメラを使用して取り出すのだが、体重の減少と共に肥満に伴う高血圧や糖尿病、高脂血症、脂肪肝などが改善される。胃を一部縮小する手術などに比べ体への負担は少なく、かつ安全なのが特徴だ。

澤田院長は「バルーン挿入後は胃部の不快感や吐き気などが数日間続きますが、1週間もすれば治まります。胃内バルーン留置に2～3日の入院が必要なので、近くの連携病院を紹介しています。ただ胃を切除しているわけではないのでリバウンドが起こる可能性があり、食事や運動などで自己管理することが大切です」と、肥満抗薬や低カロリー食も取り入れた肥満治療に力を入れている。

そして肥満にも効果的なのが腸内洗浄（コロンハイドロセラピー）治療だ。これは化学物質や薬剤を使わずに、殺菌した温水で腸内を洗浄するもので、苦痛を伴うことなくリラックスしながら、安全に腸内を洗浄する。

便秘などで長年、腸内にこびりついた老廃物（宿便）を排泄することによって、デトックスでき、痛みもなく気軽に受けることが出来ると好評だ。

「便秘やアレルギー疾患（アレルギー性鼻炎・花粉症など）や皮膚疾患（アトピー性皮膚炎、乾癬、ニキビ）などに効果があります。身体の新陳代謝を促し、健康になり美容にも良いと女性には人気ですね」

腸内洗浄では宝塚の澤田肝臓・消化器内科クリニックが、兵庫県下で初めてドイツ製の専用機器を導入した。腸内洗浄は澤田院長の指導の下に女性看護師が行い、各病室に専用シャワーやトイレを設置するなど治療環境も整っている。

プライマリーケアに重点を置いた医療スタンス
基本コンセプトは「患者さんに安心と信頼の治療を提供」

澤田肝臓・消化器内科クリニックではその他に、禁煙治療やＥＤ治療、抗加齢治療、ＡＧＡ治療、まつ毛貧毛症治療などジャンルを問わず、さまざまな分野からアプローチした診療を行っている。

タバコが体に悪いのは十分に分かってはいるが、なかなかやめられないという人は多い。自己流で禁煙してもイライラして失敗したり、禁煙をしたいがなかなか始められないなど理由はさまざまだ。

「最近発売された禁煙補助薬のチャンピックス錠による保険適用の治療も行っています。チャンピックス錠はタバコを吸いたいという気持ちを抑え、タバコから得られる満足感を抑制します。両院ともに保険適用医療機関でもあり、禁煙したい方は是非一度来院して欲しい。3ヵ月で6～7割の方はタバコをやめることが出来ます」と澤田院長。

また抗加齢治療にも取り組み、プラセンタ注射やプラセンタ化粧品なども提供している。プラセンタはヒトの胎盤を原料とするもので、更年期障害や抗酸化作用によるアンチエイジング、慢性疲労、うつ、不眠症、自律神経失調症などさまざまな症状に効果がある。肝機能の改善にも効果があり、肝臓病や更年期障害などの治療に使用する場合は健康保険の適用となるという。

また自費診療になるが、女性患者へのまつ毛貧毛症治療や男性特有の悩みであるＥＤ（勃起不全症）やＡＧＡ（頭髪脱毛症）の治療も行い、幅広い年齢層の男性患者のニーズに応えている。

その他、血糖値、ＨｂＡ１ｃ検査やコレステロール・中性脂肪値、咽頭炎、心筋梗塞診断など10分程度で結果がわかる迅速な検査を行って好評だ。また各種の予防接種やインフルエンザやノロウィルスの検査キットも充実しており、病気や感染症の予防にも力を入れている。

「少しでも待ち時間が少なくて済むよう、検査部門の拡充を図っていきたい」という澤田院長は、今後も肝臓と消化器分野の専門性を活かした医療で、地域の健康を支えていきたいと意欲満面だ。

常に最先端の治療で日々研鑽に勤しむ澤田院長は「患者さんに安心と信頼の医療を提供することが私たちの基本コンセプトです。体の不調や悩んでいる症状があれば、気軽に相談してください」と優しく呼び掛ける。

プライマリーケアに重点を置いた医療スタンスには、近隣のみならず遠方からも多くの患者が来院し「何でも気軽に相談できる先生」と評判の頼れるドクターである。

Profile

澤田 幸男（さわだ・ゆきお）

昭和 32 年 1 月生まれ。兵庫医科大学医学部卒業。同大学大学院医学研究科（内科学 4）修了。兵庫医科大学第 4 内科（現消化器内科）入局。同大学臨床研修医、病院病理部助手を経て英国ロンドン大学留学。その後兵庫医科大学第 4 内科助手・病棟医長、非常勤講師を経て宝塚市立病院消化器内科部長兼内視鏡室室長、兵庫医科大学臨床教育教授、友愛会病院副院長兼消化器内視鏡センター長。医学博士。平成 24 年澤田肝臓・消化器内科クリニック院長。平成 25 年医療法人つとむ会澤田内科医院理事長。

所属・活動

日本内科学会認定医・近畿支部評議員。日本消化器病学会専門医・学会評議員。日本消化器内視鏡学会専門医・指導医・近畿支部評議員。日本大腸肛門病学会専門医・指導医。日本肝臓学会専門医。日本消化管学会認定胃腸科専門医・代議員。日本がん治療認定機構暫定教育医。日本臨床腫瘍学会暫定指導医。日本温泉気候物理医学会温泉療法医。日本医師会産業認定医。日本ヘリコバクター学会（ピロリ菌）感染症認定医。日本糖尿病協会登録医・指導医。

Information

澤田肝臓・消化器内科クリニック

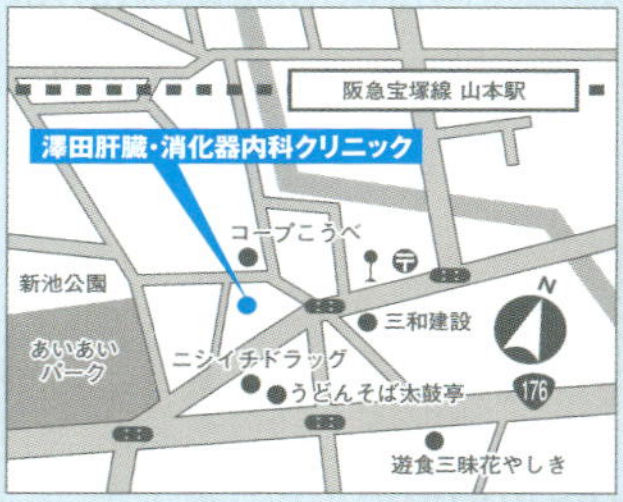

所在地
〒 665-0881
兵庫県宝塚市山本東 2 丁目 7 − 12
MS 山本東ビル 201
TEL 0797 − 88 − 6001
FAX 0797 − 88 − 6070
URL http://www.sawada-cl.jp
e-mail:info@sawada-cl.jp

アクセス
- 阪急宝塚線山本駅南出口徒歩 3 分

診療科目
（保険診療） 消化器内科（内視鏡）、肝臓・胆のう・膵臓内科、糖尿病・脂質代謝内科、一般内科疾患、禁煙治療
（自費診療） 各種健康診断、英語診断書、任意予防接種、腸内洗浄、がん免疫細胞療法導入相談、肥満治療、抗加齢治療、まつ貧毛症治療、疲労回復ビタミン点滴治療、頭髪脱毛症（AGA)、勃起不全（ＥＤ）治療、医療相談

診療時間
月・火・水・金曜日　9：00 − 12：30、14：00 − 16：00（予約検査)、16：30 − 19：30
木・土曜日　9：00 − 12：30、日曜日・祝日、木曜日と土曜午後休診

医療法人 つとむ会 澤田内科医院

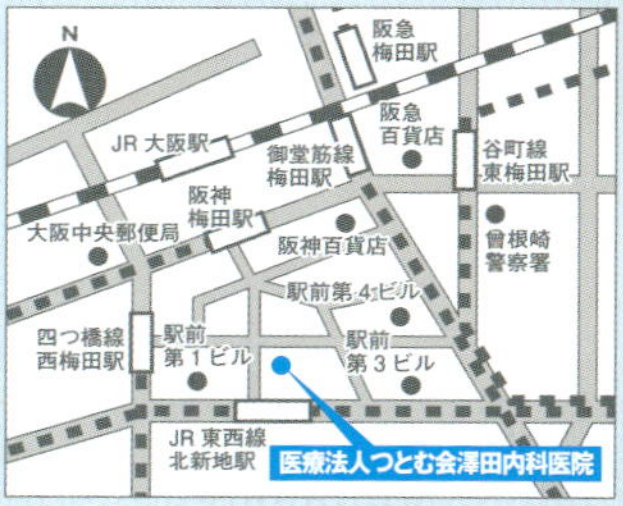

所在地
〒 530-0001
大阪市北区梅田 1 丁目 2 番 2 − 200
大阪駅前第 2 ビル 2 階
TEL・FAX 06 − 6343 − 1414
http://www.sawada-naika.jp
e-mail:info@sawada-naika.jp

アクセス
- JR 大阪駅から南へ徒歩 5 分
- JR 東西線・北新地駅すぐ
- 地下鉄四つ橋線西梅田駅すぐ

診療科目
（保健診療） 内科、循環器内科、消化器内科、呼吸器内科、胃腸内科、放射線科、小児科、皮膚科、禁煙治療
（自費診療） 各種健康診断、英語診断書、任意予防接種、腸内洗浄（平成 27 年導入予定)、がん免疫細胞療法導入相談・治療、肥満治療、抗加齢療法、まつ毛貧毛症治療、疲労回復ビタミン点滴治療、頭髪脱毛症（AGA）・勃起不全（ED）治療、医療相談

診療時間
月・火・木・金曜日　9：30 − 13：00、14：00 − 17：30
水曜日　9：30 − 13：00　　土曜日　9：30 − 12：00
毎週日曜日・祝日　水・土曜日午後休診

包括的な総合医療で「心のこもった優しい治療」

様々な角度から患者とともに病に向き合うジェネラリスト

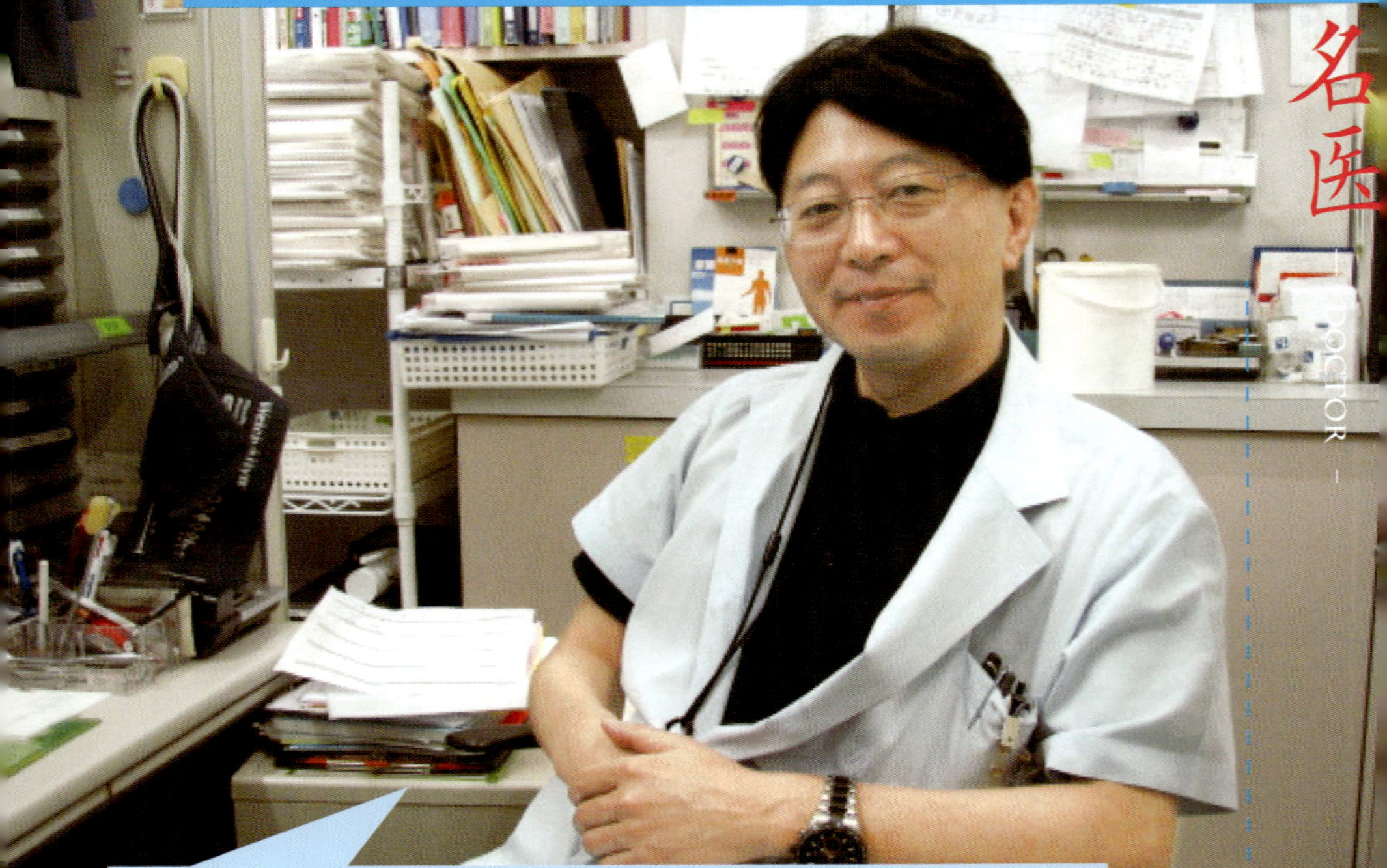

「病気の治療は、患者さん自らの治そうという固い意思、病気と闘う強い気持ちが核になります。患者さんのそうした決意を尊重し、患者さんと一緒に病気と闘っていく診療を目指しています」

院長 **松林 保智**

仁整形外科クリニック

現代の医療は「高度化・専門化」という大きな流れがある。例えば、内科でも、循環器内科、消化器内科、呼吸器内科、内分泌代謝内科、血液内科、腎臓内科、神経内科などに細分化され、それぞれの科目で医療技術が高度化し、診療の質が向上、患者の健康と安全に貢献している。しかし、一方で患者はみずからの症状に最適の専門科目を選択することに戸惑いを感じたり、いくつもの専門科を受診したが快方に向かわず、診療費の負担が大きくなるなどの現象が現れている。こうした中で、患者を心と身体の両面から全人的に捉え、包括的な医療を行う総合医療が注目され、そのジェネラリスト（総合診療医）の存在がスポットを浴びるようになった。

こうした時代背景の中で、千葉県市川市で「心のこもった優しい治療」を理念に、整形外科医の範疇を超えて、現代医療のさまざまな課題克服に奮闘している仁整形外科クリニックの松林保智院長は、可能な限り患者のさまざまな角度から医療を見つめ患者と共に病に向き合うジェネラリストだ。

千葉県市川市の東京メトロ東西線行徳駅のすぐ目の前にある仁整形外科クリニックは、ギリシャ神話の「アンピトリテの物語」をモチーフにしたロゴマークを掲げた玄関ドアが目を引く。ドアを開けるといつも診療の順番を待つ患者で一杯だ。

医師と患者の継続的な信頼関係の上に立った医療
地域に骨を埋める固い決意と覚悟で開業

仁整形外科クリニックの松林保智院長は、広島県広島市で両親が内科の開業医という家庭に生まれた。『医者の家に生まれたら後をついで医者になる』という既定の概念に反撥したこともあったが、「自分に何ができるか、何を為すべきか」を真剣に考えた結果、人々に喜びを与えることのできる仕事として医師の道を選んだ。

順天堂大学医学部を卒業し、同大学附属病院整形外科学教室に入局。整形外科医として臨床現場で研修を重ねた。

「大学病院では長くて2年、早ければ5～6カ月で移動、転勤があります。担当する患者さんを継続して診ることがなかなかできずに、治療を完結することができません。折角築いて来た患者さんとの信頼関係も頻繁に移動して断ち切られてしまいます」

こう語る松林院長だが、「医師と患者のしっかりした継続的な信頼関係のなかで医療を行うには開業しかない」と考えた。

「開業するということは、その土地で骨をうずめる覚悟がないとできません。そういう固い決意がなければやってはいけないと思います。その土地での医療のすべてに責任を持ち、決然とした意思を持って地域医療に携わることが大事なのです」と噛みしめるように語る。

こうして松林院長は患者のさまざまな病気や不安に対して、総合医療の見地から幅広い診療を展開していこうと、平成6年に市川市の行徳に仁整形外科クリニックを開業した。

総合的見地から個々の患者に応じた医療体系を構築
常に心がけている「痛みの背景を知る治療」

「仁整形外科クリニックは、患者さんの立場に立った便利で頼りになるクリニックでなければならないと考えます。整形外科だけでなくさまざまな内科的な病状を抱えて来られる患者さんもたくさんいます。ひとつの診療分野にかぎらず、他の診療科の病気も含めて診ています。患者さんの生活や今後の健康管理も考えながら、治療を含めて個々の患者さんに応じた医療体系の構築をめざしています」

松林院長はピンポイントの部分的な医療ではなく、身体の不調を訴える地域の人々を全人的に捉え、総合的な視点からすべての部分をカバーしつつ治療し、病気の予防、健康管理に貢献し、支えていこうとしている。

「病気の治療というのは、患者さん自らの治そうという固い意思、病気と闘う強い気持ちが核になります。患者さんのそうした決意を尊重し、患者さんと一緒に病気と闘っていこうという診療を目指しています」

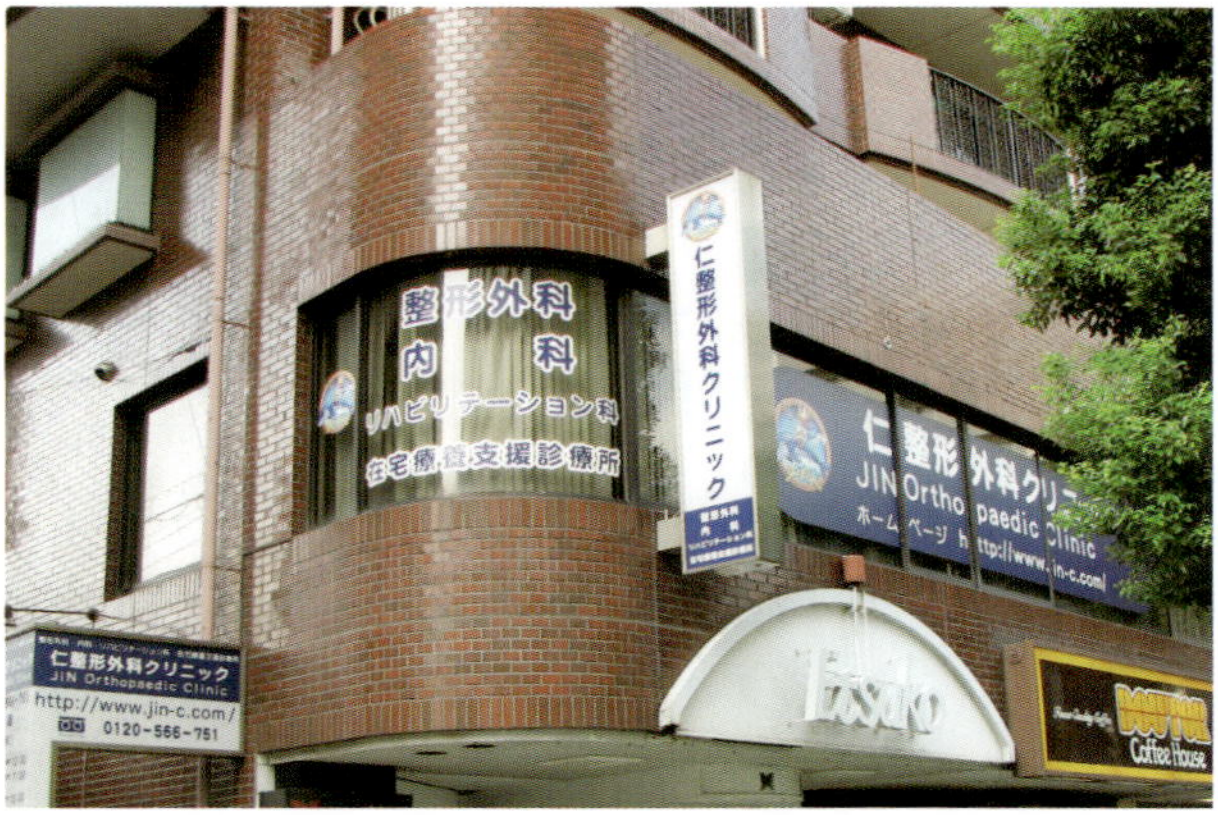

東京メトロ行徳駅前すぐという便利な場所にクリニックがある

松林院長が理念とする「心のこもった優しい治療」を推進するため、仁整形外科クリニックには整形外科医、内科医、小児科医など常勤、非常勤をあわせ20人のドクターが診療に携わっている。

さらに、理学療法士、心理療法士、鍼灸マッサージ師などの専門スタッフを配し、あらゆる方向からきめ細かな医療を展開する総合医療の体制を整えている。そしてクリニックのスタッフが日常の診療活動にあたって常に心がけているのが、患者の「痛みの背景を知る」ということだ。

松林院長は、「不意の事故で突然殴られたような痛みと、自分で転んだ痛みとでは同じ痛みでも相当違います。可愛いお孫さんを抱いていて起きた腰の痛みなどは、治ろうとする意思が強いので治療のスピードも違ってきます」という。

つまり、「腰痛」といっても一括りにせず「なぜ腰痛になったのか」、患者一人ひとりの「痛みの背景」を理解し、病気の原因をきちんと時系列に捉えて、きめの細かな心のこもった治療が大切だというのだ。

「薬を処方すれば終わり―というのではいけません。患者さんの症状、背景を理解して、その人に合ったケアや治療プランを考えてトリートメントしていかなければ、本当の患者さんのための医療とはいえないでしょう」

熱く語る松林院長だが、その基本スタンスは仁整形外科クリニックのスタッフ全員に浸透し、日々の医療活動に息づいている。

いち早く在宅医療に積極的取り組む
まつぼっくりの会設立。在宅患者招いてコンサート開催

松林院長は介護保険制度もまだ無かった開業当初から、積極的に取り組んでいるのが在宅診療だ。仁整形外科クリニックは現在、市川市、浦安市、東京都の中央区、江戸川区を中心にした地域で、１４０～１５０人の患者を対象に在宅診療を行っている。一診療機関あたりの担当患者数としては、全国平均の65・8人（中医協の平成24年統計データ）を大きく上回っている。

患者の数だけでなく診療の質も高い。急な発熱、突発的な痛みや病状の急変などに対して24時間３６５日いつでも対応できるようホットラインの携帯電話を設けている。松林院長の指示に基づいて、往診チームが素早く動くシステムが確立されている。

内容も訪問診療から訪問看護、在宅リハビリテーションと幅広く、なかでも運動器具を持ち込んで行う在宅リハビリは希望者が多く、高齢者の寝たきり予防のケア、寝たきりからの復帰などに貢献している。

「これまでに多くの患者さんのもとに診療で訪れました。そこには、患者さんご本人の歴史があ

り誇りが溢れています。自宅にいる患者さんは、同じ病状でも入院されている時と比べものにならないほど顔が生き生きし、立ち振る舞いもきびきびしているように思います」

こう語る松林院長は、患者の明るい笑顔や家族の優しい表情に接するたびに、改めて在宅医療の素晴らしさを痛感し、その推進に力を尽くして行かなければと決意を新たにする。

「在宅診療を始めて間もない頃のことでした。週2～3回訪問している患者さんでしたが、ある時『いま、やりたいことは何ですか?』と尋ねると、『昔のようにコンサートなどに皆と一緒に出掛けたい』と言われました。そこで私は『みなさんが安心して楽しめるコンサートを作りましょう』と約束しました」

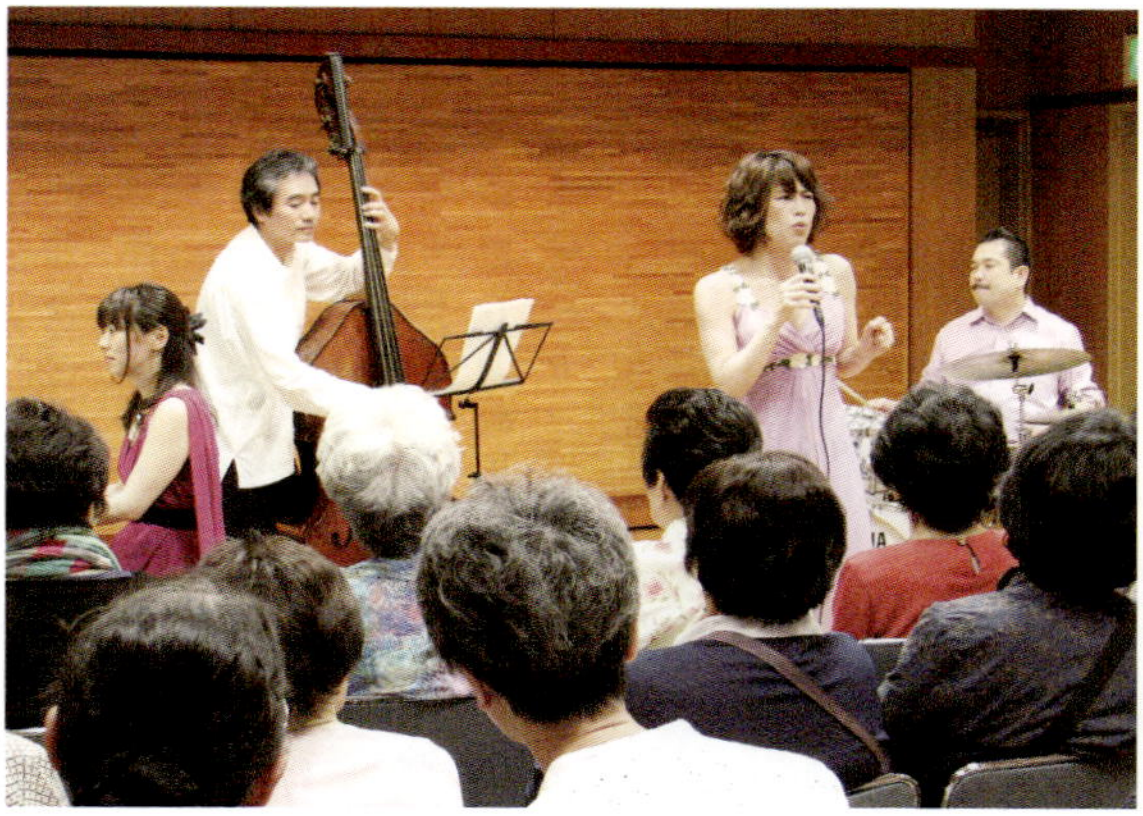
NPO 法人まつぼっくりの会のコンサート風景

こうして松林院長は1年後にプロのミュージシャンを招いてボランティアでコンサートを開催した。会場には医師や看護師が緊急医療セットや点滴を準備し万全の体制を備え、大勢の訪問診療患者が大いに楽しんだという。

その後コンサートの継続を求める声が強く、在宅医療患者のためのコンサートを運営するＮＰＯ法人「まつぼっくりの会」を設立し、毎年春と秋の2回コンサートを定期開催している。

これまでに31回を数えるが、その間多くのアーティストが開催趣旨に賛同して協力参加した。もちろん松林院長も毎回参加し、ある時は救急介護スタッフの一員として、ある時は主催事務局のスタッフとして活躍している。ここにも、地域に根差し地域の包括的な総合診療を担って行こうとする松林院長の熱い想いが見て取れる。

むちうち症をはじめとした交通事故外来に積極的に取り組む
精神的負担を抱える患者に心理療法士によるカウンセリング

仁整形外科クリニックが積極的に取り組んでいる一つに交通事故外来がある。松林院長自身、若い頃にロサンゼルスの高速道で事故に巻き込まれ、頚椎を傷めて首の痛み、手のしびれに悩まされた経験を持つ。

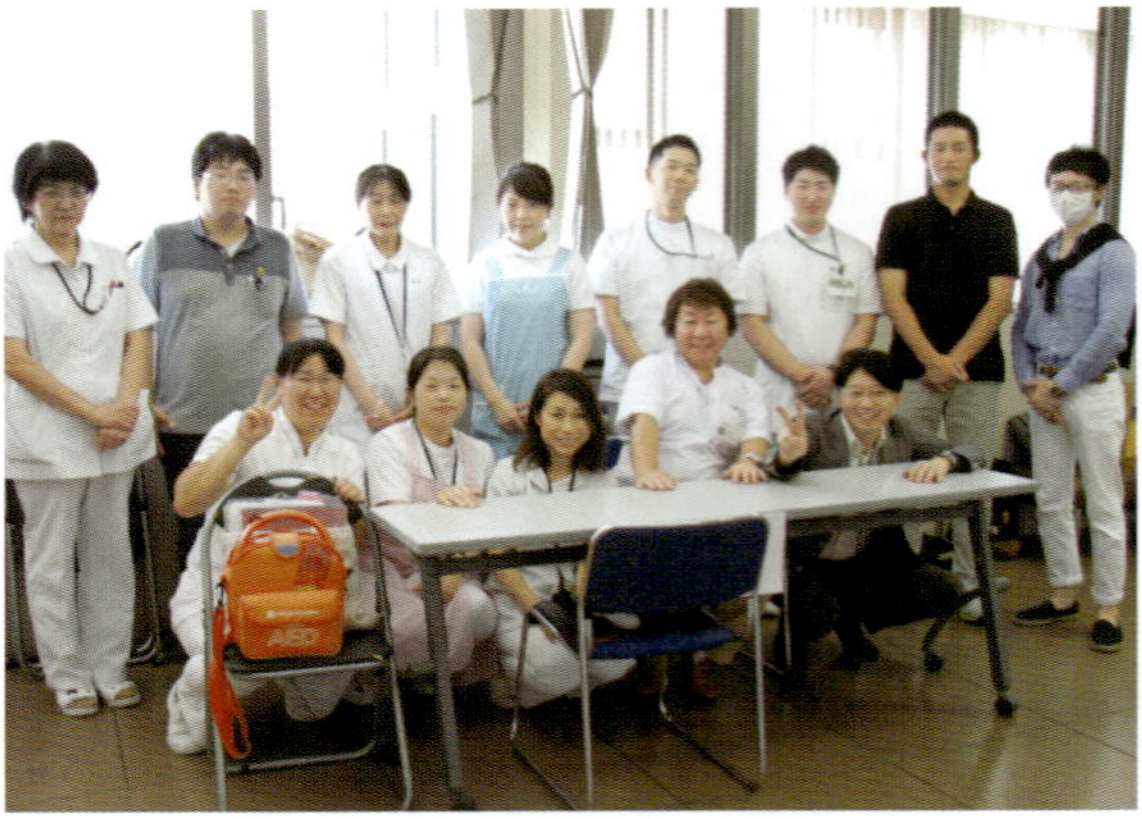

スタッフ全員が「心のこもった優しい治療」を実践する

「追突事故によるむちうち症は、その辛さはなかなか周りの人には分かってもらえません。会社からはずる休みじゃないのと言われたり、保険会社からはこの程度のクルマの損傷でまだ治らないのと言われたり、あげくは、病院の先生から、気のせいじゃないですかなどと言われたりする」

松林院長は交通事故患者の苦しい胸の内を理解する。このため仁整形外科クリニックでは、「むちうち症」をはじめとする交通事故の外傷を専門に診療、治療する外来を設け、交通事故の後遺症治療が「失われた治療分野」にならないよう努めている。

「『むちうち症』などのつらい症状は、本人以外の周りの人には分かりにくい。そこで、めまいや吐き気などの付随する症状をグラフで表す装置で異常を数値化し、科学的に症状を分析して治療しています」と言う。

事故前の状態に回復することを治療目的において、さまざまな症状をできるだけ客観的に捉え、具体的に画像や数値で示すことに心がけている。そこには、周囲の事故の損傷に対する無理解を解消させる狙いもあるという。

交通事故で怪我をした患者は、治療の問題のほかに補償や賠償の問題を抱える。それらが混在して精神的にも大きな負担や不安を持っている。そのため治療と賠償や補償の問題を切り離して、落ち着いて治療に専念してもらうことが大切となる。

仁整形外科では重大な精神的負担を抱える患者には心理療法士によるカウンセリングを無料で実施し、メンタル面のケアにも努めている。そして、損害賠償や治療費請求、保険会社との対応などは専門家に任せるようアドバイスし、信頼できる弁護士、行政書士へのパイプもつないでいる。

そうすることで「痛みや傷の治療効果が上がり、回復が圧倒的に早まる」そうで、保険会社からの求めがあれば、担当医師として治療の必要性や治療の経過などをきちんと説明する。

交通事故の傷害の場合、神経の損傷を伴うことが多く、回復までに時間がかかることも珍しくない。こうした事情を理解して患者に寄り添って治療することを心がけている。松林院長のこうした診療姿勢が評判となり、仁整形外科の交通事故外来には遠方からの患者が多い。

精神的な負担を解消して「痛み」の原因を究明し治療に専念

5年後を見据えて時代を先取りする進取の医療を目指す

「痛みの背景」を理解して、患者とともに病気と闘う松林院長の理念は、交通事故外来にも透徹されている。交通事故外来には心理療法士による無料のカウンセリングサービスがある。患者の「痛み」の背景に複雑な精神的問題が潜在している場合、時間をかけたカウンセリングでじっくりと解きほぐしながら治療を進めて行く。精神面の負担要素を解消することで治療の促進を図っているのだ。

同時に本来の病気の治療では、「痛み」の原因を徹底的に究明するのが仁整形外科のスタイルだ。

「基本的にすべての症状には原因があります。何だかよく分かりませんが取りあえず薬を出して痛みが治まるか様子をみましょう、というのはいけません。なぜ痛みが出ているかを徹底的に調べ、理論的な根拠が説明できるのとできないのでは治療の在り方、効果も全然違ってきます」と力を込める。

松林院長は、患者への説明には納得できるように、期間を区切って理路整然と丁寧に話すことが大切という。治療の目処が立つように見通しをきちんと説明することで、患者にとって不安を和らげ、医師との信頼関係を生むことになる。

「『この腰痛は気のせいですよ』というように根拠のない精神的要素で片付けようとするのは、症状の原因を突き止める本来の医療行為をなおざりにする医者の怠慢でしかない」と松林院長は手厳しい。

引きも切らず訪れる外来患者の診療。その合間を縫っての在宅診療。過密なスケジュールに追われる松林院長の毎日だが、ストレスはまったく溜まらないという。

「1日24時間のすべてを楽しもう！」という信条の生活スタイルを貫き、地域の健康増進、健康管理に奮闘を続ける。

「地域の皆さんの健康づくりを担っていくには、末永くクリニックを継続していく責任があります。そのためには、常に5年先の社会の状況を見通して対応しなければなりません」という松林院長。

介護保険制度がスタートする平成12年の6年も前から高齢化社会の医療を見通し在宅診療に乗り出した松林院長の先見性はみごとだ。

地元市川市で理想の医療を目指して地域医療に獅子奮迅の活躍をする松林院長に、やがて到来する超高齢社会のあるべき医療の原型を見る。

Profile

松林 保智（まつばやし・やすとも）

昭和36年4月広島県生まれ。同61年順天堂大学医学部卒業。順天堂大学附属病院整形外科学教室入局。平成6年仁整形外科クリニック開院。同8年医学博士号取得。同9年NPO法人まつぼっくりの会創設。

所属・活動

日本整形外科学会認定専門医、日本整形外科リハビリテーション医、千葉県労災補償協会評議員、NPO法人まつぼっくりの会理事長、Next-Era CEOs IN ASIA2013。

Information

仁整形外科クリニック

所在地　〒272-0133　千葉県市川市行徳駅前2－1－11　2F
フリーダイヤル 0120－566－751
TEL 047－356－6651　FAX 047－356－6618
URL　http://www.jin-c.com

アクセス
- 東京メトロ東西線行徳駅下車すぐ

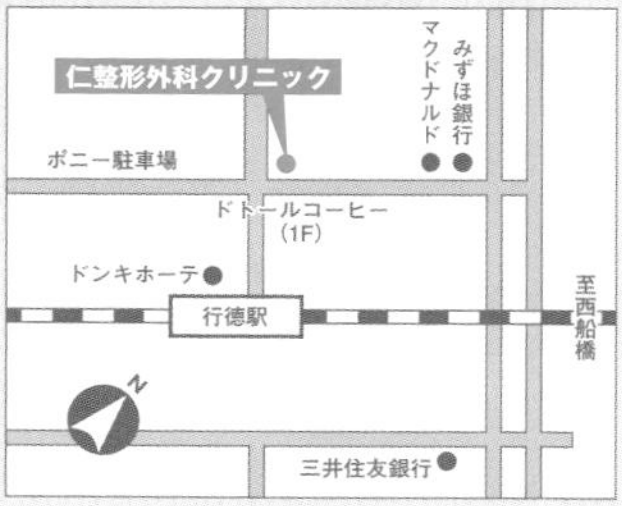

設立　平成6年

診療科目　整形外科・リハビリテーション科・内科・循環器科・小児科
交通事故専門外来・むちうち外来・腰痛外来

診療時間
- 整形外科・リハビリテーション科
  - 平日　9：00－12：00／15：00－19：00
  - 木曜　9：00－12：00
  - 土曜　9：00－12：00／14：00－16：00
- 内科・循環器科
  - 水曜　9：00－12：00
  - 金曜　9：00－12：00
  - 第2土曜　14：00－16：00
- 小児科　土曜　14：00－16：00
- 休診日　木曜午後／日・祝祭日

■理念

私たちの治療に対する考え方は、患者様の病気やケガ、そしてそれらの予防を患者様と一緒に取り組んでいこうとするものであります。ですから、よく医療機関が陥りがちな感情である「病気を治してあげる」というような気持ちは決して持たないようにしています。

病気やケガやその予防は、あくまでも患者様の治そうという意思と決意、そして病気と闘う気持ちが核になります。その気持ちと意思を尊重し、可能な限りの角度から支援し一緒に闘っていこうという治療が、私たちの目指す「心のこもった優しい治療」です。

信頼の主治医

名医 — DOCTOR —

歯を長期間持たせる全身疾患を見据えた総合歯科治療

最大の思いやりと最高の医療技術で質の高い歯科医療

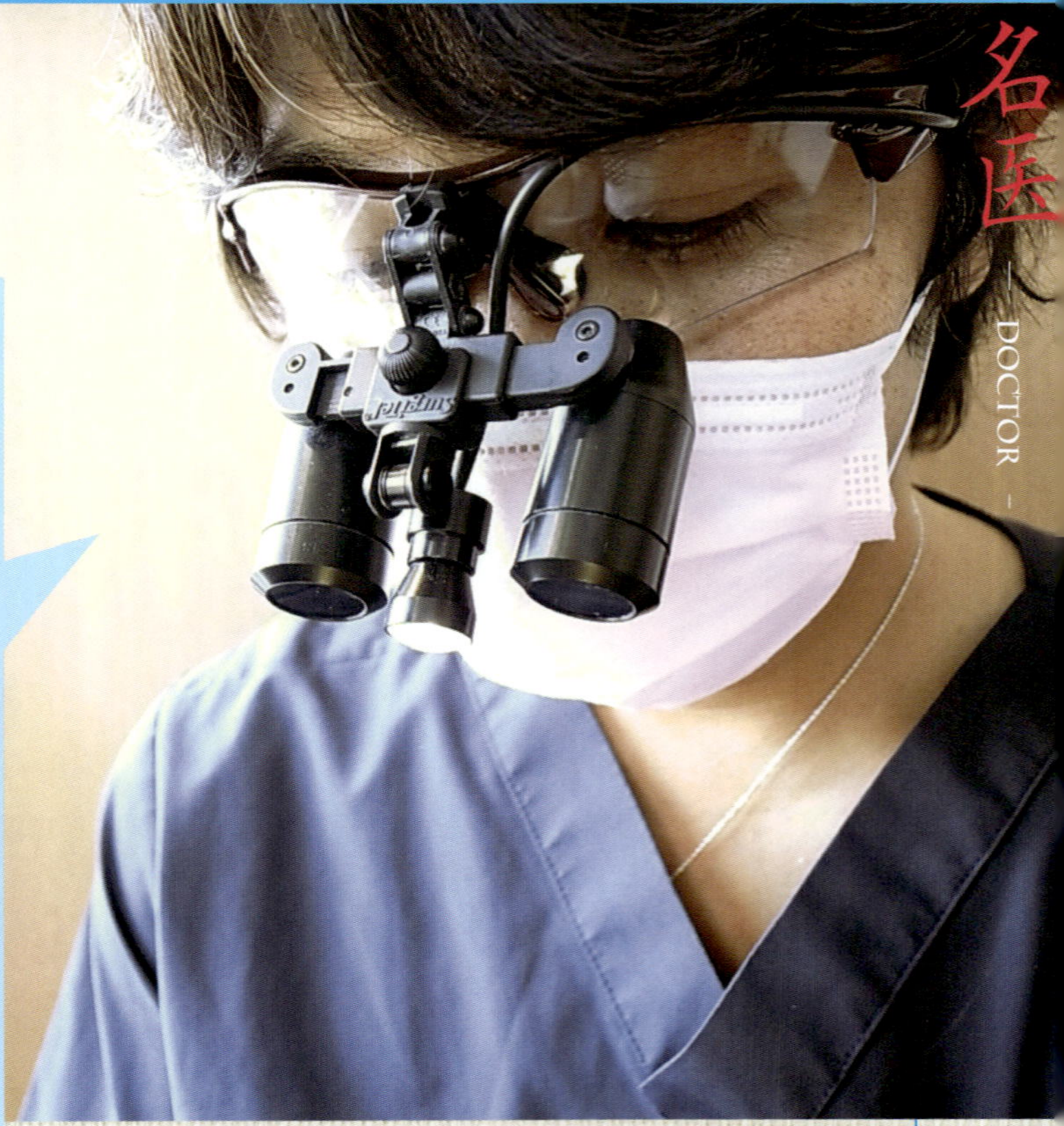

「患者さんの口腔内の環境を健康にし、いかにその状態を長期にわたって維持し、管理して行くかを診療の根本としています」

理事長 **栗原　仁**

医療法人 仁樹会 秩父臨床デンタルクリニック

CT インプラントセンター

埼玉県秩父市は、県北西部に位置して周りを秩父山地に囲まれている。面積は県全体の約15％にあたる県下最大の市で、市域の87％が森林で占められている。そのほとんどが秩父多摩甲斐国立公園や武甲・西秩父などの県立自然公園の区域に指定されるなど、自然環境に恵まれた地域だ。

市の中央を貫いて流れる荒川は、秩父湖、秩父さくら湖などのダム湖を形成し、市の重要な水源となっている。その荒川に架かる佐久良橋のたもと、緑深い山の斜面に洒落た色調の洋館が一際目を惹く。医療法人仁樹会秩父臨床デンタルクリニックの建物だ。

理事長の栗原仁医師は、生まれ育ったこの地で、ｌｏｎｇｅｖｉｔｙ（ロンジェビティ＝長寿、長生き）をキーワードに、歯を長期的に持たせることを基本スタンスとして、広く歯科全科にわたる診療を行っている。全身のバランスを考え、口腔内だけでなく、全身疾患による噛み合わせの変化、それに伴う肩こりや頭痛などにも対応して治療方針を立てる。

「診てもらってよかった」、「調子が良くなった」という患者の喜びこそが歯科医療の本懐だと言う。治療後、長期間にわたる良好な治療結果が、患者への当然の責任と考える栗原理事長は、質の高い歯科医療を目指して日夜診療に邁進している。

すべての患者に思いやりのある診療を第一義に考える
秩父に都心の水準を超える歯科の診療施設を

栗原理事長を医療の道に歩ませたのは、早すぎる母親の突然の死だった。優秀な看護師で誰にも優しかった母が亡くなったのは、栗原理事長が多感な18歳の時だった。

遺品のなかに栗原理事長が生まれて間もない頃の写真があり、そこに「仁（ひとし）」と名付けた母の想いが綴られていた。

「医は仁術です。思いやりの深い人に育つように仁（ひとし）と名付けました」

その走り書きを見た栗原理事長は発奮して猛勉強が始まった。母が遺したこの言葉に、すべての患者に思いやりのある診療を第一義とする栗原理事長の歯科医療の原点がある。

朝日大学歯学部を卒業し、歯科医師となった栗原理事長は、愛知県、岐阜県の病院で歯科医師として勤務した後、埼玉県に戻り東松山市の歯科医院の院長に就任した。

この地で勤務を続けていた栗原理事長は、多くの住民がより高い質の医療を求めて、不便をかこちながらも、遠方の東京都内の歯科医院、歯科クリニックに通っているという現実に接した。

「それならば、この地域で東京都内の水準にも劣らない、いやそれ以上に質の高い歯科医療を提供できる医療施設を実現しよう」と心に誓ったという。

こうして平成16年に、県道72号線沿いの緑深い山の斜面の景勝地に秩父臨床デンタルクリニックを開院した。

「歯科全般にわたる患者さんの様々な要求をワンストップで解決しようとすると、歯科領域のすべてにわたって診療できなければなりません」

このため栗原理事長は、一般歯科、歯周病、噛み合わせ、義歯、矯正歯科、小児歯科から審美歯科まで幅広い分野での知識と技術の修得に努め、総合歯科医院として診療を始めた。

そして、開院まもなくして、栗原理事長の永遠のテーマである「思いやりの深い医療」を発展させ、深化させる歯科医療に大きな影響力を及ぼすことになる歯科研修グループとの出会いがあった。

JIADS（ジアズ）でほんものの歯科治療に出会う
思いやりの心で総合的な歯科診療を追求

JIADS（The Japan Institute for Advanced Dental Studies＝ジアズ）は、アメリカ・ボストンのIADS（Institute for Advanced Dental Studies）の姉妹組織として昭和63年に設立され運営されている、ポスト・グラデュエート・コース（卒後研修団体）である。

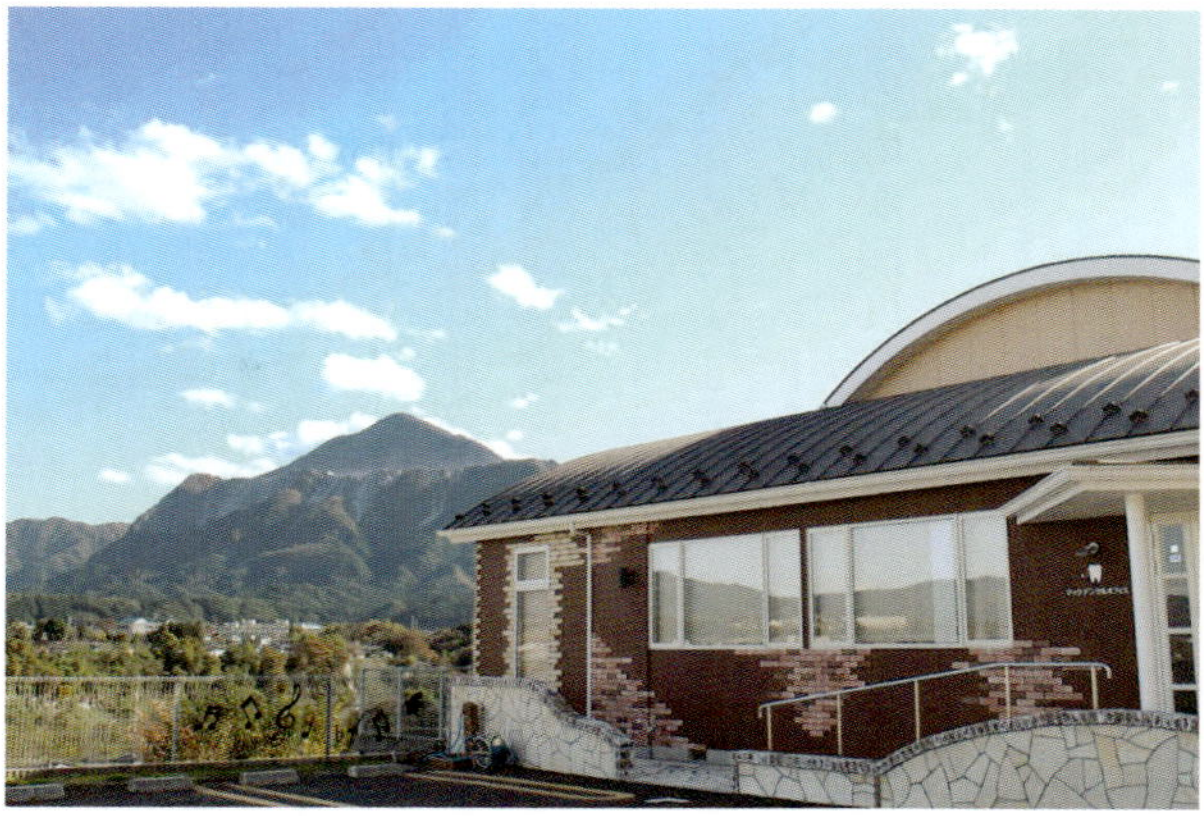
緑深い山の斜面に秩父臨床デンタルクリニックがある

歯周病学と歯周治療（ペリオ）が密接に関連した補綴治療を中心に、インプラント（人工歯根）、エンド（歯内療法、歯の根の治療）、矯正などを最新の医療概念に基いて、総合的な歯科卒後研修を行っている。

栗原理事長は大学の先輩に誘われて、軽い気持ちでこの歯科卒後研修参加した。

「驚きました。これまで学んできた歯科治療は何だったのだろう、と思わせるほどこれまでの概念を大きく転換させるものでした。『どこにも嘘がない。これが、ほんとうの医療だ』と思いましたね」と当時の衝撃を振り返る。

栗原理事長が思い描いていた「思いやりのある歯科治療」とジアズで出会った「ほんものの歯科治療」がドッキングし、「本物の歯科治療を追求するこの研修グループでトップレベルの知識を学び取りたい」と新たな闘志を湧き立たせるのだった。

栗原理事長は、ジアズ（ＪＩＡＤＳ）で研修生として猛勉強し、その医療概念や新しい医療知識をマスターして平成21年から講師に就任し、指導者として活躍している。

秩父臨床デンタルクリニックには、小児科、矯正科の専門医を含め15人の歯科医師がいる。その医師のほとんどがジアズ（ＪＩＡＤＳ）で栗原理事長の教えを受けた研修医たちだ。これらの歯科医師は、患者さん個々について長期的な視点に立って治療計画を練り、最新技術による丁寧で高品質な診療にあたっている。

「私たちのクリニックでは、ひとりの患者さんの診療に最低でも30分以上時間をかけるようルールを定めています。しっかりと診療するには、それだけの時間が必要なのです。私自身はエンドやインプラントを中心に診るので、それ以上の時間をかけています。１日５～６人の患者さんを診るのが限度です」と栗原理事長は丁寧な診療を強調する。

最新の超高速マルチスライス３ＤＣＴを導入
長期の健康管理の観点から術後のメンテナンスに注力

栗原理事長はこれまでに数多くのインプラント手術実績を手掛けてきた。埼玉県内で最も早く歯科用ＣＴを導入した。現在は最新の超高速マルチスライス３ＤＣＴを備え、あごの骨の状態を立体的に把握して適切な位置にインプラントを埋め込む「ＣＴインプラント治療」を行っている。

こうした一方、栗原理事長は歯科全科の知識を生かして患者の症状に合わせた最適の治療法を選択し実施している。インプラントもその選択肢のひとつであることを強調する。

「患者さんの口腔内の環境を健康にし、いかにその状態を長期にわたって維持し、管理して行くかを診療の根本としています」という栗原理事長は、インプラントの治療を求めて来院した患者でも、歯周病があればまずその治療から始める。

「噛み合わせで解決できることであれば噛み合わせの修正を行いますし、エンド（歯内治療）の治療が最善と判断すればエンドで対処しています」と説明する。

また、インプラントを施術するにもＣＴ撮影によって最適の埋入位置を決定し、術前のシミュレーションを入念に行う。そして、長期間の健康維持の観点から、術後のメンテナンスには特に力を入れている。

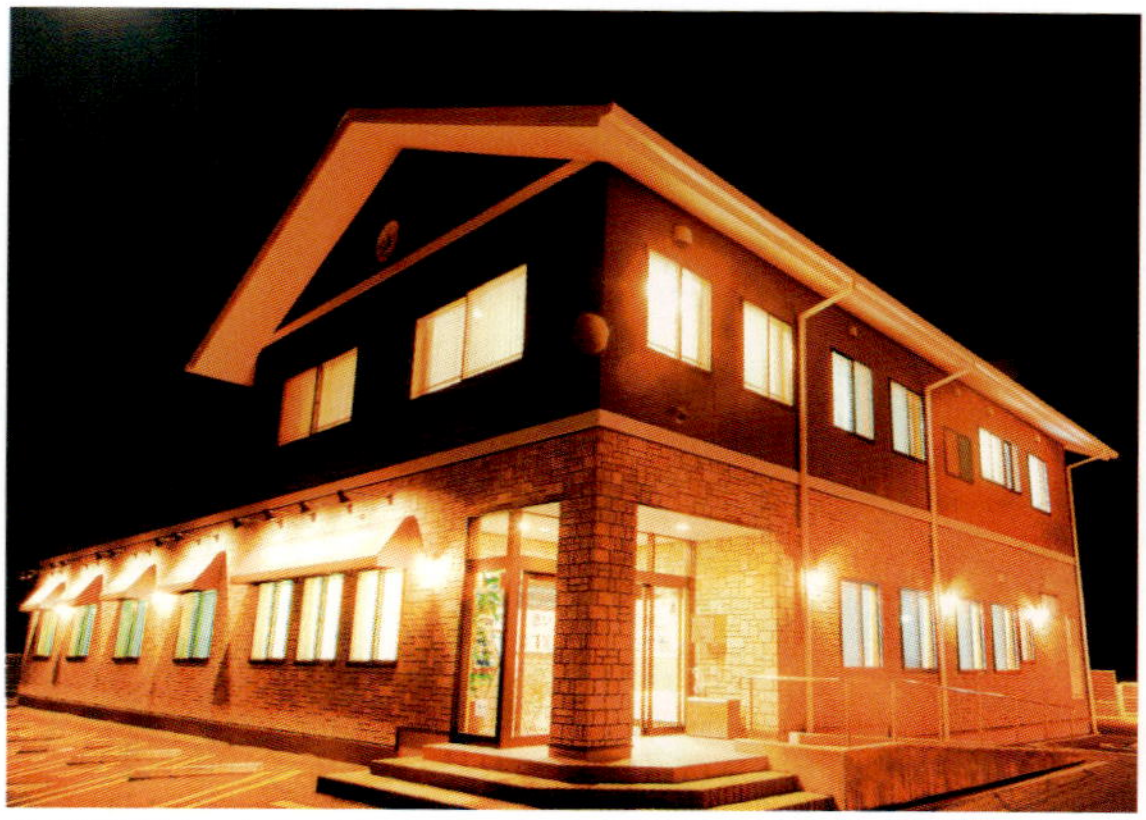
夜間は美しくライトアップされるクリニック

開院当初は秩父臨床デンタルクリニックの建物の一角をメンテナンス専用のスペースとしていたが、インプラント施術者が増えるにつれて場所が狭くなった。このためクリニック敷地内にメンテナンス医療を専門とする「ＭＡＣデンタルオフィス秩父」を開院している。

秩父臨床デンタルクリニックでは、栗原理事長の「できるだけ歯は抜かない」という考えを治療の根本理念としている。その理念のためには徹底して技術を高め、患者一人ひとりに時間をかけて治療にあたっている。

「私自身はエンド（歯内治療）を得意としています。この根管治療を丁寧に行うことで、本来なら抜くしか方法がない歯を残すことができるのです」と言う。小さな歯の極細の神経の中で暴れている細菌を、歯を傷めないように細心の注意を払ってファイルという針のような治療器具でしっかりと除去する細やかな治療だ。

「大ざっぱな掃除なら早く終わります。また、長く歯を使い続けるには象牙質をできるだけ残して歯の強度を保たなければなりません。そのため必要以上に歯を削る粗い治療ではだめなのです。何回かに分けてファイルで細菌をしっかりと除去しなければなりません」と説明に熱がこもる。

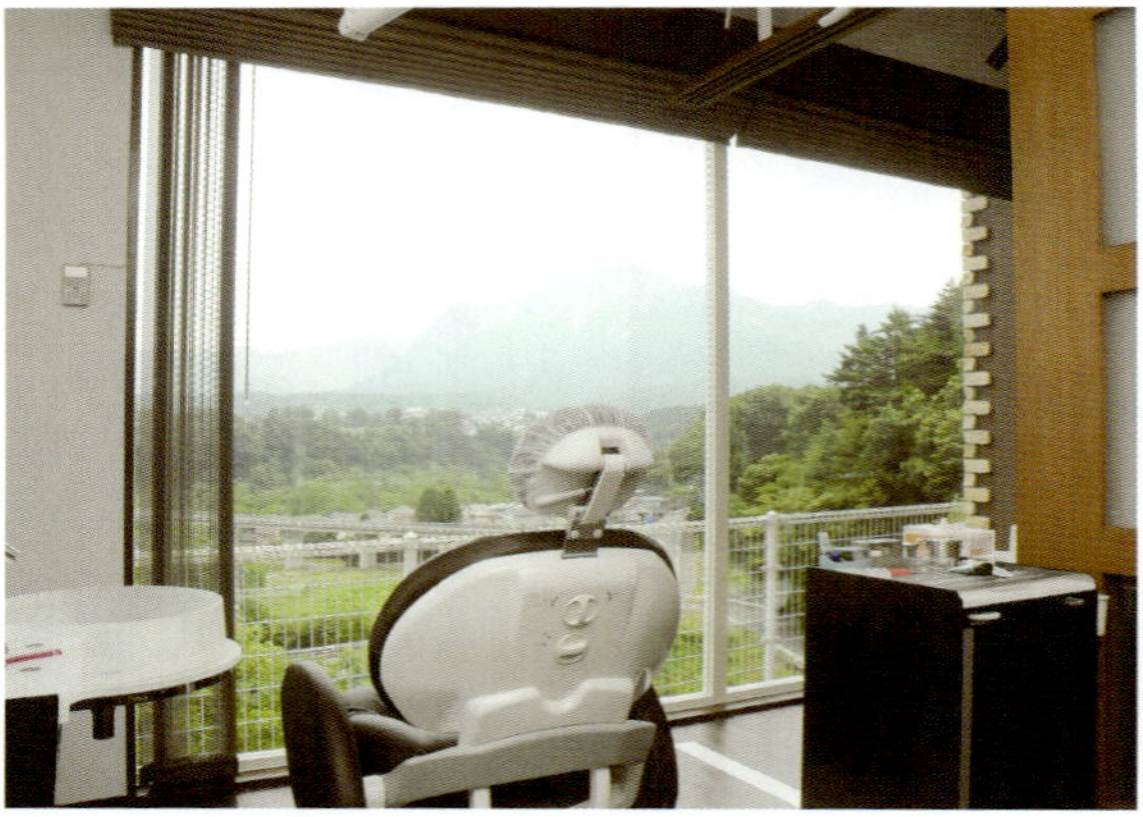

診療室からも緑連なる秩父の山並みが臨める

「できるだけ歯は抜かない」治療に励む

乳幼児を連れた患者さんに対応して保育士資格のスタッフ

秩父臨床デンタルクリニックの医師たちは、この技術と精神を学習し、高性能の拡大鏡やマイクロスコープを使って「できるだけ歯は抜かない」治療に励んでいる。

秩父臨床デンタルクリニックには保育士の資格を持ったスタッフがいる。出産を終えたばかりの母親は、妊娠期間中は胎児に栄養分を取られ、さらに出産後は育児に集中して、歯を悪くするケースが多い。

しかし、子どもが3歳くらいまで大きくならないとなかなか子連れで歯科医院に行くことは難しい。こうした理由で歯の状態がさらに悪化することのないよう、乳児を抱えていても安心して歯科医院で治療に通うことができるように、専門の保育士をスタッフとして配しているのだ。

栗原理事長の週末はジアズ（ＪＩＡＤＳ）の講師として、東京、大阪で研修コースの講師を務めている。日々の診療活動と併せて多忙を極める毎日だが、どこからそのエネルギーが出てくるのだろうか。その源は歯学生の頃に始めたボクシングのようだ。

「大学では集中して勉強しましたが、精神のバランスを取るためボクシングを始めました」と言う栗原理事長だが、単に趣味や健康法に留まらない。30歳を目の前にして全日本アマチュア選手権を勝ち抜き、プロ資格テストに合格した。

プロボクサーのライセンスを持ち歯科医師でもあり、「ＭＡＣデンタルオフィス秩父」の建物の中にボクシングジムを併設している。現在約20人の会員がいて、栗原理事長はトレーナーとして選手の育成にあたっている。

思いやりに溢れた歯科治療。患者の喜びこそが医師の喜び
患者さんには10歳くらい若返って帰っていただきます

栗原理事長は、「患者の喜びこそが医師の喜び」を繰り返し強調する。

「入れ歯が悪くなってインプラントを希望する患者さんがいました。その入れ歯は少し癖があって、調整するとすっかり調子が良くなってインプラントが不要になりました。その患者さんがすごく喜んでくれました」と語る栗原理事長に、患者の喜ぶ姿が生きがいという思いやりの医療を伺うことができる。

「顎関節の不具合や不定愁訴を訴える患者さん。腰が痛くなったなどいろんな悩みを訴える患者さんもたくさんいらっしゃいます。首の張りから、頭痛、顎の疲れなどを診て、痛みや不快感を除いてあげればとても喜ばれます」

栗原理事長のクリニックには、口腔内に様々な不調和を抱える患者さんも多い。そのため食事が美味しく食べられず、常に痛みを伴ったりつらい気持ち、気分がすぐれず悩みを抱えて日常生活を送る人は多い。

「私たちでその不調和の原因を追究し、完全に取り除いてしまうと患者さんは大喜びです。噛み合わせひとつ変えるだけで、筋肉の張りも変わってきます。目尻が上がり、目の輝きが違ってきます。秩父臨床デンタルクリニックに来た患者さんには10歳くらいは若返って帰ってもらうというのが願いです」と栗原理事長は患者の喜びを自分のものとしてこう語る。

「13歳になる私の息子が歯科医師になりたいというのですが。ある調査で13歳男子のなりたい職業で、歯科医師はアメリカではトップにランクされていますが、日本では２００位以下にとどまっていいます。息子が成長する頃には、歯科医師がもっと尊敬され、憧れを抱かせる歯科医療でありたいと考えています」と目を輝かせる栗原理事長。

思いやりの歯科医療を通して明日のよりよい歯科医療に向けた栗原理事長のチャレンジが続く。

Profile

栗原　仁（くりはら・ひとし）

昭和 47 年生まれ。平成 11 年朝日大学歯学部卒業。岐阜県山田歯科医院勤務を経て平成 14 年東松山市岸田デンタルクリニック院長。同 16 年医療法人仁樹会秩父臨床デンタルクリニック開院。理事長、院長。平成 18 年明海大学附属病院研究生として入学。同 18 年 CT インプラントセンター開院。平成 24 年明海大学　学位取得。

所属・活動
明海大学附属病院研究生。JIADS（ジアズ）常任講師。健やか大学非常勤講師。
アメリカ歯周病学会、日本歯科審美学会、国際矯正歯科研究会、日本口腔インプラント学会、日本歯周病学会、日本歯科人間ドック学会、IPOI 臨床研究会。

Information

医療法人 仁樹会 秩父臨床デンタルクリニック
CT インプラントセンター

所 在 地　〒 368-0054　埼玉県秩父市別所 53 − 8
TEL 0494 - 25 - 5555　FAX 0494 - 25 - 5556

アクセス　● 西武秩父駅徒歩 15 分

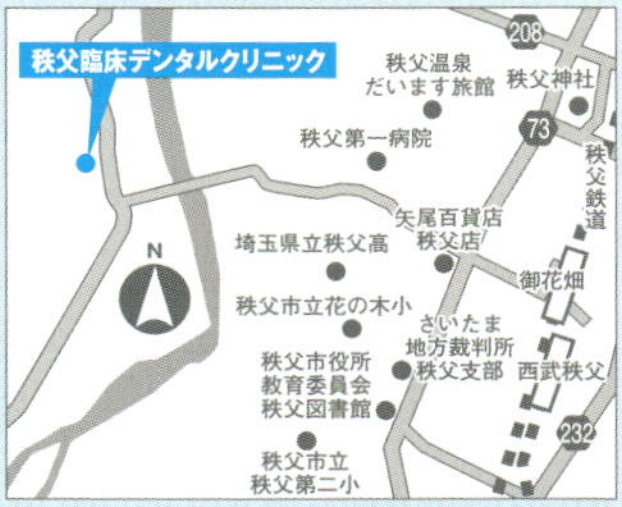

設　　立　平成 16 年

診療内容　矯正歯科、小児歯科、一般診療、口腔外科、審美歯科、歯周病、歯内療法、補綴処置、顎関節症、インプラント、セレック

診療時間　月・火・木・金　10：00 − 13：30　15：00 − 19：00
土　10：00 − 13：30　15：00 − 18：00
休診日：水・日曜日 / 祝祭日

■治療方針
歯を長期的に持たせることを念頭に、全身のバランスを考え口腔内だけでなく、全身疾患による噛み合わせの変化やそれに伴う肩こりや頭痛などにも対応できるよう治療計画を立てていきます。

日本一の患者数を誇るリウマチ専門クリニック

関節リウマチをトータルケアするスペシャリスト

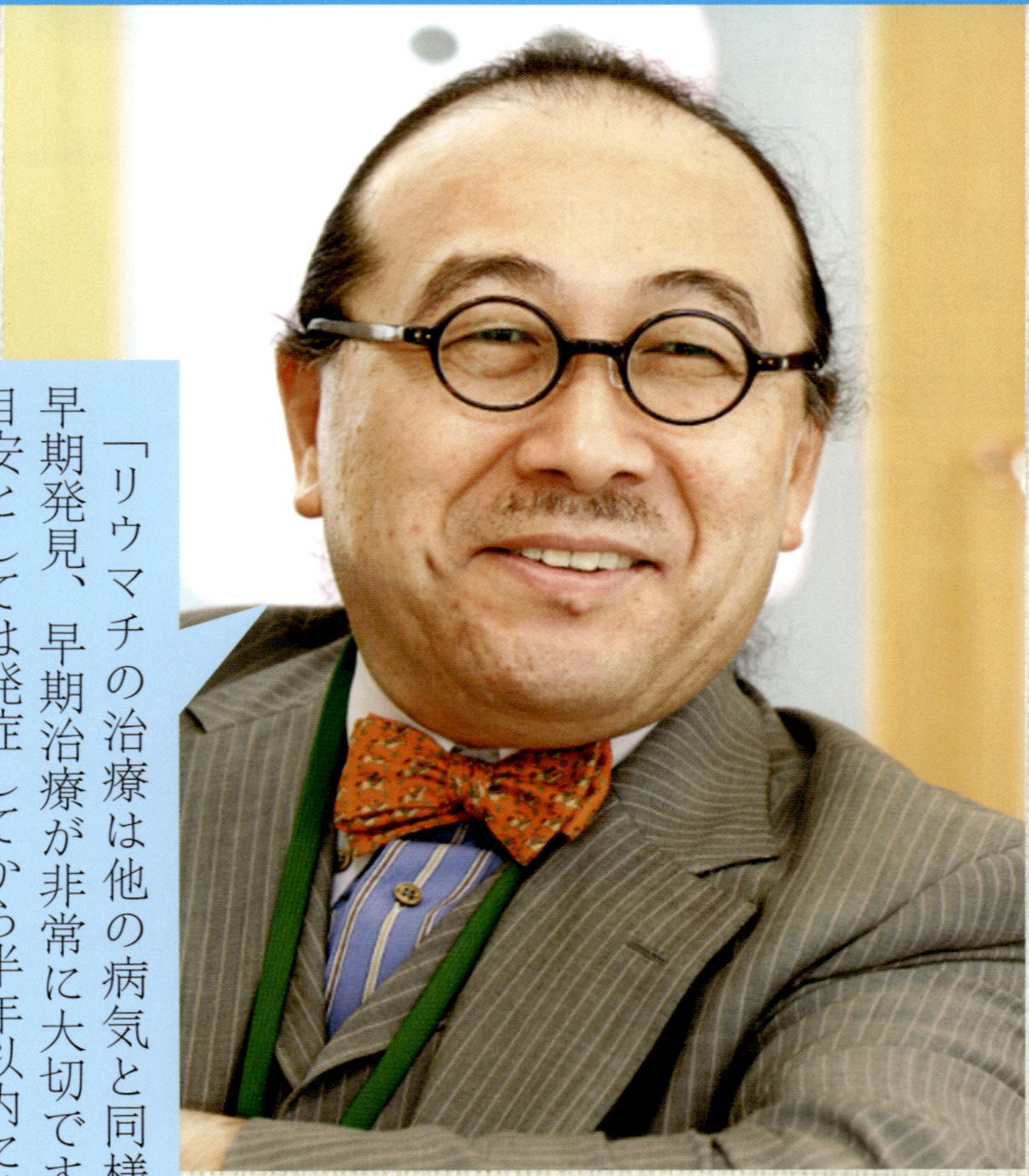

「リウマチの治療は他の病気と同様、早期発見、早期治療が非常に大切です。目安としては発症してから半年以内に治療を始めるのがベストです」

理事長・院長 **土田 豊実**

医療法人社団 豊流会 ツチダクリニック

　ＪＲ千葉駅に近接する医療法人社団豊流会ツチダクリニックは、千葉県随一のリウマチ専門クリニックとして、リウマチ疾患に悩む多くの患者と向きあっている。

　リウマチについて土田豊実院長は、「現在のところリウマチを完治させることは難しく、今日行われているリウマチ治療の全ては対症療法の域を出ないのが現状です。上手く症状や病気の進行を抑えながらリウマチと付き合っていくことが大切になります」と話す。

　リウマチは正式には「関節リウマチ」と呼ばれる。症状としては〝朝のこわばり〟といって朝目覚めた時に〝指を曲げにくい〟、〝はばったい〟、〝指が腫れている〟といったものがある。さらには手首、足指の関節の腫れがあり、関節に疼くような痛みを伴う。この痛みに関しても「朝目覚めた時に強い痛みを感じることが多い」という。

「リウマチの最大の特徴である関節の腫れは、関節の骨、軟骨を取り囲んでいる関節包という組織のうち、最も内側の薄い膜である滑膜に炎症が生じている状態を指します」

　この炎症（滑膜炎）が消えることなく、ぶどうの房のような組織からサイトカインや、関節を構成している骨、軟骨を破壊する化学物質を産生し続け、ついには関節の破壊を生じてしまう。これが関節リウマチの全容で、未だ完治の方法がなく進行すれば寝たきりの状態になる恐れがある厄介な病気だ。全国では70万人以上が罹患しているといわれ、土田院長が今現在診ている関節リウマチ患者の数は２０００人を超える。この数字は民間のクリニックとしては日本で最も多く、一人の医師が診る人数としても日本でトップを誇っている。

平成11年に独立開院。同17年にリニューアル移転
関節リウマチはメンタルの影響を大きく受ける病

土田院長は長野県の出身で60歳。もともと法医学を志していたが、「医学部を卒業後、師事していた法医学の木村教授のアドバイスで整形外科に入局しました」という。その後は臨床の仕事に魅力を感じて、法医学ではなく臨床医としてのキャリアを築き上げていった。

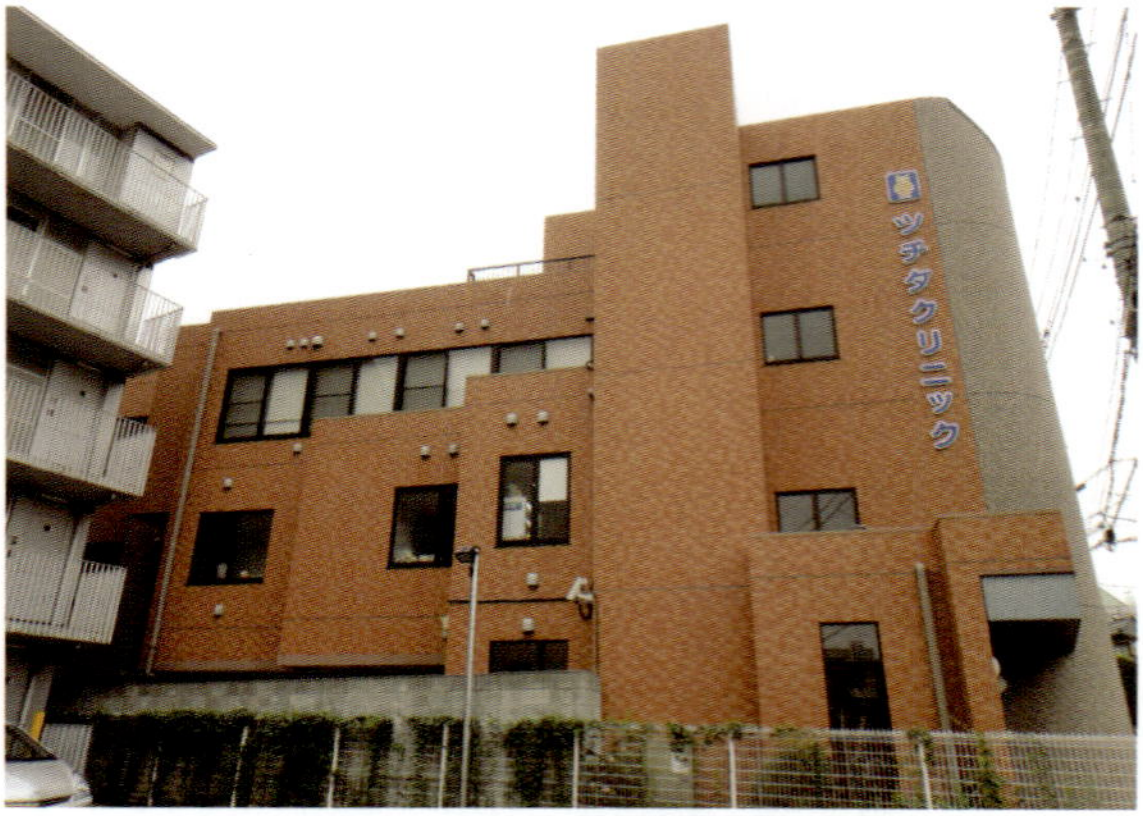

JR 千葉駅から徒歩で 5 分程の所にあるツチダクリニック

独立してクリニックを開院したのが平成11年5月で、当初は整形外科とリウマチの2本柱で診療を行っていた。「リウマチの患者さんが思いのほか多く、色々考えた末にリウマチ診療一本でいくことに決めました」

こうして平成17年にクリニックを現在の場所にリニューアル移転した。千葉市の表玄関、JR千葉駅から徒歩で4、5分という絶好のロケーションにある。クリニックの1階は15台が収容できる駐車スペースで、2階は総合受付とリハビリフロア。3階が診察と検査フロアになっている。「施設の特徴は何と言っても交通至便な立地です。それに院内は完全バリアフリーで、救急車に対応した大型エレベーター、身障者用のトイレなどが完備されています。また、電子カルテを導入し、リウマチ専任の

看護師による患者指導にも努めています」とアピールする。

ツチダクリニックのリウマチ治療に対する基本コンセプトは『関節リウマチのトータルケア』。「まず第一に基礎療法、これは主にメンタルトレーニングを指します。リウマチの発症には大きなストレスが引き金になることがあるなど、メンタルの影響が非常に大きい病だからです」

女性が妊娠、出産、結婚など人生の節目にリウマチにかかりやすいのもこのためで、土田院長は「リウマチ治療の第一歩はストレスのない穏やかな日常生活を送ることです」と話す。

リウマチ治療の要は〝薬物療法〟
薬の進歩で妊娠、出産を希望するリウマチ患者に光

メンタルトレーニングに続く第二のケアが「リウマチ治療の要」という薬物療法だ。「リウマチの薬は近年特に目覚ましい進歩を遂げています」と話す土田院長は、ＭＴＸ（メトトレキサート）と生物学的製剤、低分子化合物による経口剤の3種類の薬を患者の状態に応じて使い分ける。

「ＭＴＸはリウマチの炎症の抑制効果が非常に高い薬剤で、投与のタイミングがその後のリウマチの経過を左右するほど重要な薬です」と説明する。一方で「ＭＴＸは副作用も考慮に入れる必要があります」とも。土田院長は副作用に注意しながらＭＴＸを活用し症状抑制を図っていく。

さらに「ＭＴＸのみでは抑制効果が十分でないと判断した患者さんには生物学的製剤との併用を積極的にお勧めしています」という。

クリニックで土田院長が実践している薬物療法も、ＭＴＸと生物学的製剤の併用がメインで、「リウマチ患者さんの7割前後はこの方法で症状を抑制できると考えています」と話す。

また、ＭＴＸの副作用は胎児に影響を及ぼす恐れがあるため、婚期にある患者や出産を希望している女性には「ＭＴＸの投与を控えなければならない」という。こうしたリウマチ患者に対して土田院長は、生物学的製剤（エタネルセプト）のみで症状をコントロールする。

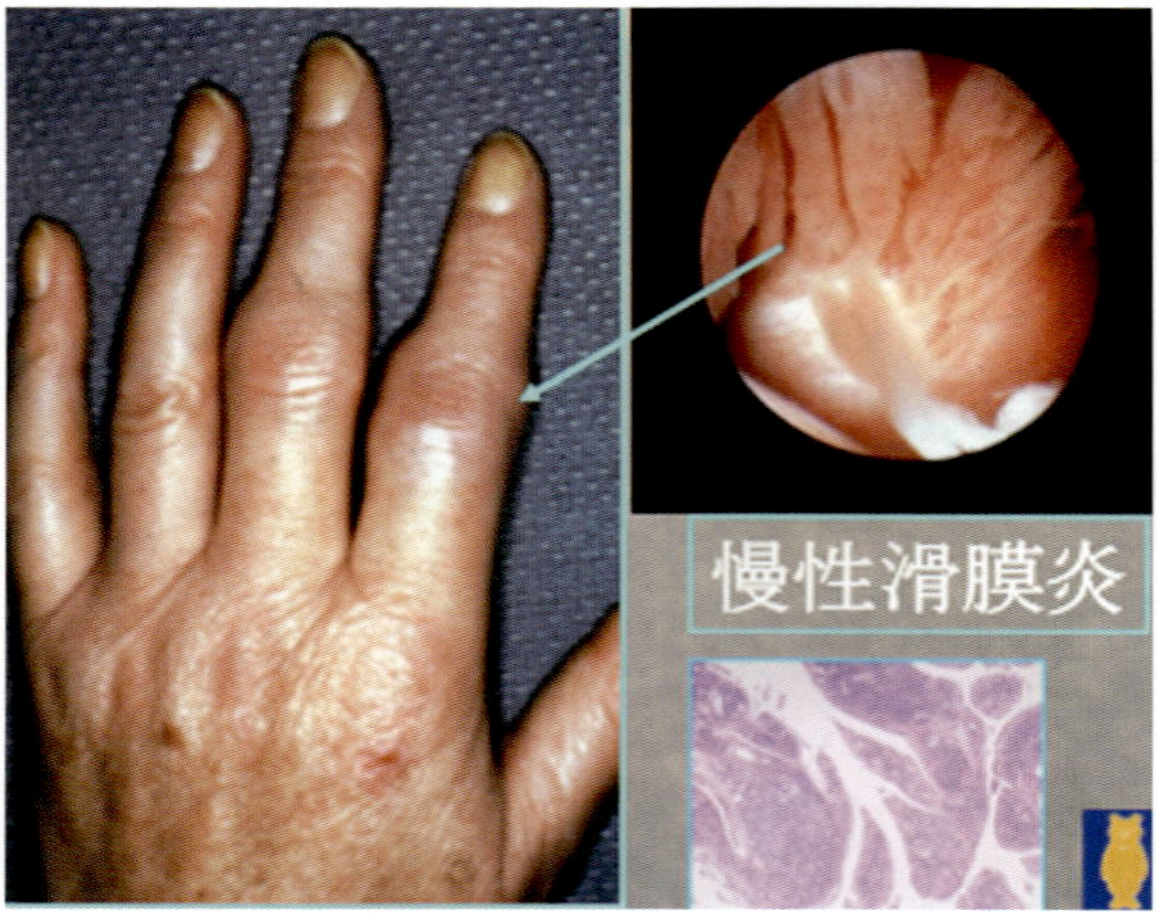

リウマチ症状（滑膜炎の様子）

「生物学的製剤の一つである『エタネルセプト』という薬は、胎児に影響することなく妊娠・出産が可能なので、非常に重宝しています」とのこと。

これまで、薬の副作用による影響を警戒して、リウマチ患者は妊娠、出産を諦めざるを得なかった。しかしエタネルセプトの登場で妊娠・出産を希望するリウマチ患者に光明がもたらされた。

土田院長は、「私のクリニックでもリウマチ患者で妊娠された方が16症例、出産された方が14症例あります。今後はリウマチになったからといって妊娠、出産を諦めることはありません」と瞳を輝かせる。

また、70歳以上の高齢者など体力的な問題で、ＭＴＸ、生物学的製剤ともに投与ができないリウマチ患者もいる。こうした患者に対して土田院長は、治療薬に低分子化合物を用いて対応する。

「低分子化合物は投与後2週間くらいからリウマチの滑膜炎が抑制されるなどの効果が出てきます。今後もご高齢のリウマチ患者さんには積極的に活用していきたい」という。

トータルケアでリウマチ治療に全身全霊を傾ける
院内に血液検査会社のラボを設置して迅速に結果を提供

土田院長は、基礎療法（メンタルトレーニング）、薬物療法に続く、リウマチの第3の治療法として外科的療法（人工関節、関節形成術、関節固定術等）、さらに第4の治療法にリハビリテーション（理学療法士、作業療法士による指導）を挙げる。

基礎療法、薬物療法、外科的療法、リハビリテーションの4本柱を関節リウマチのトータルケアとし、リウマチ治療に全身全霊を傾けて取り組んでいる。

「リウマチ治療は治療期間が長きに渡るケースがほとんどです。ですから理想は一人の医師がリウマチ患者さんの全てにわたって、責任を持って診察し、ケアしていくことです」

これを実現するため、ツチダクリニックには様々な検査設備や工夫を凝らしたリハビリ環境を整えている。

「検査設備としてはオープンタイプのMRI、3D－CT、全身型骨密度測定装置、超音波検査装置を備えています」

リウマチ検査に不可欠な血液検査においては、クリニック内に血液検査専門会社SRLのラボを設置し、ラボには臨床検査技師2人も常駐する。「院内にラボがあることで、50分前後でほとんどの検査項目についての結果を患者さんに提供することができます」とメリットを強調する。

全国でもまれな外来通院レベルのリハビリ環境を整備

リウマチは早期発見・早期治療を。発症6カ月以内に治療がベスト

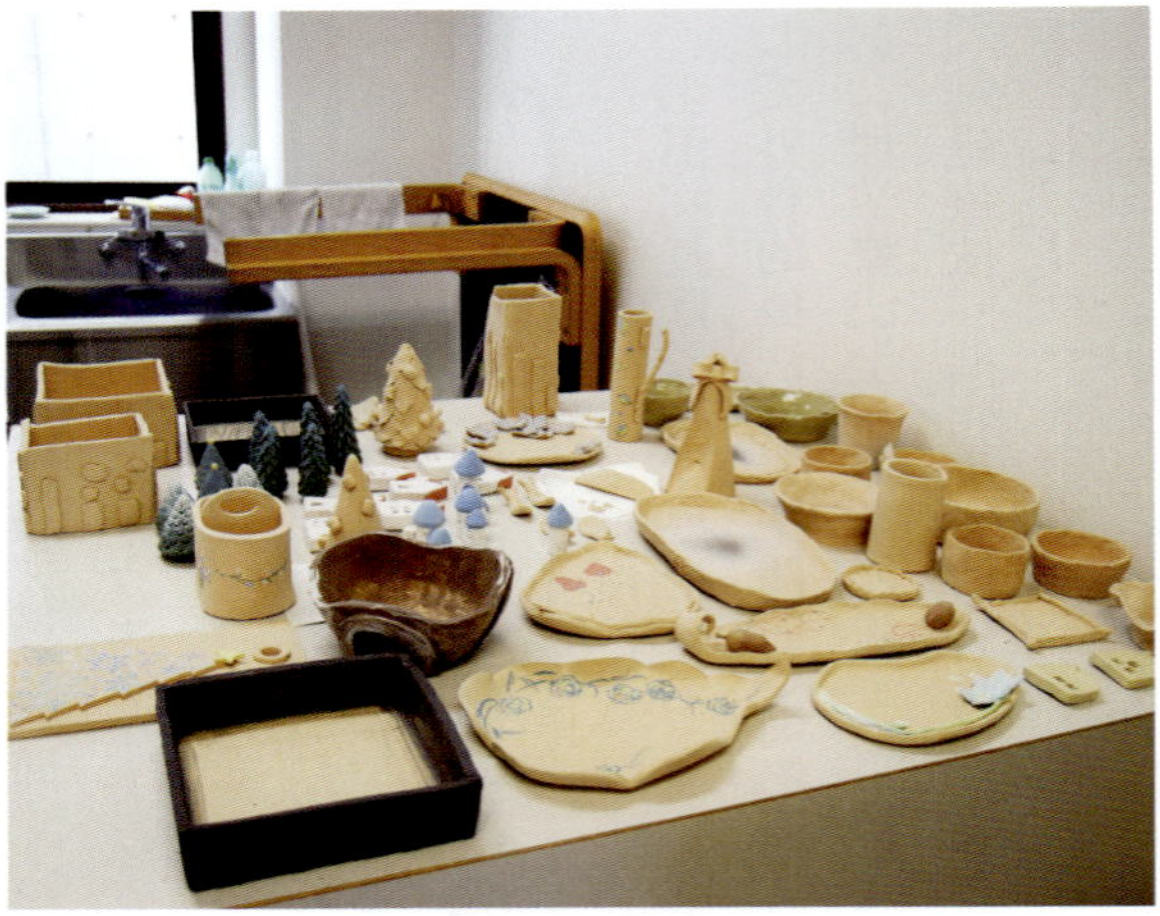

上肢リハビリの一環で行われる陶芸作品

リハビリ環境に関して土田院長は「普通、リウマチ施設のリハビリ環境といえば、外科療法などで入院しているリウマチ患者が対象ですが、私のクリニックのように通院しているリウマチ患者に対応したリハビリ環境はおそらく全国でもあまり例がないでしょう」と胸を張る。

クリニックの2階に広いリハビリスペースを設け、理学療法士5人、作業療法士4人の体制でリハビリ治療を行っている。

「理学療法的なアプローチとして下肢のリハビリ、足指理学療法を行っています」

毎週火曜日には民間のスポーツ施設を借りてリウマチプール運動療法も実施。さらに人工関節置換手術を

行った後のリウマチ患者に対して、空気圧を利用して免荷するアルターGを導入している。

作業療法的アプローチにもツチダクリニックならではの特徴がある。「リウマチでは上肢、とくに手指、手関節、肘関節の障害に対する辛抱強いリハビリが重要になります。ビーズ細工や手芸、陶芸教室を毎週定期的に開くなど、楽しくリハビリが出来るようなメニューをご用意しています」

リウマチ患者に質の高いリハビリ医療を提供する土田院長は、「個々のリウマチ患者さんの状態に合った適切なリハビリを継続して行うことが本当に大切なのです」と強調する。

リウマチの外科的療法においては、土田院長が毎週水曜日に東邦大学医学部の大森医療センターでクリニックの患者が受けるリウマチ症例手術に参画している。

「リウマチの治療は他の病気と同様、早期発見、早期治療が非常に大切です。目安としては発症してから半年以内に治療を始めるのがベストです」

土田院長によると、関節の腫れが出て３週間経っても消えない場合はリウマチを疑うべきだという。「これに加えて血液検査やＭＲＩ、超音波検査で関節リウマチと判断できる結果がでれば、直ちにリウマチの治療をお勧めします」とアドバイスを送る。

リウマチ予防の鍵は禁煙、歯周病対策、ストレスフリーな生活
「患者さんの喜ぶ姿を見るのが一番の生き甲斐」

完全な治療法と共に発症原因もまだはっきりとは解明されていないリウマチだが、「リウマチを

予防する方法はいくつかあります」と土田院長。

「リウマチの家系で喫煙を続けていると、リウマチの発症率が5倍になるという統計も出ているので、まずは禁煙を勧めます。リウマチの原因の一つに歯周病との関連を指摘する報告もあります」

そして最も大切な予防策がストレスのない生活を送ることだという。「リウマチがメンタルな部分に大きく影響される病気だからです。私はリウマチ治療には心のケアが非常に大切だと考えています」

〝リウマチ医は心のコンサルタント〟という土田院長はポリシーとして診察時に白衣を着用せず、スーツに蝶ネクタイというスタイルで日々診療にあたっている。

「患者さんもリラックスして診察を受けることができます。これからもこのスタイルで、リウマチ治療に邁進していきます」

こう話す土田院長の患者を思いやる和みの診療姿勢が、遠来からも多くの患者を惹きつけて引きも切らない。

クリニック開院以来15年間、診察を休んだことがない土田院長に健康の秘訣を訪ねると、「毎日6時間の睡眠と定期的な健康診断です」と答えが返ってきた。

「私にとってリウマチの診療は仕事というより生活そのもので、辛く思ったり負担に感じたことはありません。日々新しい患者さんとの出会いがあり、常に新鮮な気分で臨んでいます。クリニックに訪れる患者さんが、痛みが和らいで喜んでくれる姿を見るのが一番の生きがいです」と声を弾ませる。

なかなか完治が難しいリウマチだが、専門ドクターとしてリウマチ医療にかける熱い情熱を柔和な笑みに滲ませる土田院長だ。

Profile

土田 豊実（つちだ・とよみつ）

昭和 28 年生まれ。長野県出身。千葉大学医学部卒業。同 62 年千葉大学大学院医学研究科博士課程（外科系整形外科学）修了。同年栃木県厚生農業協同組合連合会塩谷病院整形外科医長。千葉県千葉リハビリテーションセンター成人整形外科医長。千葉大学助手医学部付属病院（整形外科）、千葉大学講師医学部付属病院（整形外科）。平成 11 年ツチダクリニック千葉リウマチひざ研究所開設。同 17 年医療法人社団豊流会ツチダクリニックを開設。院長・理事長・医学博士。

所属・活動

平成 22 年リウマチの外科研究会会長。日本リウマチ学会指導医・専門医。日本整形外科学会専門医・リウマチ認定医。日本リウマチ財団登録医。千葉県リウマチ科医会を立ち上げ、EULAR：ヨーロッパリウマチ学会（平成 24 年ベルリン、同 25 年マドリッド）にて演題採用。

Information

医療法人社団 豊流会 ツチダクリニック

所在地　〒 260-0045　千葉市中央区弁天 1 － 17 － 10
TEL 043－309－1114　FAX 043－309－1115
URL http://www.tsuchida-clinic.or.jp/

アクセス　● JR 千葉駅東口から徒歩 2 分

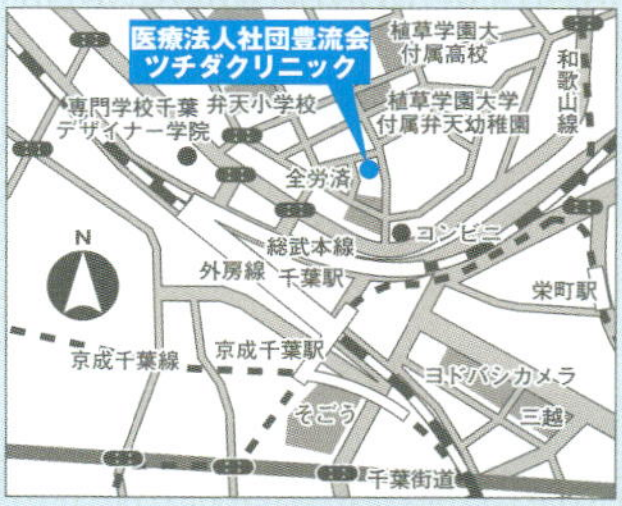

設立　平成 11 年 5 月

診療科目　リウマチ科　リハビリテーション科

診療時間　月曜日－土曜日　AM 9：30 － PM 6：00
（水曜日・日曜日と祝日は休診）

理念　□ツチダクリニックの理念
～関節リウマチ（RA）のトータルケア～
- 基礎療法　自分で行うメンタルトレーニング等
- 薬物療法　RMX・抗リウマチ剤・生物学的製剤等
- 外科的療法　人工関節・関節形成術・関節固定術
- リハビリ　理学療法士（PT）・作業療法士（OT）による指導

「最先端の治療法」を駆使して皮膚と心身の健康をサポート

患者のＱＯＬを守り地域医療に貢献する信頼の主治医

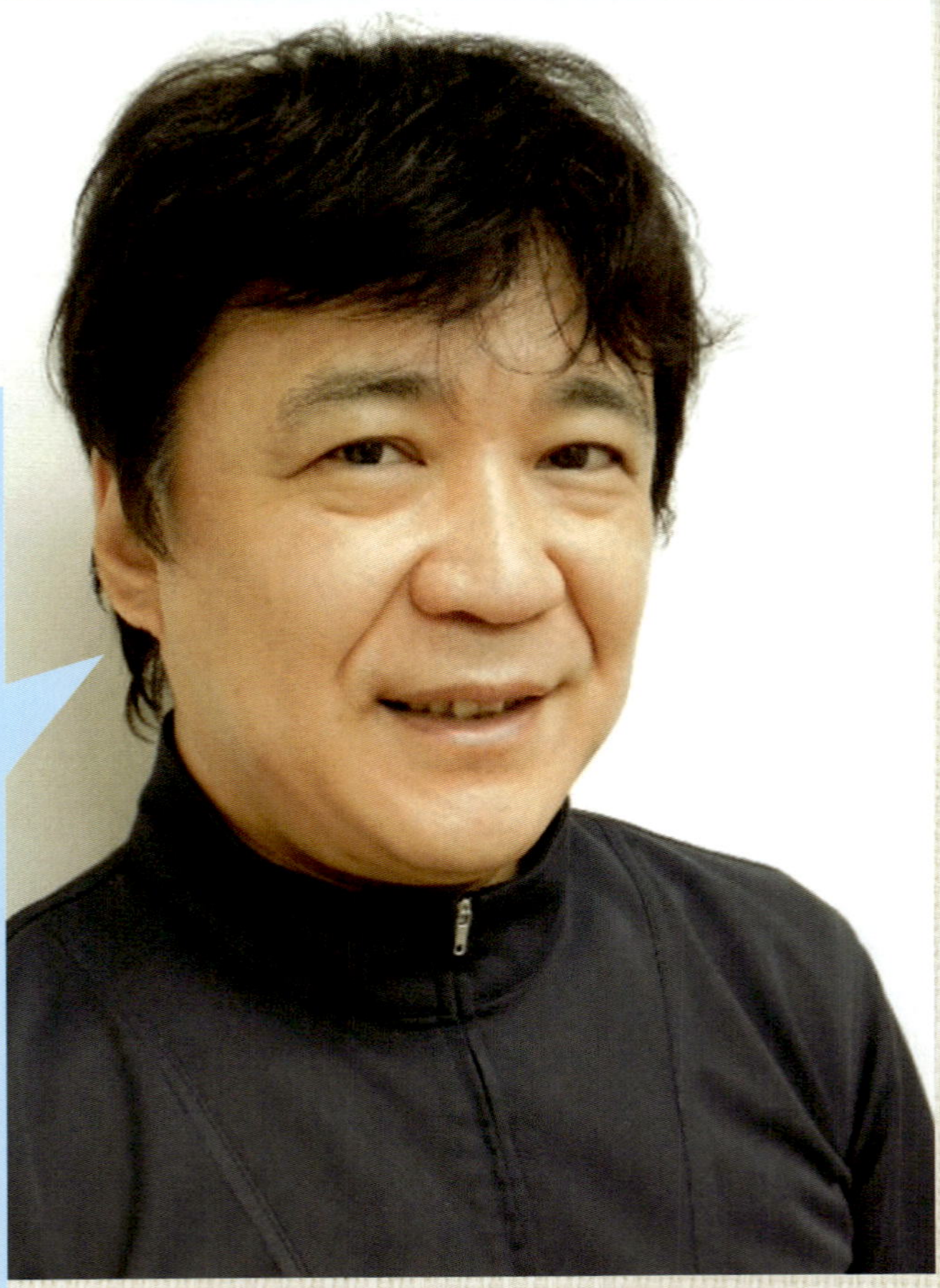

「最近は治療法が高度になり、薬の種類も多くなっています。進化し続ける医学について、クリニック全体での勉強と研修に努めて最新の治療法を取り入れています」

理事長・院長　鳥居 靖史

医療法人社団 鳥居靖真会 とりい皮膚科クリニック

石川県の中部に位置する野々市市は金沢市に隣接するベッドタウンとして都市化が進み、東洋経済新報社による全国の市と東京区部全体を対象とした「住みよさランキング」で2年連続全国2位に選ばれている。

商業施設が充実しているほか、平均年齢39・7歳と人口構成が若く活気に溢れた街として知られている。平成の市町村合併が進むなか単独町制を選択し、市制施行の要件である人口5万人を突破して平成23年（２０１１年）11月11日に県内11番目の市として市制施行した。

人と物、情報、知識が集まる町を目指している野々市市に、平成17年にとりい皮膚科クリニックが開設された。鳥居靖史院長は笑顔をたやさない気さくな人柄で地域からの信頼も厚く、クリニック開設以来患者のＱＯＬ（生活の質）の向上と心から満足できる診療に尽力している。

とりい皮膚科クリニックでは、保険診療の枠にとらわれない最先端の治療法の導入に積極的だ。現状に満足する事なく日々研鑽に勤しむ鳥居院長のもとには、近隣だけでなく遠隔地からも「理想の診療」を求めて多くの患者が訪れる。

地域の拠点病院で18年間皮膚診療に携わった豊富な経験と知識
患者にとって満足のいく「治療の選択肢」を広げようと独立開業

「父親が大学病院で医師を務めていました。父の仕事場には行ったことがありませんが、医療とは困っている人を助けて感謝されるやりがいのある仕事だと常々思っていました」

こう語る鳥居院長は昭和62年に福井医科大学（現福井大学）医学部医学科を卒業し、金沢大学病院皮膚科学教室入局後、富山県立中央病院皮膚科医長、小松市民病院皮膚科医長を歴任した皮膚科診療のスペシャリストだ。開業を志した動機を次のように語る。

「病院の良いところは各診療科が協力して総合的に診療を行うことができ、入院ができるということです。しかし診療時間が限られていることや、この患者さんにはこの療法が向いているのではないかと思っても、病院の方針に合わないことはできないなどさまざまな制約があります。もともと皮膚科診療というのは外来診療がメインですし、１００％外来に専念出来て、保険診療だけではなく自由診療も含めた患者さんにとって選択肢を広げた診療がしたいと考え、開業を決意しました」

皮膚という目に見えるデリケートな〝臓器〟を対象とする皮膚科は治療に際して細やかな心配りが要求される。とりい皮膚科クリニックでは、「皮膚科は訪れにくい（敷居が高い）」というマイナスイメージを払拭するため、患者に安心して気軽に来てもらえる空間づくりに力を注いでいる。

院内は黄色を基調とした明るい雰囲気で、待合室には子どものためのおもちゃや絵本をそろえたキッズコーナーがある。大人から子供までリラックスして治療を受けられる環境づくりにとくに配慮がなされている。

「治療に対して少しでも不安があれば、遠慮なく相談してください」と笑顔で語る鳥居院長。大学教授であった父親の背中を見て会得したという医療への熱い想い。その情熱を共有するスタッフ一人ひとりの献身的な努力。患者一人ひとりの言葉に真摯に耳を傾け、患者が満足できる最良の医療の提供に一丸となって取り組むとりい皮膚科クリニックの人気の秘密がそこにある。

エビデンス（医学的根拠）に基づいて治療を選択
大人ニキビやニキビ跡で悩む患者をサポート

とりい皮膚科クリニックの大きな特徴は、症状によって保険診療での治療が難しい疾患の場合、エビデンス（医学的根拠）のある治療法を中心に自由診療（保険適用外）による治療も取り入れている点だ。

例えば皮膚の炎症疾患の一つで、医学的に「尋常性痤瘡」と呼ばれているニキビに対して、ディフェリンなどの保険診療で認められている薬の処方の他に、吸引作用とマイルドな光照射を組み合わせたニキビ治療法「アイソレイズ」を始めとする幅広い自由診療を患者が選択できる体制を整えている。

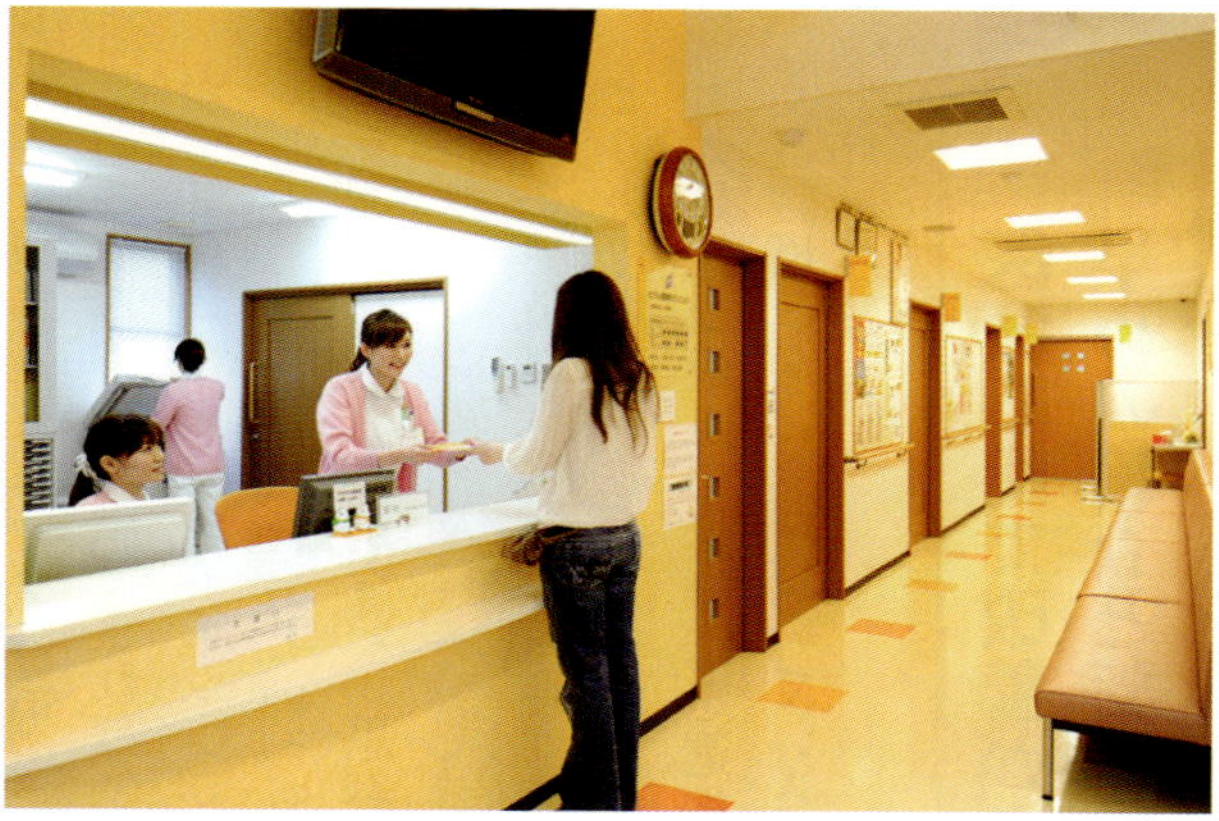
気軽に来院できる空間づくりに力を入れている

自由診療の領域で安全で効果的な様々な治療法を実践している鳥居院長だが、保険診療と同様に丁寧なヒアリングに基づいて、患者が納得したうえで最新の治療法を採用している。

「患者さんの症状によっては、保険診療の範囲内の治療では改善が見込まれない場合もあります。患者さんが心から満足していただけるように自由診療も選択肢に含めた皮膚科治療を提供したいというのが基本的なスタンスです。

とりい皮膚科クリニックの治療によって、患者さんがＱＯＬを落とすことなく自分らしい日常生活を過ごせるよう貢献できればと考えています」と説明する鳥居院長。

かつて『ニキビは青春のシンボル』といわれて、医師も患者も病気として取合わない風潮があった。しかしストレス社会といわれる今日、食生活の多様化も影響して体内のビタミンやミネラルのバランスを大きく損ない、思春期以降も大人ニキビやニキビ跡で悩む患者が増えてきている。ディフェリンの普及によって昔よりもニキビの発症は少なくなったとはいえ、ニキビの跡が残った場合の処置は保険診療では対応できず、患者の不満を招くケースも多い。

とりい皮膚科クリニックでは、同じ疾患であっても画一的な治療に終わるのではなく、現状で最も効果的な最良の治療法を選択肢に加え、患者のさまざまなニーズに応える形で柔軟な治療を行える診療スタンスを貫いている。

医療機関で改善が可能なＡＧＡ（男性型脱毛症）
早めの検査と薬の処方で症状が進む前に治療を

現在、20歳から69歳の成人男性４２００万人の約3人に1人がＡＧＡ（男性型脱毛症）だと言われている。額の生え際から後退していくタイプ、頭頂部から薄くなるタイプ、これらの混合タイプなどさまざまな脱毛の進行パターンがあるのがＡＧＡの特徴だ。

ＡＧＡは進行性で何もしないで放置していると徐々に進んで行くが、医療機関に相談すれば改善が可能な病気であることはあまり知られていない。皮膚診療の専門家である鳥居院長は、「ＡＧＡが原因で髪の毛が薄くなったり脱毛するのであれば、マッサージや頭髪剤など日常的に努力し

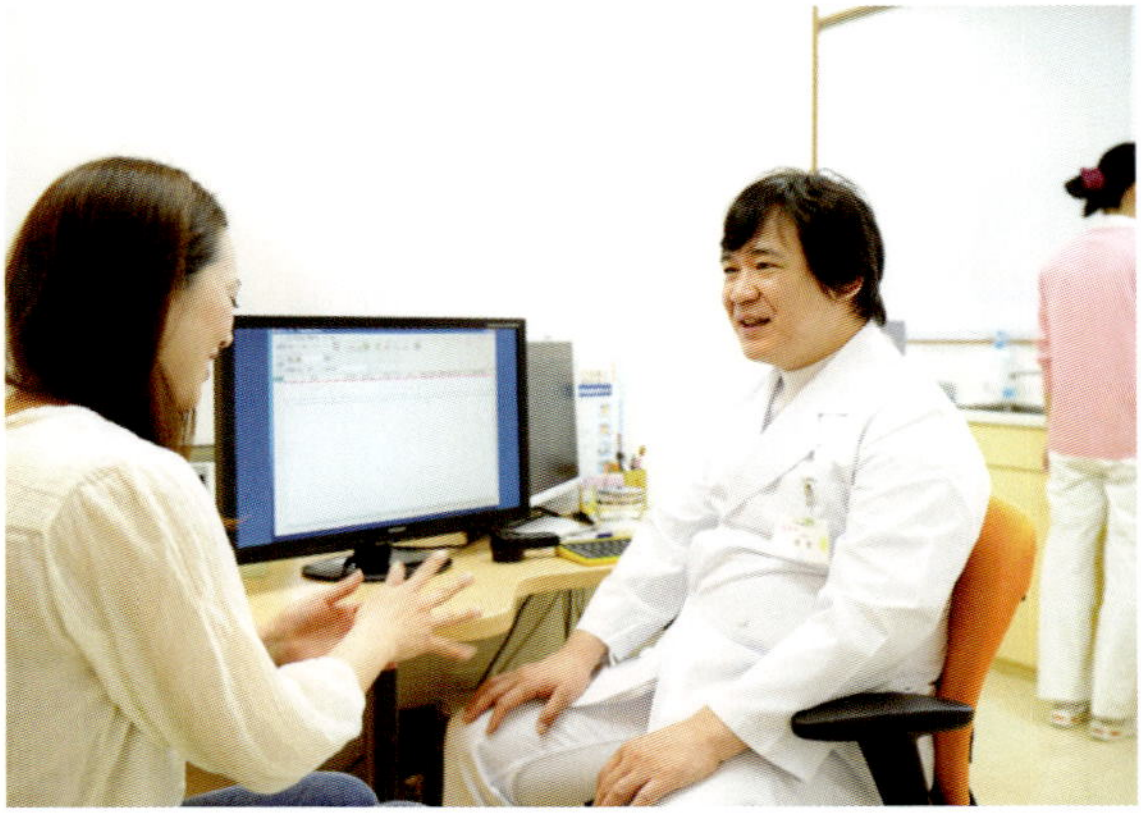

鳥居院長の気さくな雰囲気が患者の心を和ませる

ても改善されません。医療機関で処方した薬が必要です。ＡＧＡは若い時に治療を始めなければ、50代にはかなり進行している状態になります」と警鐘を鳴らす。

現在、ＡＧＡは「プロペシア」という薬剤が最も有効で、医療機関で処方できる。日本皮膚科学会が発表しているガイドラインによれば、ＡＧＡ治療でエビデンスに基づいているのは「フィナステリド」の内服薬と外用薬の「ミノキシジル」だけとなっている。ＡＧＡは一般的に遺伝や男性ホルモンの影響が主な原因と考えられているが、通常うす毛になってもうぶ毛は残っている。毛包が存在している限り、髪の毛は太く長く育つ可能性があり、決してあきらめる必要はない。

「外用薬の『ミノキシジル』は医療用医薬品としては未発売ですが、『リアップ』という名前で一般用医薬品として販売されています。医療機関で処方できる『プロペシア』は『リアップ』と併用する事で相乗効果が得られます。ただし薬を止めると再び脱毛が進行するので、薬でヘアサイクルの改善を図る事がＡＧＡの治療で大切なポイントとなります」とあらゆる皮膚美容診療に長年取り組んできた鳥居院長は指摘する。

病気の背後に潜む「遅延型（潜在性）フードアレルギー」

健康のために摂取していた食物がアレルギーの原因の可能性も

一般的に食物アレルギーというと、食べてから15～20分以内に腹痛や下痢に見舞われたり発疹などを連想する。それは食物アレルギーのなかでもすぐに症状が現れる「即時型」と言われるタイプだ。即時型アレルギーは食物との因果関係がわかりやすいため対処しやすい。

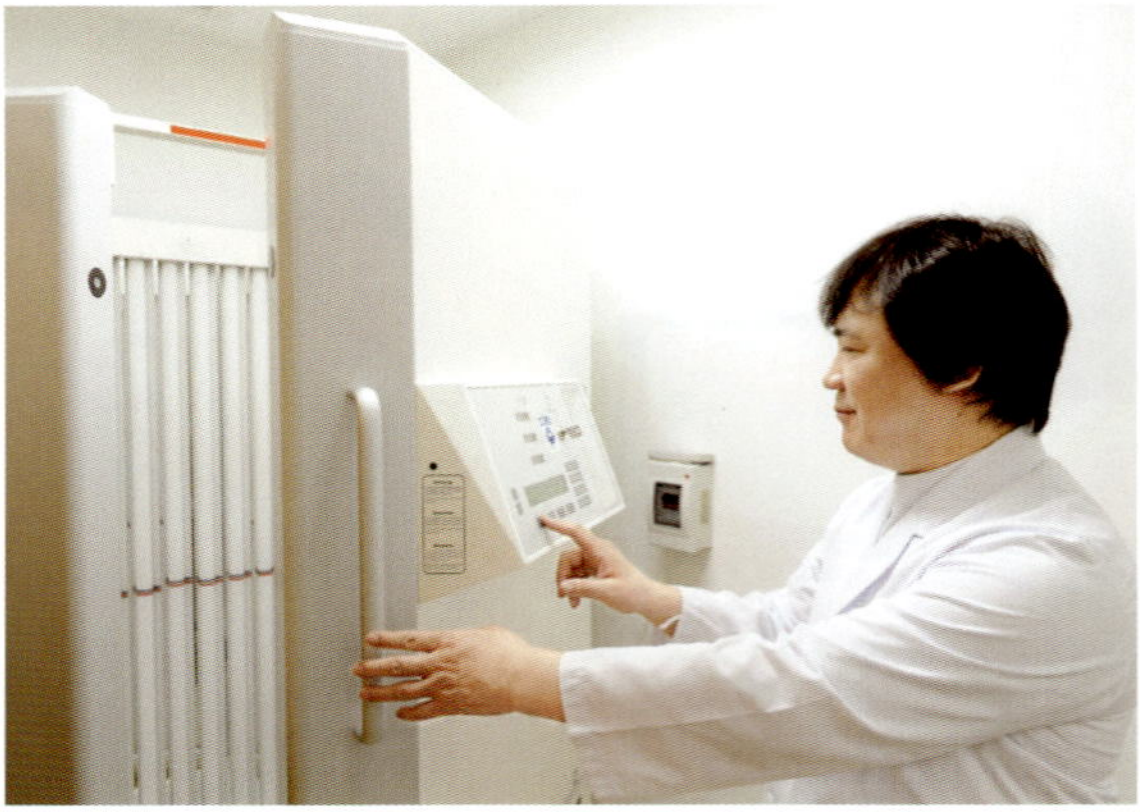

常に最新の設備を取り入れ治療にあたっている

一方食後数時間経って、時には数日から1週間以上経ってから発症する「遅延型（潜在性）」のアレルギーは、時間が経ちすぎていることや、冷えや肩こりなどさまざまな体調不良の形で出てくるため、原因を食物に求めることがなかなか判断できないケースがほとんどだ。

「検査をしても異常がみつからず、自律神経失調症、更年期障害、あるいはストレスのためとして片づけられていることが少なくありません。日々知らずに摂っている食べ物が原因になっていることも多いので、アレルギー食品や抗原を確認し、普段の食事や生活から排除することが症状改善の手助けになる可能性があります」と語る鳥居院長。

卵、乳製品、パン酵母、バニラビーンズ、牡蠣など、好物で毎日のように食べるものにも遅延型アレルギーを引き起こすものが多い。アレルギーの程度によって対処方法が変わり、軽い場合は毎日食べることはせず、食べ過ぎに注意することなどで症状を軽減することができる。

「気付かずにその食べ物を食べ続けていると組織が慢性炎症となり、さまざまな身体の不調となって現れます。また、細胞の老化にも繋がり皮膚疾患の治癒にも大きな影響を及ぼします。とりい皮膚科クリニックでは遅延型フードアレルギーの検査を行っており、原因がはっきりしない体調不良の方は気軽にご相談下さい」と呼びかける。

このほかとりい皮膚科クリニックでは、肌トラブルを緩和・改善する「対症療法」としての皮膚科と、根本的な原因に対して治療し、症状を改善・予防する「原因療法」としての栄養療法を行うなど、皮膚科医の視点から様々な患者の要望に合わせた効果的で満足度の高い診療に取り組んでいる。

目標は「予防医学」による病気にならない身体システムの構築
弛まぬ研鑽で明日の医療を切り開く地域のホームドクター

開業以来、皮膚治療を中心に地域の人々の様々なニーズに応えて熱心に診療を続けてきた鳥居院長だが、今後の展望について次のように語る。

「患者さんがいかに満足できるかはもちろんですが、繰り返し起こる病気をいかに防ぐのか、その方法論を常に探索しています。なかでも内臓とくに腸管へのアプローチが大切ではないかと思い、漢方などの勉強と皮膚科以外の診療分野のセミナーにも積極的に参加しています」

とりい皮膚科クリニックでは、アトピーなどの皮膚疾患や美肌・美白といった美容やアンチエイジングに役立ち、副作用のない最先端のがんの代替療法としても注目を浴びている「高濃度ビタミン点滴療法」を取り入れている。これによって、病気を治すだけでなく体質改善によって病気になりにくくする予防医学の視点を大切にして日々の診療に取り組んでいる。

「人間誰でも歳はとるものです。しかし、できるだけいい状態、元気な身体で過ごすことが生活の活力に繋がります。保険診療にとらわれない自由診療を取り入れているのもそのためです」と説明する鳥居院長。

「50歳になると、35歳に見える人と65歳に見える人がいるらしい!?」という本が最近話題となっている。

外見の老化と内臓の老化は表裏一体だ。様々な情報が氾濫している現代社会だが、治療効果には個人差があるため、実際に信頼できる地域のドクターを訪ねる必要がある。その意味で地域に根差し、常に最新の医療を取り入れ患者の目線に立った診療を続けている鳥居院長の存在は一段と存在感を増している。

「最近は治療法が高度になり、薬の種類も多くなっています。進化し続ける医学について、クリニック全体での勉強と研修に努めて最新の治療法を取り入れています。『これは治らない』とあきらめることなく、お困りのことがあれば気軽に相談して下さい」

優しく語りかける鳥居院長に、誠実な人柄を滲ませる地域の頼れる医療人の原風景を見る。

Profile

鳥居 靖史（とりい・やすし）

石川県金沢市出身。昭和 62 年福井医科大学（現福井大学）医学部医学科卒業。同年金沢大学病院皮膚科学教室入局。福井県立病院皮膚科研修医。平成元年金沢大学病院皮膚科助手。平成 8 年富山県立中央病院皮膚科副医長（のち医長）。平成 11 年小松市民病院皮膚科医長。平成 17 年 5 月とりい皮膚科クリニック開業。

Information

医療法人社団 鳥居靖真会 とりい皮膚科クリニック

所在地　〒 921-8821　石川県野々市市白山町 6 － 9
TEL 076 - 294 - 7880　FAX 076 - 294 - 7891

アクセス
- 北鉄バスの場合、野々市商工会館前にある「消防署前」で下車。
- 北陸鉄道（石川線）の場合、「馬替」駅で下車徒歩 12 分。

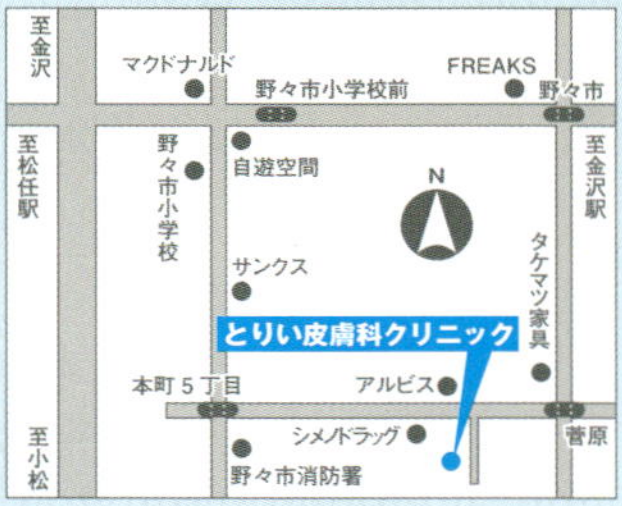

設立　平成 17 年 5 月

診療科目　皮膚科

治療内容　湿疹・皮膚炎、蕁麻疹・痒疹、紅斑・紅皮症、紫斑、循環障害、血管・リンパ管の疾患、膠原病及びその類縁疾患、肉芽腫、物理・化学的皮膚障害、筋膜の疾患、薬疹、水疱症、膿疱症、角化症、炎症性角化症、代謝・内分泌障害、色素異常、皮膚腫瘍、ウィルス性疾患、細菌性疾患、真菌性疾患、性感染症、動物性疾患、皮膚付属器疾患、口腔・粘膜疾患、他

診療時間　【記載時間はいずれも診療受付時間】

平日（月ー火、木ー金）	午前 9:00 － 12:00	午後 2:30 － 6:00
水曜日	午前 9:00 － 12:00	
土曜日	午前 9:00 － 12:00	午後 2:30 － 4:00
休診日	水曜午後、日曜祝日	

トップレベルの実績を誇る日本初の乳がん・乳腺専門クリニック

わが国の乳がん治療のパイオニアとして

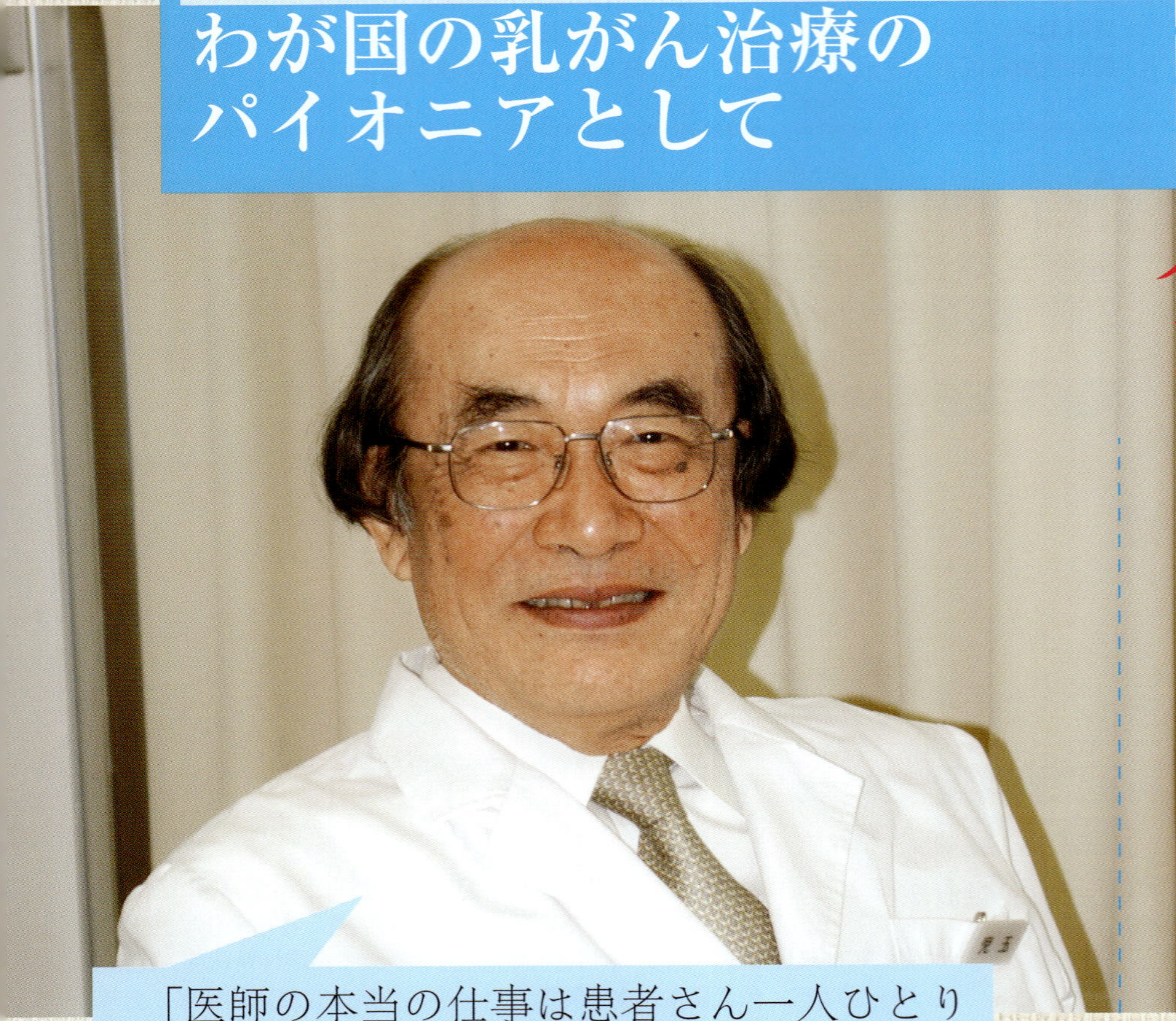

「医師の本当の仕事は患者さん一人ひとりの病気に立ち向かい、その患者さんに最も適した診療法を考え実践することだと思います」

理事長 児玉　宏

医療法人 乳腺クリニック児玉外科

乳腺専門医として知識ゼロからのスタート

「乳がん手術はどこまで縮小出来るか」が生涯のテーマ

日本人女性の16人に1人がかかると言われている乳がん。乳がんは女性特有のがんでもあり、女性のがん罹患率のトップともなっている。

多くの乳腺専門クリニックが存在する中で、わが国で最初の乳腺疾患乳がん専門クリニックを開設した医療人が京都にいる。乳腺クリニック児玉外科の児玉宏理事長がその人だ。

児玉理事長はわが国で乳腺外来が希少だった時代から、乳がんでの多くの臨床と手術実績を積み上げてきた乳がん治療のパイオニア的存在だ。

乳がんの治療といえば乳房を全切除するのが通例だった25年前から、乳房を残す手術（乳房温存手術）に全身全霊を注ぎ、「児玉式大胸筋温存乳房切除術」（児玉法）や「腋窩下部部分切除術」などの術式を開発してきた乳がん治療のスペシャリストでもある。

常に笑顔を絶やさず、優しい眼差しと気さくな人柄で今まで多くの乳がんで悩む患者たちを救ってきた。

乳腺クリニック児玉外科は昭和54年の開院後、35年間で５７００例もの乳がんの手術症例を行い、手術後の生存率の高さ、再発率の低さは他のがんセンターや大学病院を抜き、国内でもトップレベルの成績を誇っている。

奢ることなく、愛情を持って真摯に患者と向き合う児玉理事長の姿は、まさに真の医療人と呼ぶにふさわしい。

京都市北区、京福電鉄北野線（嵐電）の終点、北野白梅町近くに乳腺クリニック児玉外科がある。古都京都の街並みにしっくりと溶け込んだ煉瓦作りの瀟洒なクリニックには、口コミで東北や九州など遠方からも患者が訪れる。

「医師の本当の仕事は患者さん一人ひとりの病気に立ち向かい、その患者さんに最も適した診療法を考え実践することだと思います」と言い切る児玉理事長。その医療理念は医師として52年のキャリアを重ねた今もぶれる事はない。

代々医師の家系に生まれた児玉理事長は四代目にあたる。京都大学医学部を卒業し、国立宇多野病院外科医長勤務を経て京都大学医学部第2外科に帰ってきたのが今から42年前のことだ。当時第2外科は腹部外科を担当していた。

これからバリバリ腹部の手術が出来ると意を強くしていた児玉理事長に、何と教授からは「乳腺外来を担当して乳がんの診療に専念せよ」という命が下った。

「まさに青天の霹靂でしたね。その頃乳がんといえば外科か婦人科かもはっきりしない分野で、てっきり窓際に追いやられたのかと思いました（笑）」

以後、わが国でまだ乳腺外来が殆どない時代に、児玉理事長は乳腺外来と乳がん手術を一手に引き受けることとなった。

初めての乳腺外来で目にする患者たちの胸は醜くえぐれ、肋骨が露出し見るに堪えない状態だった。

「乳がんはここまで切除しないと治らないのか。もう少し患者の身になった手術は出来ないものか」との想いを痛烈に感じた児玉理事長は、それ以後「治癒率が同じなら『乳がん手術はどこまで縮小出来るか』が私の医師としての生涯のテーマになりました」と語る。

しかし乳がんについての直接の師匠もなく、夏と冬の年2回開かれた乳癌研究会（当時は学会もなかった）で知り合った全国の先輩医師たちから教えを乞いながら、乳がんに関する欧米の書をあさり、手探りで研鑽を重ねてきた。

患者の負担と術後の醜形を何とかしたい
「児玉式大胸筋温存乳房切除術」（児玉法）の開発

当時、日本の乳がん治療はがんの見つかった乳房をすべて切除し、転移の可能性を少なくするため、腋の下のリンパ節もごっそり切り取る手術が主流だった。

「乳房の奥にある胸筋にもがんが及んでいるのではとの理由で、乳房と共に胸筋も切除するハルステッド手術が広く行われていました」

このハルステッド法の手術を受けた患者の前胸部の醜形はひどいもので、「何とか出来ないものか」と児玉理事長の試行錯誤の日々が始まった。

患者の負担と醜形を出来るだけ軽減するため、術式の改良を考案してはその都度多くの学会に発表した。こうして開発したのが大胸筋を温存し、その裏の第2～第3群のリンパ節を郭清する術式であった。以後この術式は「児玉式大胸筋温存乳房切除術」（児玉法）と呼ばれ全国で広く用いられることとなる。

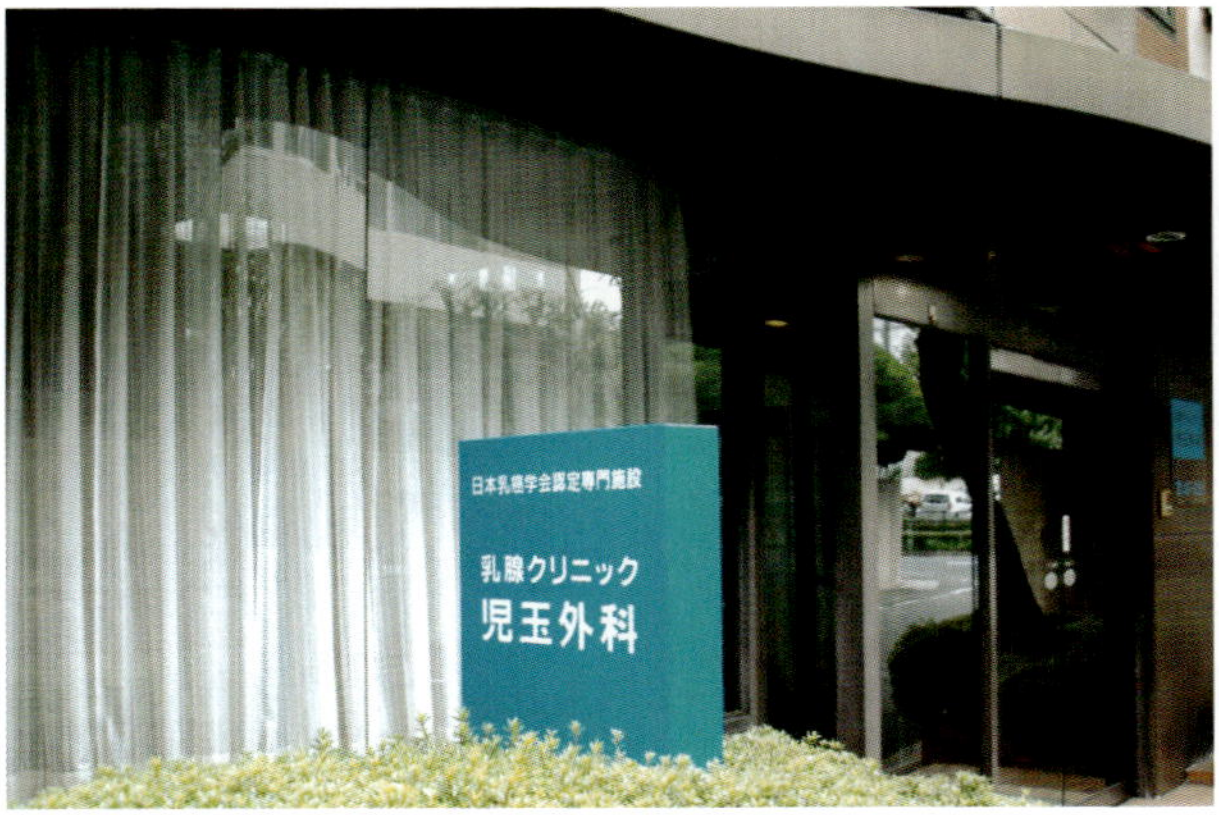

昭和54年に誕生した日本初の乳腺疾患乳がん専門クリニック

この児玉法は胸筋を合併切除しなくても、手術経過は切除した場合と全く変わらないもので、海外の一流論文誌にも掲載された。しかしわが国でこの児玉法が従来のハルステッド法を抜き、一番多く使用されるには10年の歳月を待たねばならなかった。

児玉理事長は「患者さんにとって大変な朗報だったにもかかわらず、当時の外科医は保守的で、以後10年余りの間に数十万人もの患者さんが余計な胸筋切除を受け、醜い手術痕を残したことは本当に残念です」と述懐する。

乳房温存療法に全身全霊を注ぐ
日本初の乳腺疾患乳がん専門クリニック誕生

当初は担当医としての義務感から始めた乳がん治療だったが、次第に面白くなってそのうち寝ても覚めても乳がん一色の日々になっていった。

京大病院の乳腺外来も次第に患者が増え、とても対応しきれなくなっていた。

「当時の患者さんにとって大学病院は敷居が高くなかなか受診に来ようとしない。来院した時にはかなり進行してしまっているケースが多かったですね」と振り返る児玉理事長。

患者がいつでも気軽に受診が出来て、手術後の経過を医師がきちんと見守るには乳がん専門のクリニックを自分で開設する以外道はなかった。

しかし当時の日本には乳がん専門の病院やクリニックは全くなく、「クリニックを開設しても果たして患者は来てくれるのだろうか、経営は成り立つのだろうか」といった不安が先に立った。

自らの不安と先輩や友人といった周りの反対を押し切る形で、児玉理事長は昭和54年に日本初

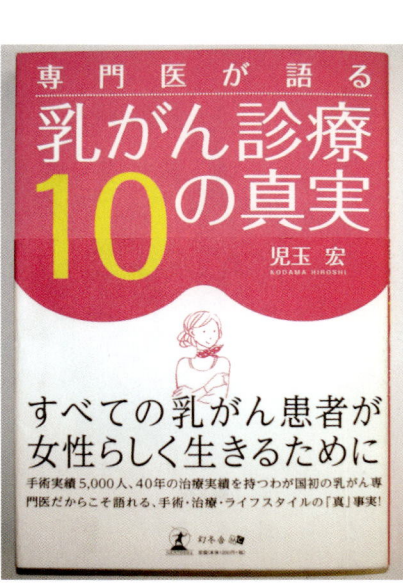

乳がん診療のパイオニアが分かりやすく著した乳がん診療読本

の乳腺疾患乳がん専門クリニックを誕生させた。時に44歳の快挙である。

最初はビルのワンフロアで診察室とレントゲン室、わずか5ベッドの入院室だけのスタートで、乳房が気になる人は誰でも何時でも気軽に来院できるよう夜の外来も始めた。

次第に他府県からの患者数も増え、手術症例数も年間１００例を超えるようになった。こうして開設6年目には現在の4階建てのクリニックに移転した。ちなみに日本で二番目の乳腺疾患専門クリニックが、九州に開設されたのがそれから12年後の平成3年のことである。

乳がん治療には手術、放射線治療、薬物療法などがあるが基本は手術である。それまでの手術の主流は乳房すべてを取り除く乳房切除術だったが、その後乳房を切除せずがん部分だけを切除し、あとに残った微小ながんは放射線で叩くという方法が海外から導入された。

「患者さんの手術侵襲をいかに軽減させるか、を日夜考えていた私はこれに飛びつきました」

早速、乳房温存療法（乳房部分切除と放射線照射）の第1号を試み、残した乳房の形をいかに美しく、再発も出来る限り少なくするか、などを目標に工夫を重ねていった。児玉理事長は現在までに２７００例以上の乳房温存療法を行い、もう改善の余地がないほどの完成形となったと自負している。

術後の生存率と再発率はわが国トップレベル
リンパ浮腫を生じない「腋窩下部部分切除術」を考案

現在、乳腺クリニック児玉外科ではほとんどの症例で乳房温存療法を行っている。

児玉理事長は「ただシコリが4センチ以上もあるような場合には、点滴注射による強烈な化学療法でなく、副作用がない内服による抗がん剤とホルモン療法剤の組み合わせを2～3ヵ月使用し、小さくしてから乳房温存療法を行っています。全乳がん患者の90％以上が安全に乳房温存療法を行い、抗がん剤治療は患者さんの負担の少ない方法をとっています」と説明する。もちろん術後の生存率の高さと、再発率の低さはわが国トップレベルの水準だ。

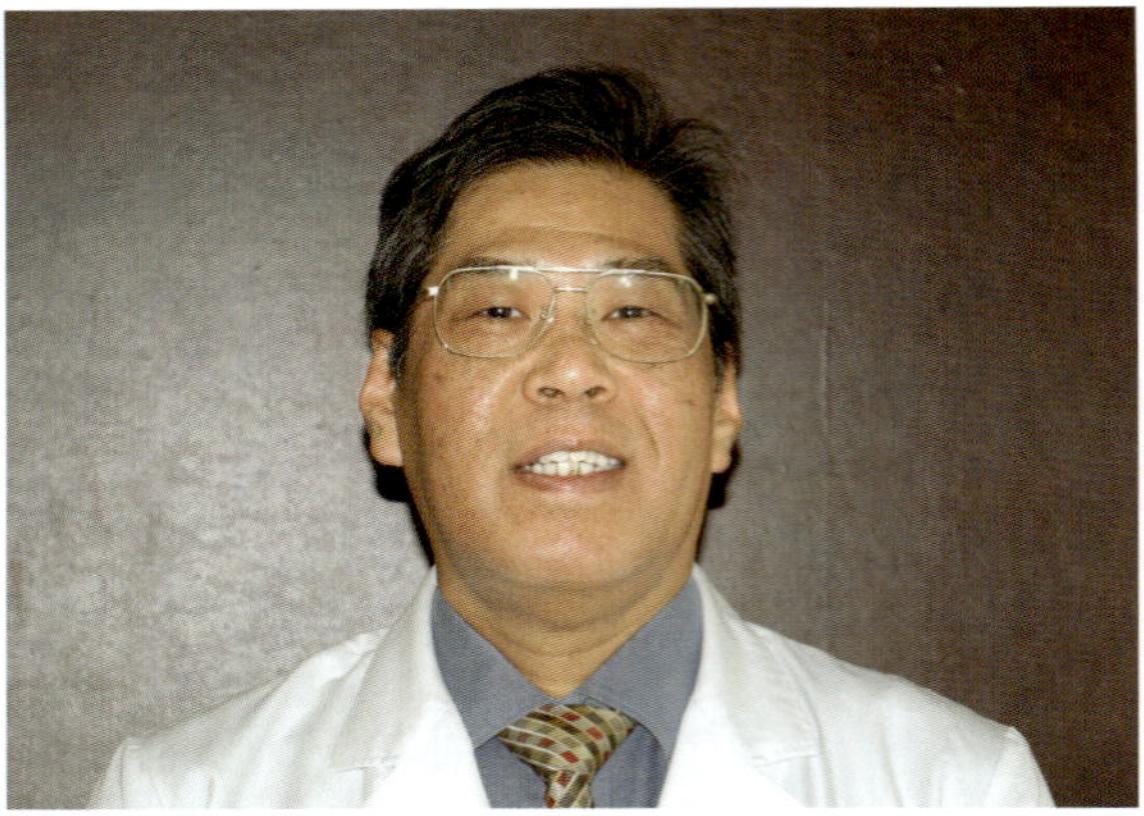
理事長の右腕で京大外科の19年後輩にあたる三瀬圭一院長

　乳房温存手術の際、乳房内に存在するがんの部分は切除する必要がある。乳房のバランスなどに気を使いメスを入れるのだが、児玉理事長は「折角大切な乳房を残すのだから、残った乳房が美しくなければ値打ちがない。新聞やネットで乳房温存率が出ているが、大切なのはどれだけ美しい乳房が残ったかです」とこだわりを見せる。

　また乳がん細胞はリンパ管に入り込み、リンパ節転移になることがある。その際、腋窩郭清を行うが、リンパ管を損傷し「リンパ浮腫」になる人も少なくない。リンパ浮腫は患者の苦痛が大きいため、乳腺クリニック児玉外科では15年前から腋窩郭清は全く行っていない。何故なら患者の予後（死亡率）には影響がないということがエビデンスで証明されているからだ。

「無意味であるにもかかわらず、現状はいまだに多くの外科医が腋窩郭清にこだわっています」と児玉理事長は苦言を呈す。

ただ腋窩郭清をしないと転移しているリンパ節数がわからないため、児玉理事長は腋窩下部のみを切除する「腋窩下部部分切除術」を考案した。これは術後にリンパ浮腫は全く生じないという画期的な方法だ。

この術式では上肢のリンパ浮腫が全く生じないこと、転移リンパ節数がわかること、術後のリンパ液貯留が少なくなるのでドレーン（リンパ液を吸引するための管）を用いなくて済むなど、患者にとって多くの利点がある。

「ここでは15年前から対象となる患者さん全員にこの術式を行っていますが、生存率も再発率も以前に腋窩郭清をしていた患者さんのものと比較しても遜色がありません」

児玉理事長はこの術式を多くの学会で発表し、国内外の医学誌でも発表したが、「患者さんにはメリットが多いのにもかかわらず、やはり多くの外科医は保守的で、児玉式の時と同様に数年経ってから多くの医療機関でこの術式が用いられるのではないでしょうか」と話す。

モットーは「苦しみを乗り越えてこそ本当の喜びがある」常に患者の顔が見えるクリニックでありたい

乳腺クリニック児玉外科の特徴は「大学病院では出来ない診療」である。児玉理事長は「患者さん一人ひとりに合ったいわば『手作りの診療』で、大学病院がデパートなら、ここは専門ブティックです。人は一人ひとり、がんの性質、進行度、体調、年齢、体力、体質、価値観、生きがい、社会的立場、家族内事情、懐具合がそれぞれ異なっている。それをガイドライン通り画一的な治療をされたのではたまったものではありません」と熱く語る。

乳腺クリニック児玉外科の理念は「患者さん一人ひとりに合った診療」であり、その為には①手術も化学療法（抗がん剤使用）も患者にとって最も負担の少ない方法で治療する②手術した患者はいつまでも責任をもって診る③画一的な通り一篇の診療をしない―というもので、開院以来変わらず貫いている。

現在同クリニックでは児玉理事長はじめ、理事長の右腕で京大外科の19年後輩でもある三瀬圭一院長と、大学で乳腺外来や乳がん手術からずっと一緒だった菅典道理事の3人の医師で診療や手術にあたっている。また20人余りのスタッフも日々全力で診療活動に携っている。

開院以来35年で５７００例、大学病院時代を含めると６０００例も乳がん手術を執刀してきた児玉理事長は、まさにわが国の乳がん治療のパイオニアそのものだ。

「乳がんは決して悲観する病気ではありません。お乳にシコリが見つかっても必ずしも乳がんとは限らず、単にシコっているだけかも知れないし、良性の腫瘍かも知れない。クヨクヨ悩んでいるよりはまず気軽に来院して下さい。またシコリが触診で検知できない乳がんもあるので、一年に一回は乳がんの検診をして欲しいですね」と児玉理事長は早期発見の重要性を説く。

モットーはドイツ語で「Ｄｕｒｃｈ Ｌｅｉｄｅｎ Ｆｒｅｕｄｅ」（苦しみを乗り越えてこそ本当の喜びがあるという意）で、大好きなベートーベンの言葉である。

常に患者の顔が見えるクリニックでありたいと願い、これからの若いドクターに「がん患者さんを診るには知識豊富な医者であるだけでなく、人を診ることの出来る良い医者になって欲しい」とアドバイスを送る、児玉理事長に医療人の神髄を見た。

Profile

児玉　宏（こだま・ひろし）

昭和10年11月24日生まれ。同37年京都大学医学部卒業後、外科学教室に入局。関連施設で主に腹部外科と救急医療に従事する。同48年から京都大学医学部第２外科で乳腺外来・乳がん手術を専任担当。同54年に日本初の乳がん・乳腺専門クリニックとして乳腺クリニック児玉外科を開設。同クリニック理事長。医学博士。趣味はクラシック音楽鑑賞（モーツアルト、ベートーベンなど）と園芸（つるバラ手入れ）。著書に「専門医が語る乳がん診療１０の真実」（幻冬舎）など。

所属・活動

日本乳癌学会名誉会員（初代理事）、日本臨床外科学会評議員（平成８年学会賞受賞、特別講演「乳がん手術はどこまで縮小できるか」）、「児玉式大胸筋温存乳房切除術」（児玉法）の開発をはじめ、乳がんの縮小手術を生涯のテーマとする。近年は乳房温存術式、とくにリンパ節郭清の縮小に取り組んでいる。

Information

医療法人 乳腺クリニック児玉外科

所 在 地　〒603-8325　京都市北区北野上白梅町35
TEL 075－463－9050　FAX 075－462－5504
http://www.kbc-hakubai.jp
E-mail：kodama@kbc-hakubai.jp

アクセス
- JR京都駅から車で約15分、京阪出町柳から車で約10分
- 地下鉄今出川駅から車で約５分、阪急西院駅から車で約５分
- 京福電鉄北野線（嵐電）北野白梅町下車徒歩５分

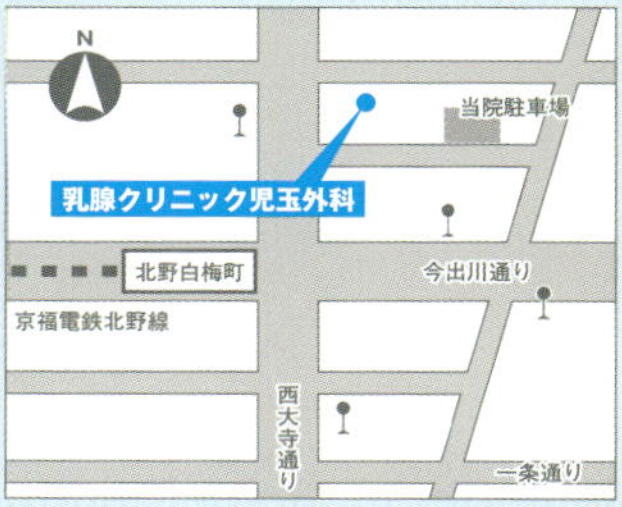

設　　立　昭和54年

診療内容　乳腺、乳がん

診療時間　受付：午前8：30－11：30　午後5：30－7：30
火曜・土曜夕診は休診。日曜、祝祭日休診。

病 床 数　12床

乳がん手術方法の選択について

- 乳癌手術のあと、乳房がなくなるか、残っているかは、雲泥の差があります。最近のガイドラインでは、乳癌のシコリの直径が3cm以内の場合、乳房温存療法が推奨されていますが、必ずしもこれにこだわる必要はありません。将来温存した乳房から再発する可能性が非常に低いと考えられれば、腫瘤径3cm以上でも、ご本人の希望にしたがい、まず内分泌化学療法（経口剤）をして腫瘤径を縮小させたのち乳房温存手術をしています。
- 最近では乳癌手術のうち約90％の方が温存手術を受けています。このさい温存した乳房がほとんど変形せず、美しくするための手術術式上のノウハウがポイントになります。

３０００人の患者を診てきたがん治療のスペシャリスト

からだに優しいがん治療、あきらめないがん治療を提供

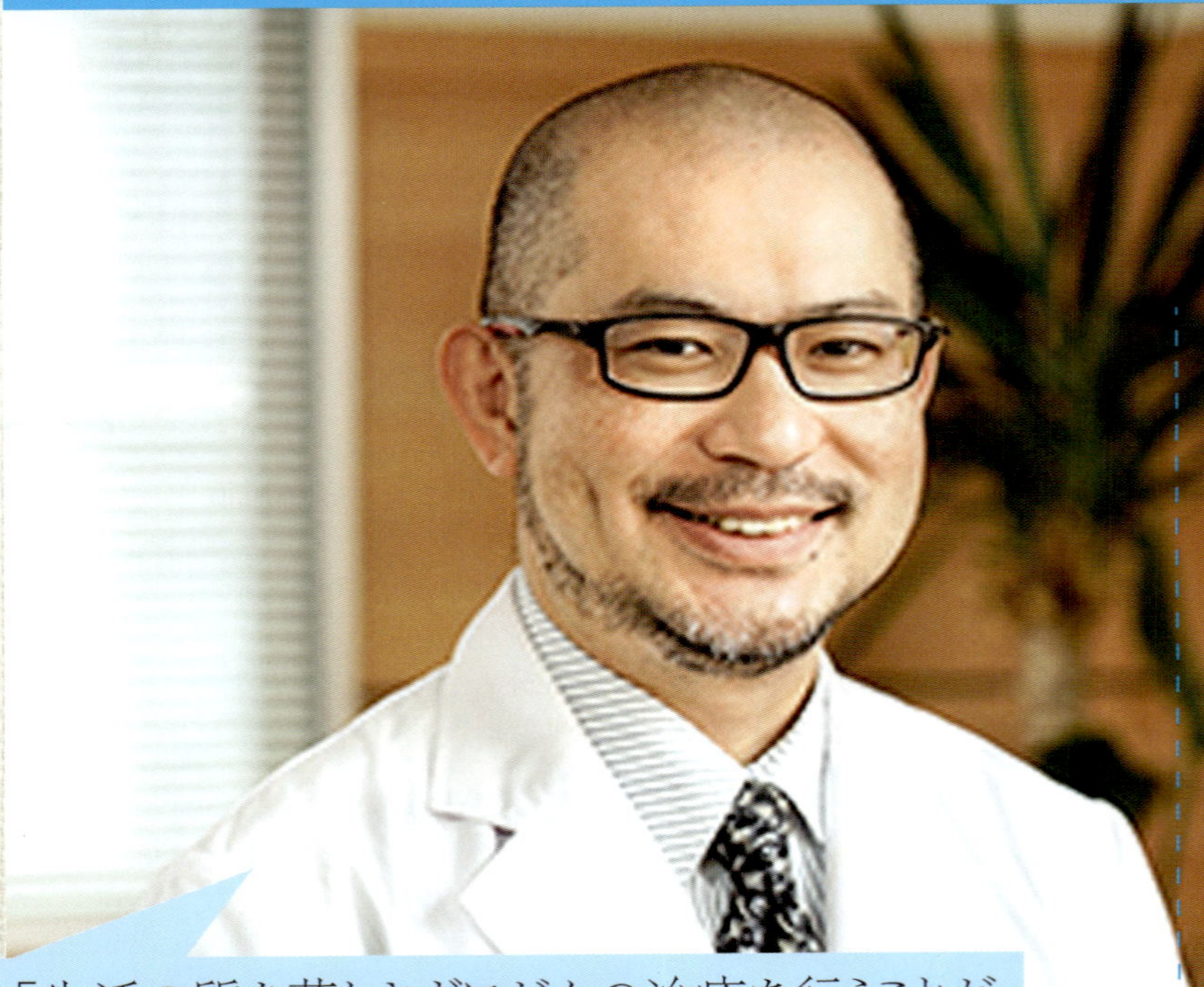

「生活の質を落とさずにがんの治療を行うことができるのは私のクリニックの大きな特徴です。患者さんのライフスタイルに影響を与えず、かつ副作用も抑えながらがんを治していきます」

院長 **藤本 勝洋**

ふじ養生《ようじょう》クリニック福岡

がん治療を専門に行うふじ養生クリニック福岡。院長の藤本勝洋医師は医師になって20年。これまで３０００人近くのがん患者を診てきた実績を持つ。

福岡大学医学部を卒業後、病院勤務でがんの化学療法（抗がん剤治療）と免疫療法を中心に臨床経験を積み上げ、２０１２年1月にこれまでの集大成という形で独立開院を果たした。

「患者さんに応え続ける医療。これが私のやりたかった医療です。自分の理想とするがん治療を多くの患者さんに提供したいとクリニックを開院しました」と独立開院の想いを語る。

大学病院やがんセンターなど、がん拠点病院でのがん治療は、国が定めたガイドライン、保険診療の範囲にのっとって行われる。「手術、放射線治療、化学療法（抗がん剤治療）のいわゆる標準治療ががん拠点病院で通常行われる治療法です」

これらの治療が体力的な問題で継続出来なかったり、効果が期待出来ないと判断されれば、患者はがん治療を諦めなければならないのが現状だ。

「残念ながら病院側から治療の継続を断られてしまう患者さんが日本には多くいらっしゃいます。でもそんな患者さんの中には『何とかがんを克服したい』、『治療を諦めたくない』と言った強い想いをお持ちの方も多いのです」

こうした患者の受け皿となって、患者の想いに応えようという場がふじ養生クリニック福岡だ。

「私はここに来られた患者さんに、『治療は出来ません、諦めて下さい』とお伝えしたことは今まで一度もありません」とキッパリ言い切る。

患者にがんを治療する意思があれば、どんな状態であれ、治療法を模索する。〝あきらめないがん治療〟こそ、藤本医師が実践する医療スタンスなのだ。

カウンセリングで心と頭を整理
患者のライフスタイルを考慮した治療計画を立案

ふじ養生クリニック福岡は福岡市博多区、JR博多駅から歩いて5分ほどの好立地な場所にある。開院してまだ間もないながら、口コミ、紹介などからがんで悩みをもつ多くの患者が全国からやってくる。

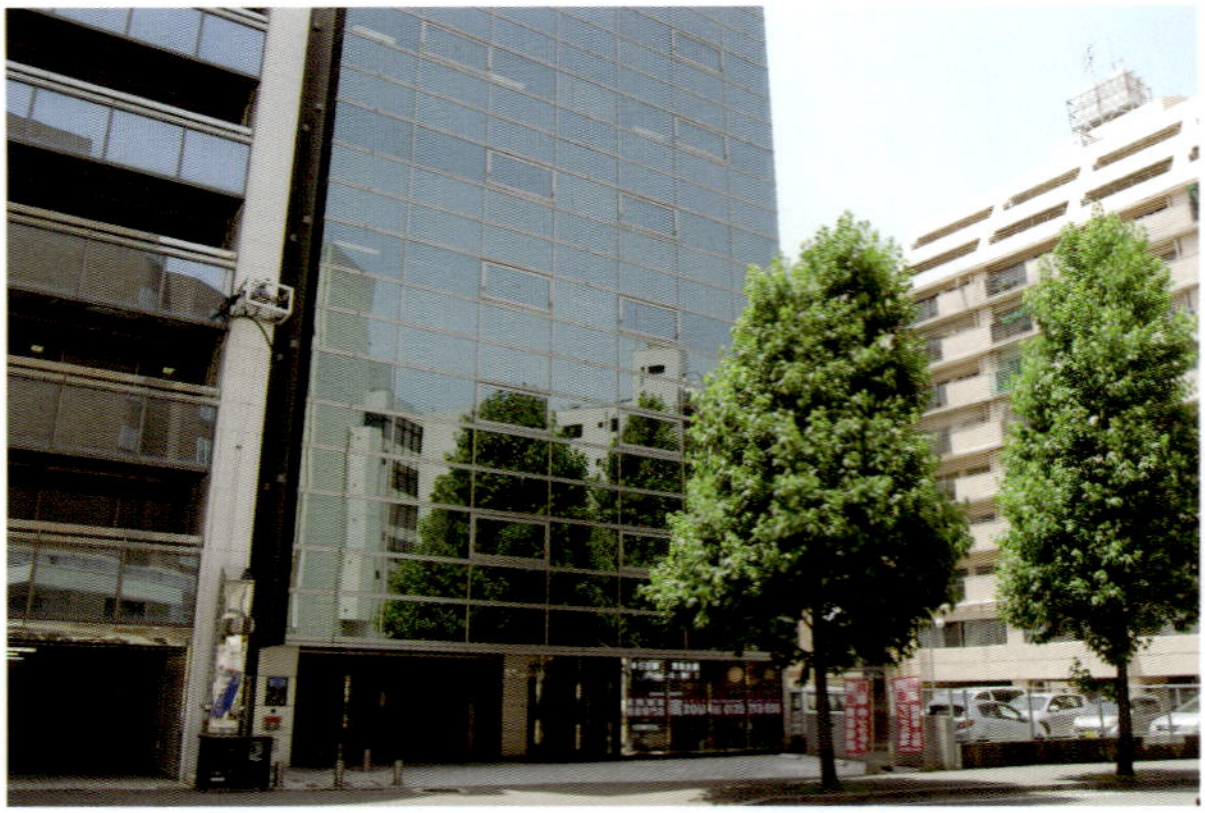
JR 博多駅から徒歩 5 分ほどと交通至便な場所にある

『別の医療機関でがんの診断を受けて悩んでいる』、『すでにいくつかのがん治療を受けたが効果がなかった』、『がん専門病院や他のがん専門クリニックでもう治療法はないと言われた』

こういった事情をもつ患者が、藤本院長を頼って訪れる。クリニックを訪れる患者全員に藤本院長が必ず行うことがある。それは〝じっくりと患者の話を聞くこと〟だ。「どんな状況の患者さんであれ、まずは詳しく話を聞かせて頂きます」

クリニックは完全予約制で、一人ひとりの患者のカウンセリング時間をきっちりと確保している。これには藤本院長の強いこだわりがある。

「がんの患者さんは漠然とした不安や、がんという病気に対する恐怖など、ネガティブな気持ちを持たれている方が多くいらっしゃいます。私のクリニックに来られたらまずはそうした不安な気持ちを取り除くことから始めます。〝病は気から〟というように、がんも気持ちの持ちようで進行度合いや治り具合が随分変わってきますから」と心のケアを大切にする。

初診のカウンセリングは最低1時間、長い場合は2時間を超えることもある。「とにかく患者さんが笑顔になってホッと安心した気持ちになってくれるまで帰しません（笑）」

カウンセリングでは、患者が置かれている状況を藤本院長自身、詳しく把握するとともに、患者にも一〇〇%理解して貰うことを徹底する。

「病院での説明がいまいち理解出来ず、自分は今どんな状況で、どんな治療をされるのかがわからない患者さんも大勢いらっしゃいます。こうした細かい部分を患者さんが理解して納得されるまで時間をかけて説明し、初診時にまずは心と頭を整理して頂きます」

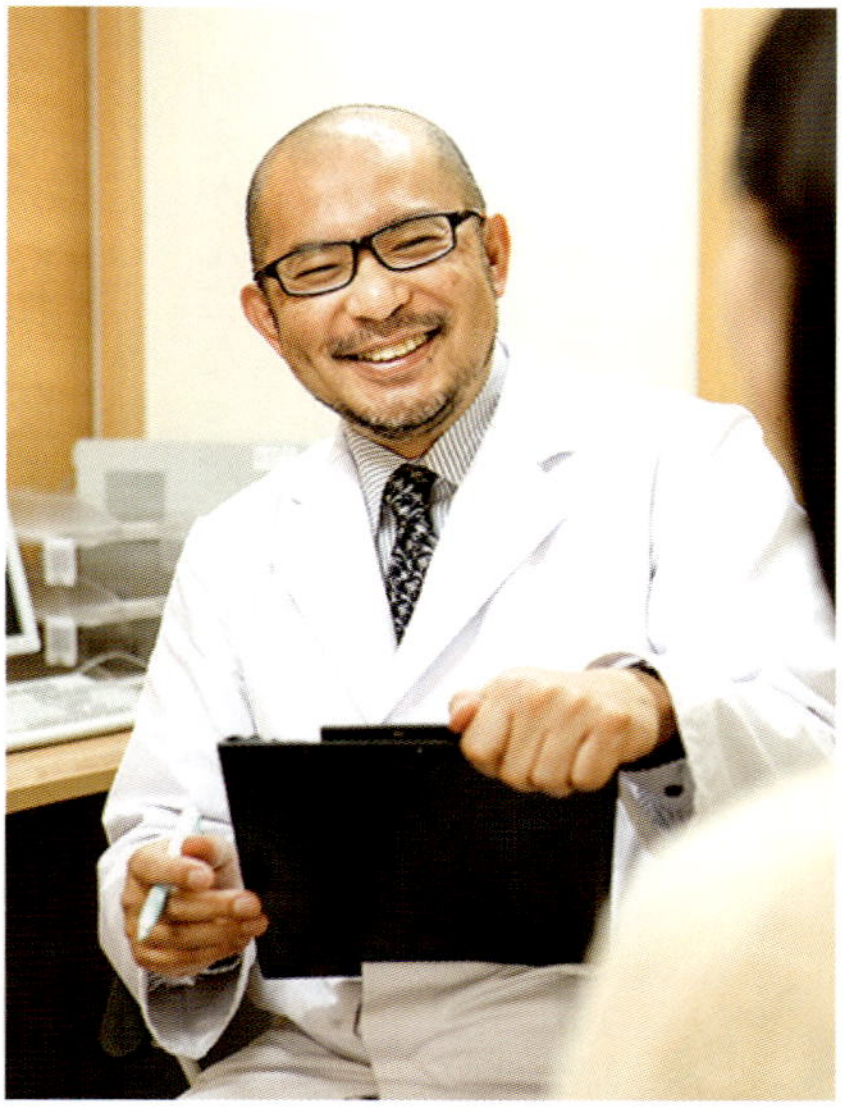
患者の話に徹底的に耳を傾ける藤本院長

カウンセリングで気持ちが整理されれば、次は患者の状態に合わせた治療方針を立案する。

「病院では治療にのみ焦点があてられ、その患者さんの生活環境や抱いている気持ちが置き去りにされたまま治療が進められていきます。私はそれではダメだと思うのです。必ず患者さんのライフスタイルを考慮に入れて、治療方針を立てるようにしています」

例えがんになったとしても、『仕事を休むわけにはいかない』、『家を空けるわけにはいかない』、『普段の生活リズムを崩したくない』といった想いを抱くがん患者は世の中に大勢いる。

「生活の質を落とさずにがんの治療を行うことができるのは私のクリニックの大きな特徴でもあります。患者さんのライフスタイルに影響を与えず、かつ副作用も抑えながらがんを治していく。これを実現出来る治療プログラムを私の知識と経験、最新の情報を総動員して考え、実践させていただきます」

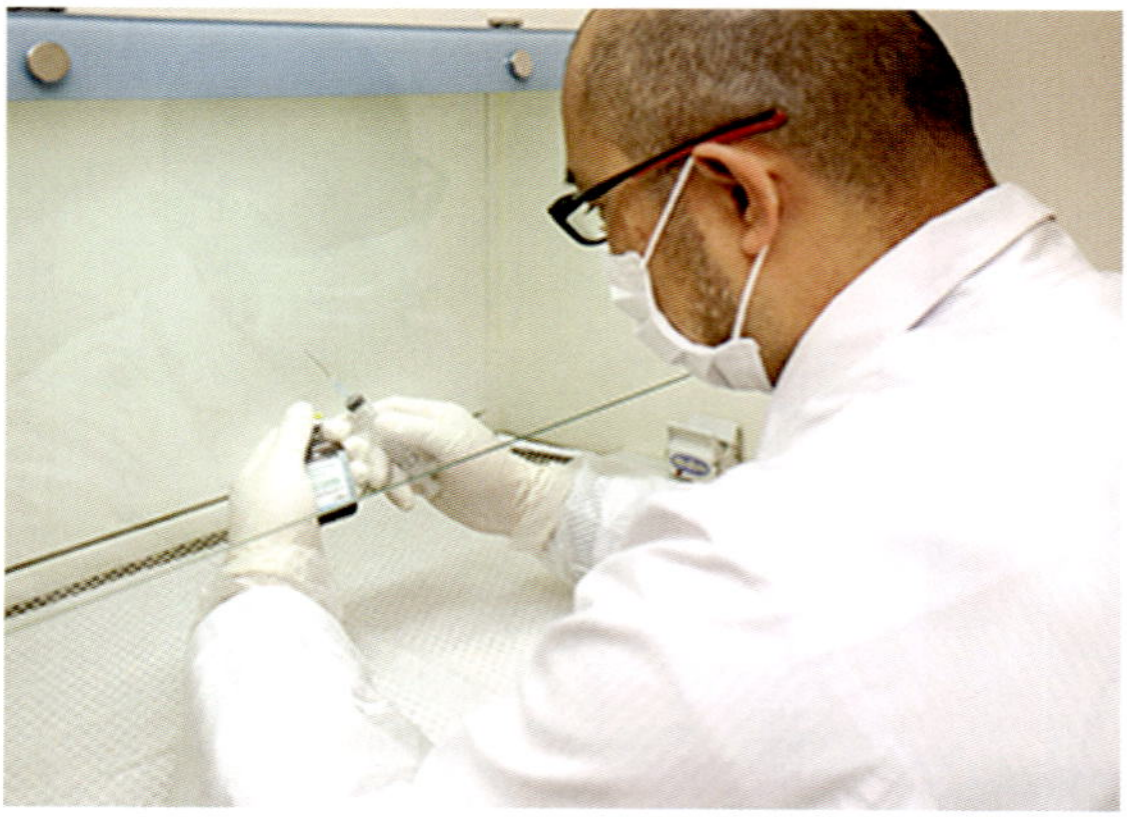

薬の配合などは全て藤本院長自らが行う

治療のメインは低用量抗がん剤、ビタミンC、免疫療法、漢方

他の病院で手の施しようがないといわれた多くのがん患者の命を救う

藤本院長がクリニックで行う治療は低用量抗がん剤、高濃度ビタミンC、免疫療法、漢方がメインとなる。「これらの治療を組み合わせて併用し、正しいタイミングで行うことで、単独では考えられない大きな治療効果を発揮する

ことができます」

がんが複数個所に転移し、病院から余命を宣告された50代の患者が、クリニックで治療を施した結果、短期間の内にがんが体から消えた。

また、10代という若さで難治性のがんに罹った患者が、あらゆる治療を尽くした末にもう手の施しようがないといわれたが、ふじ養生クリニック福岡で治療を受けたところがんの進行が止まった。これらはほんの一例で、これまでも他の病院でなす術がないと宣告された回復が困難ながん患者を幾度となく救ってきた。

「他の病院では決して受けることのできない私のクリニックならではのがん治療。それは独自の治療法の組み合わせ、併用による他にないがん治療です。どの患者さんにどのような治療を提供していくのか。さまざまな論文や海外での実績、病理や薬理を考慮に入れながら、最も効果の期待できるがん治療の組み合わせを構築していきます」

種々ながん療法の組み合わせ・併用で独創的ながん治療を構築
がん拠点病院との連携による治療で大きな成功を収める

様々な治療法を組み合わせてがんを治療することを自身のがん治療の真骨頂とする藤本院長は、さらにより良い医療を提供するため、各医療機関との連携にも力を入れる。医療連携によって、クリニックのみでは出来ない治療や検査を他の医療機関と連携して行う。

「医療機関との連携は、患者さんにベストな医療を提供する上で非常に大事なことです。今後も密な連携を取れるよう、より強固な信頼関係を構築していきます」と話す。

こうした連携による治療実績は多い。がん拠点病院で治療を受けている患者が、現在の治療を補助・補完する形で、クリニックの治療を同時平行で受けるといったケースだ。

「がん拠点病院で化学療法（抗がん剤治療）を受けている患者さんに、休薬週に私のクリニックでビタミンC療法、免疫療法を受けて頂きました。結果、拠点病院で受けている抗がん剤の治療効果が劇的に上がり、副作用も抑えることが出来るようになりました」

こうした成功例は「一つや二つではありません」と藤本院長は胸をはる。「がん拠点病院の担当医の先生がびっくりされることもあります」とのことだ。

目指すのは〝患者に応える医療〟
患者と医師・医師と医師・種々の治療法の〝調和医療〟を実践

病院とクリニックとの医療連携は、すなわち医師と医師との連携だ。藤本院長は今後もこうした「医師同士の連携強化」を進めていきたいと考える。

「私の目指している医療は患者さんに応える医療です。これを実現するためには、医師同士の連携を含めた、〝調和医療〟を実践していかなければなりません」

『調和』という言葉を辞書で調べると『全体が程よくつりあって矛盾や衝突がなく、まとまっていること』と記されている。

「この調和をまず私たち医師と患者さんの関係において作っていきます。お互いが信頼し同じ方向を向いている関係です。そして次に考えるのが治療法の調和です。様々な検査装置、治療機器、医療設備や医療技術、医薬品があります。がん治療を行う中で、最も適切な組み合わせ、いわば調和のとれた治療法を考え、実践することです」

さらに藤本院長が実践するもう一つの調和が医師と医師の調和だ。

「患者さんの情報を共有し、最適と思える治療を提供するには医師同士の密な連携が求められます」

患者と医師、様々な治療法、そして医師同士の三つが合わさった調和医療でがん患者の心と身体をサポートする藤本院長は、「がん治療は私たち医師が主役になってしまってはいけません。患者さんが主役であるべきなんです」と、患者本位の医療を強調する。

がん克服・がん予防には心穏やかな生活を
患者からの感謝の言葉が一番のモチベーション

今日本でがんの治療を受けている患者は１５０万人を超えると言われる。今後もがんは増えることが予想され、まさにがんは国民病ともいえる病だ。

「がんで悩んでいる方は大勢いらっしゃると思いますが、まず心を落ち着けて、穏やかな生活を送って欲しいと思います」と静かに語る藤本院長。

このためのメンタルコントロールの手段として、藤本院長が自身も実践している〝或る方法〟がある。

「自然が豊かな場所が望ましいですが、都会ではなかなか難しいと思います。そこで、身近で自分の落ち着くスポットを探して身を置きます。そしてゆっくりと呼吸をして、自然の音に耳を傾け『気持ちがいいな』、『ありがたいな』と心から思うことです。これを続けるだけで、心の持ちようは随分変わってきます。これはがんを予防することにも繋がりますので、多くの人に是非やって頂きたいですね」と勧める。

また、がんに罹った際に医師を選ぶ場合、藤本医師は「慎重に考えて決断してほしい」とアドバイスする。

「医師を選ぶ際のポイントはしっかりと患者さんの話を聞いてくれるかどうかです。まず患者さんの目を見、親身になって話に耳を傾けてくれるドクターに巡り合うことが大切です」

一人でも多くの患者に、より良いがん治療を受けて貰いたい—この一心で藤本院長は最適ながん治療の啓発活動も積極的に行う。

「依頼を頂き講演させて頂いています」と、診療の傍ら福岡市内の公民館等でがん治療の健康講座の講師を務めるなど、精力的に活動する。

「今後も今やっている医療を継続していきます。患者さんからの感謝の言葉が私の医師としての一番のモチベーションです。そのために全身全霊を傾けてがん治療に取り組んでいきたい」と真っ直ぐ前を見据えて力強く語る。

『あなたに会えて良かった』、『ここで治療が受けられて本当に良かった』。

患者やその家族から、こうした喜びの声を聞くため、藤本院長は日夜福岡の地でがん治療に奮闘する。

Profile

藤本 勝洋（ふじもと・かつなだ）

昭和 40 年生まれ。福岡大学医学部を卒業し、内科学全般の研修を経る。その後、名古屋市立大学免疫生物学教室に所属し腫瘍免疫学の研究に従事。平成 11 年医学博士取得後、福岡大学病院内科学教室に所属し診療、研究、教育に従事。その後、大学病院の恩師の勧めで免疫療法と化学療法の併用療法を実践。平成 24 年ふじ養生クリニック福岡を開院。院長。医学博士。

所属・活動

福岡大学医学部非常勤講師。九州大学大学院医学研究院保健学部門非常勤講師。日本臨床腫瘍学会、日本バイオセラピィ学会、日本肺癌学会、日本呼吸器学会他。

Information

ふじ養生《ようじょう》クリニック福岡

所 在 地　〒 812-0011　福岡市博多区博多駅前３－７－34
第２博多クリエイトビル３Ｆ
TEL 092－409－1345　FAX 092－409－1346

アクセス
- ＪＲ・地下鉄　博多駅下車、博多口から徒歩５分ほど
- バス　博多駅前下車、西日本シティ銀行から徒歩５分ほど

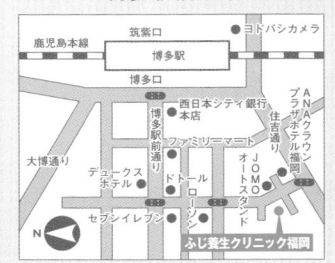

設　　立　平成 24 年

診療対象　がん治療、内科一般（特に花粉症・アレルギー性鼻炎・呼吸器）、ピロリ菌診療

診療時間（予約制）　月・火・木・金・土　10：00 ― 13：00　14：00 ― 18：00
休診日　水・日祝日

診療内容・特色　各種がん専門治療、予防・健康維持増進の治療、ピロリ菌専門外来、アレルギーの治療（感染症以外で長引くせき・長引く鼻炎）、肩こり外来。

人工関節置換術のスペシャリスト

患者に優しく
レベルの高い医療を提供

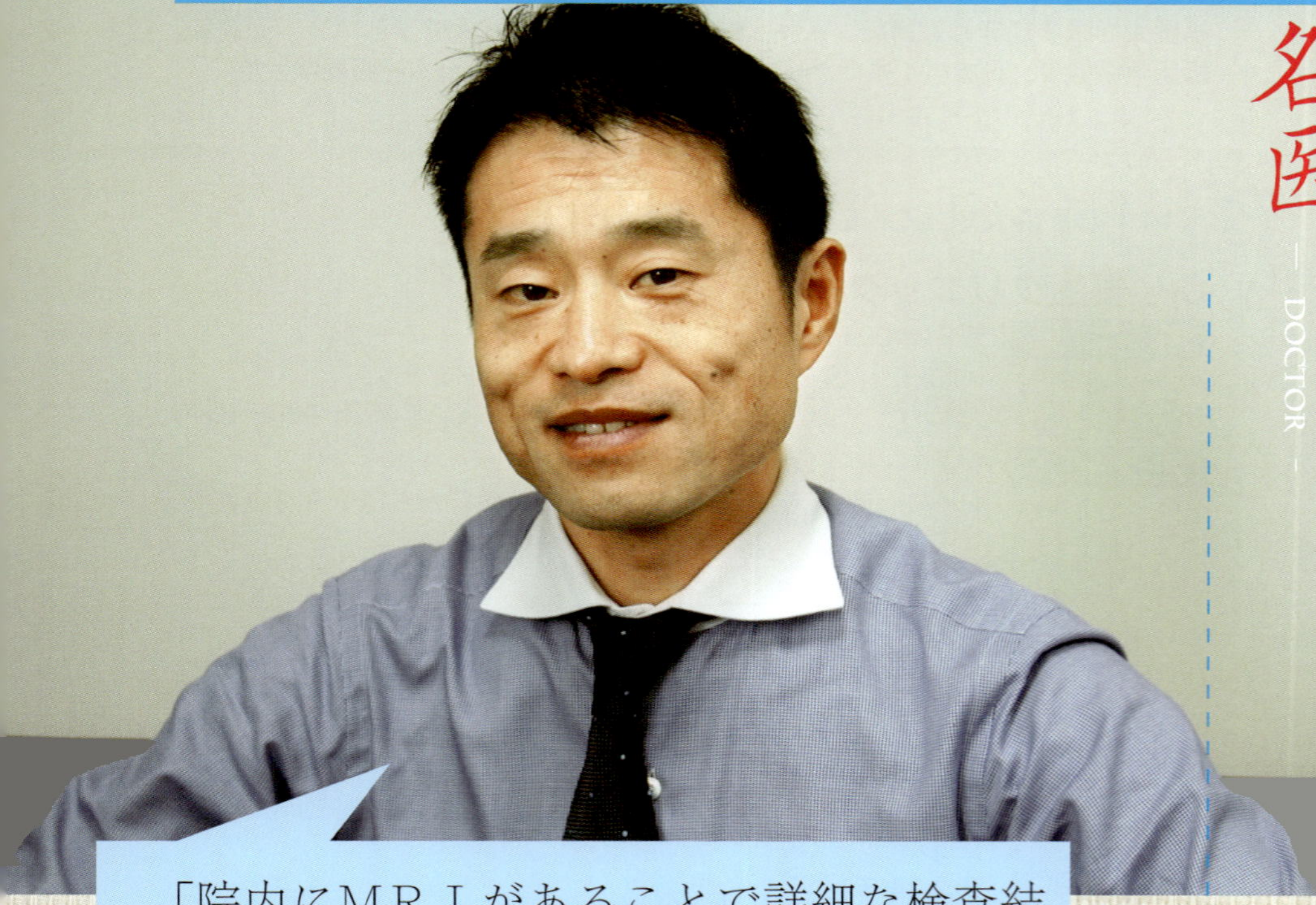

「院内にＭＲＩがあることで詳細な検査結果を迅速に提供することができ、患者さんの負担を大幅に減らすことができます」

理事長・院長　松田 芳和

医療法人社団 nagomi 会 まつだ整形外科クリニック

埼玉県熊谷市にあるまつだ整形外科クリニックは高齢者の腰痛やひざ痛、学生のスポーツ障害など、老若男女幅広い世代の運動器疾患に対応している医療機関だ。

開院5年目を迎えている同クリニックには今、1日に３００人を超す患者が訪れ、院長はじめスタッフ一同が真摯に患者に向き合っている。

「クリニックには大きな2つの柱があって、1つが患者さんに優しいクリニックであること、そしてもう1つが患者さんにレベルの高い医療を提供することです」

こう話すのはクリニックをわずか4年で地域になくてはならない存在にまで押し上げた院長の松田芳和医師。46歳。

「高校3年の夏に起きた日航機墜落事故をきっかけに、〝人の命を助けられる仕事がしたい〟と医師の道を志しました」

医学部卒業後は、整形外科医として数々の病院に勤務。その後２００３年のドイツ研修、２００５年のアメリカ留学を経て、２００７年には日本初の人工関節専門である湘南鎌倉人工関節センターに膝関節部長として勤務。「ここでは患者さんに侵襲の少ない膝の最小侵襲手術を専門に行ってきました」

これまで手掛けてきた人工関節手術症例は８００例あまり。人工関節のエキスパートといえる実績と経験を積み上げてきた。

「私が今までに培ってきた医療技術を地域の方々にも還元し、少しでも役立ちたいという想いで、私の地元といえるこの熊谷の地での独立開院を決意しました」と２０１０年5月にまつだ整形外科クリニックを開院した。

敷地内は車50台収容の広大な駐車スペースがあり、院内は3つの診察室に加え、検査、リハビリの各スペースがバリアフリーで完備されている。

ＭＲＩ完備で検査結果を迅速に提供
理学療法士によるリハビリを院内で実施

「検査環境としてはレントゲン・骨密度、そして一番の特徴はＭＲＩでしょうか」

特徴として挙げるＭＲＩのメリットについて松田院長は「とにかく明確な診断をつけられるという点です」と話す。「例えば靭帯損傷、半月板損傷、圧迫骨折などの外傷疾患の有無やその程度。椎間板ヘルニアなどの神経・脊髄疾患や腫瘍性疾患など詳細な評価は、診察やレントゲンだけではある程度予測はできても明確な状態まで把握することは出来ません。それを可能にしてくれるのがＭＲＩです」

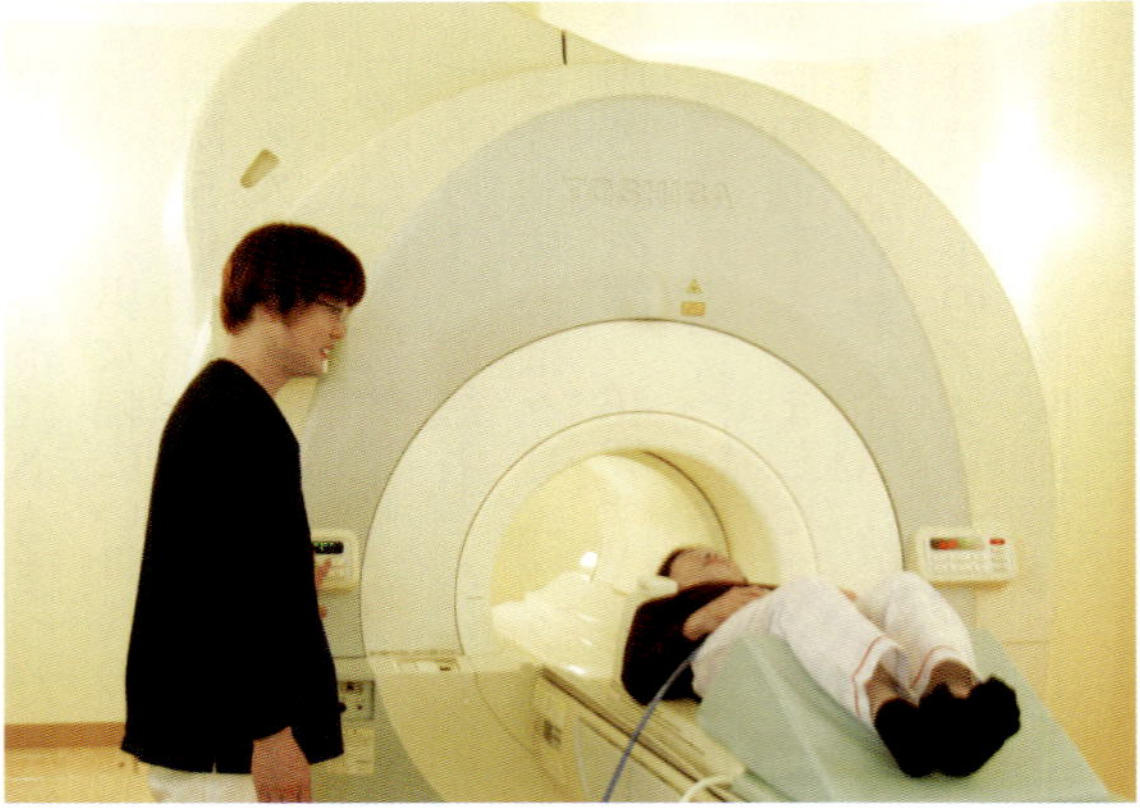
明確な診断が可能になるＭＲＩ検査

また、院内にＭＲＩがあることで「検査結果を迅速に提供することが可能になり、患者さんの負担を大幅に減らすことができます」というメリットも。「病院でＭＲＩ検査を受けるとなれば、なかなか予約が取れずに検査を受けるまでに2～3週間要することも少なくありません。クリニックであれば、当日を含め、数日以内で検査可能であり、診断が早く行えるだけでなくわざわざ病院に足を運ぶこともありません。移動などの負担もなく、すぐに検査を受けて頂けます」

さらにクリニックではＭＲＩを用いて脳ドックも実施し

ており「こちらも積極的に受けて頂きたい」と松田院長。「脳の検査というとピンとこない方もいらっしゃるかもしれませんが、脳卒中や脳梗塞は自覚症状なく突然発症し、死に至る恐れもある怖い病気です。発症予防のためにも脳の定期的な検査はとても重要です」

熊谷市は脳ドック検査を受ける際に、助成金として3万円が支給される制度を実施している。この制度を使えば「１５００円程で検査を受けることができる」といい「意外と知らない人が多い。是非多くの人に活用して頂きたいですね」と呼びかける。

クリニックで行われるリハビリに関しては、牽引や電気、ウォーターベッドなどの物理療法に加え、専門家による理学療法も取り入れている。「運動器の疾患においては医者が治せる部分は全体の半分程度、残りの半分はリハビリにゆだねなければなりません」とリハビリの重要性を強調する。

個々の患者の状態や生活環境に合わせて、筋力強化や動作訓練などをマンツーマンで行っていく。「5人の理学療法士がそれぞれの専門分野を生かしながら治療にあたっており、リハビリ環境はクリニックの自慢でもあります」と胸を張る。

クリニックを支える18人の精鋭スタッフ
スタッフ一丸で抜群のチーム医療を実践

クリニック全体のスタッフは松田院長に加えナースが4人、診療放射線技師が1人、受付が4人、リハビリ助手が3人、理学療法士5人の計18人。

「患者さんにより良い医療を提供するためにも、皆が同じ方向を向き、スタッフ一丸となって仕事をすることが大切」

質の高いチーム医療を実践するため、毎朝の朝礼では必ずスタッフ全員でクリニックにおけるクレド（信条）を唱和する。

「スタッフは皆私の考えに賛同し、ついてきた人たちばかり。皆本当に頑張ってくれています」

最初に患者を迎える受付スタッフは「笑顔で明るく接すること、大きな声ではっきり喋ることを常に心がけ、忙しい中でも丁寧な対応をしていきたい」と笑顔で話してくれた。

電気、牽引などを担当するリハビリ助手スタッフは「常に笑顔で患者さんの立場に立って接しています。今の状態を継続し、地域でナンバー1の整形外科を目指していきたい」と真っ直ぐに前を見据える。

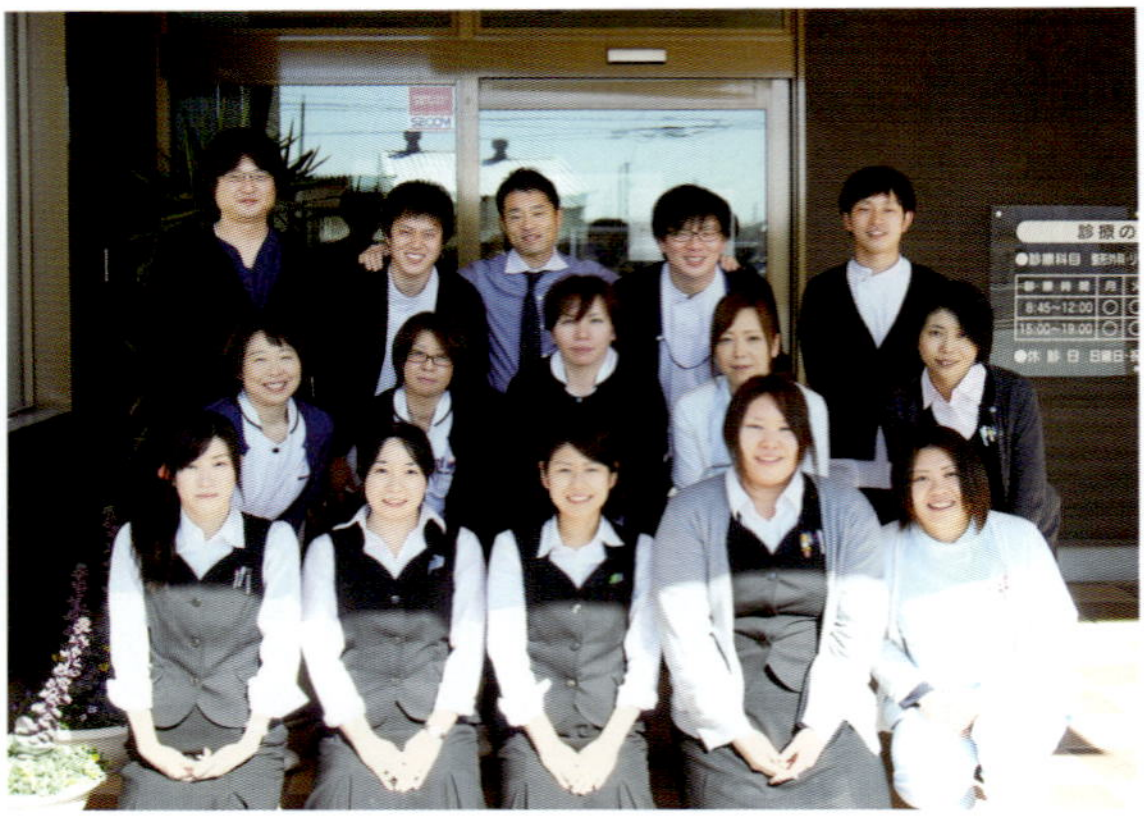
松田院長が信頼寄せるクリニックスタッフ

リハビリを担当する理学療法スタッフは「状態を改善させてあげることはもちろんですが、患者さんとの会話を大事にし、少しでも楽しい気持ちにしてあげたい。今は院長目当てに来て下さる患者さんが多いですが、私達理学療法スタッフを目当てにもっと患者さんが来てくれるように、今後も頑張っていきたい」と力強く話してくれた。

主に患者との問診を担当するナーススタッフは「暖かい雰囲気で診察が出来ればと常々思っています。もっと患者さんと話す時間を増やして、気持ちを汲み取っていきたい」と優しい笑顔を浮かべる。

MRIや骨密度検査を担当するレントゲンスタッフは、「一人ひとりを大切にした医療を誠実に全力で行っています。皆さん健康診断はよく受けておられますが、脳の検査、それに骨密度検査を受けている人は少ない。助成金もありますので、積極的に受けて欲しい」と声高に呼びかける。皆一様にキラキラとした表情で話す姿がとても印象的だった。

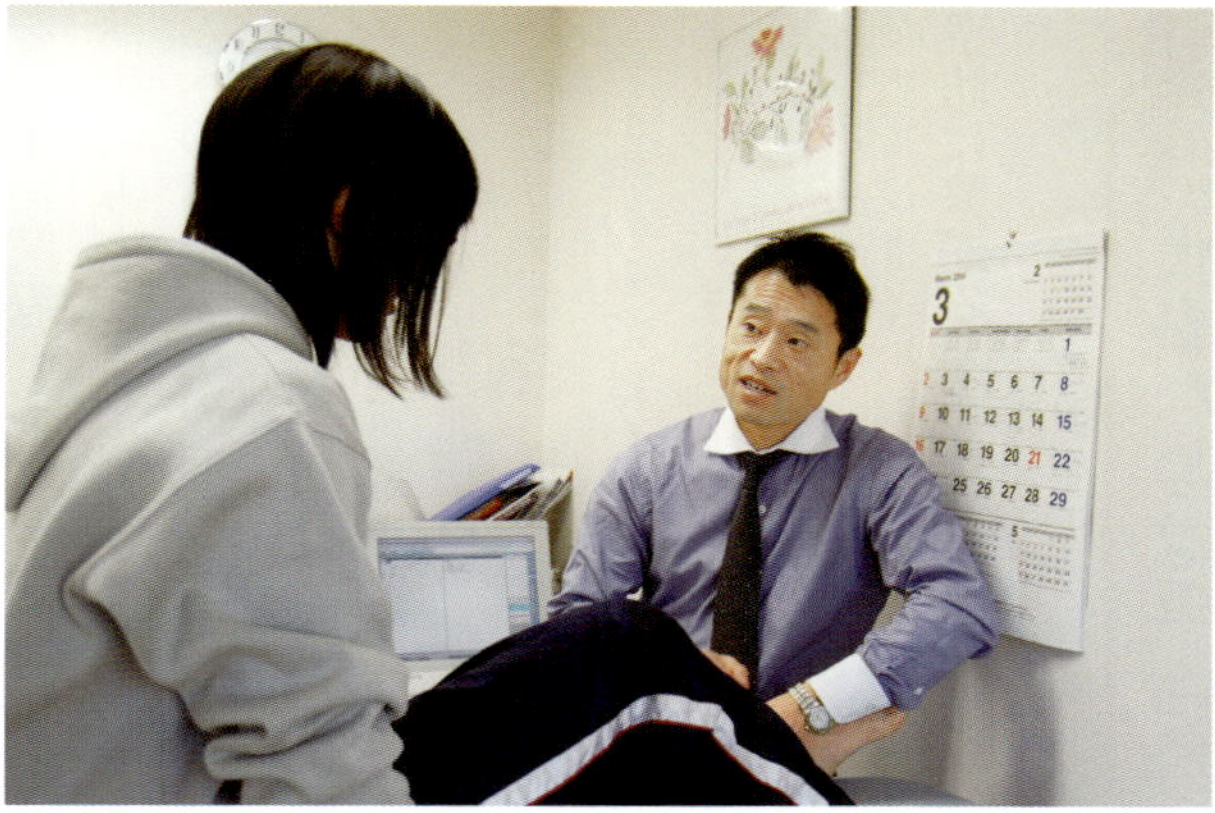

患者と同じ目線に立った診察を心掛ける松田院長

患者と密な信頼関係を構築
病気予防のためには正しい情報発信が重要

スタッフを束ねる松田院長は「このクリニックの特徴であり、長所は患者さんとの距離が近い所」だとアピールする。「常に立場を対等に、同じ目線で接していることが大きな要因だと思います。そうすることで、患者さんの方からも私達スタッフに気兼ねなく話しかけて下さいます」

患者と密な信頼関係を構築することで、「皆さんここのクリニックに来るのが楽しみと思って頂ける存在になれれば」と力を込める。松田院長自身も「威圧感を与えたくない」と普段の診療を白衣ではなく、シャツにネクタイというスタイルで臨んでいる。

常に患者の目線に立って、〝どうしたら患者さんが喜んでくれるか〟、〝どうしたら患者さんが満足してくれるか〟

を念頭に医療を提供する。そんな松田院長をスタッフは口を揃えて『アイデアマン』だと評する。診療のみならず、様々なイベントや催しを自ら企画。これらの活動に関して松田院長は、「患者さんへの情報発信の一環なんです」という。

「定期的にまつクリ会という講演会を院内にて実施しています。これは健康や医療に関する有益な情報を、患者さんに提供するために行っているものです」

こうした情報発信はまつクリ通信という院内小冊子、ホームページ上でのメールマガジン、自身のブログなど、様々な形で実施している。

「治療のみではなく、患者さんにとっての有益な情報を正確に伝えることも私達の重要な役目だと思っています」

情報発信に重きを置く松田院長はその理由を「今はネットやテレビで健康に関する情報が氾濫している時代です。その中、患者さん自身で健康に関する正しい知識を身につけることが病気の予防に繋がるからなんです」と説明する。

大事なのは平均寿命よりも健康寿命
整形外科のジェネラリスト・膝のスペシャリスト

病気にならなければ、治療や手術などの医療費を抑えられ、寝たきりのリスクも回避できる。それだけに「予防医学というものをもっと皆さんに知って頂きたい」と強く訴える。

さらに松田院長は「メディアでは平均寿命のことばかりがクローズアップされていますが、大事なのは健康寿命だと私は思います」と続ける。

〝人の介護がないと生活ができない〟〝寝たきりになってしまった〟という状態では人生の楽しみが半減してしまう。

「理想は死ぬ寸前まで自立した生活を送れること、すなわち健康寿命を延ばすことです」

患者の健康寿命を延ばすため、まつだ整形外科クリニックでは肩こり、四十肩・五十肩、ぎっくり腰、腰痛、椎間板ヘルニア、膝、肩、肘、股関節などの関節疾患、骨折、靭帯損傷などといった整形外科分野のあらゆる疾患に対応する。

整形外科のジェネラリストとして診療を行う一方で、膝に関してはスペシャリストとして専門的な診断を行う。「ここは私の強みで誰にも負けない部分」と自信を見せる。

膝の人工関節置換術は現在でも提携する病院にて行っており「術後の経過やリハビリに関しては責任を持って当院で診させて頂きます」とのこと。

人工関節置換術を行うかは患者の困り具合や生活環境を考慮
医療にかける情熱、全ては「患者さんに喜んでもらうため」

元々ある膝関節の表面を切除し、人工の関節と置き換え、運動機能を改善させる人工膝関節置換術。この手術に関して松田院長は「手術が適用になるかという明確な線引きはありません」という。

「〝ゴルフがもっと上手くなりたい〟、〝旅行をもっと楽しみたい〟などアクティブな生活レベルを求められている方であれば、手術をお勧めすることもありますが、最終的にはご自身で手術をするかどうかを決めて頂きます。要はその方の困り具合や生活環境、要望次第です」

膝に関する相談には今、口コミや評判などから松田院長の診察を求めて遠方からも患者がやってくるという。「膝の調子が悪いために〝やりたいことが出来ない〟、〝生活に支障をきたす〟など、少しでも困ったことがあればいつでも相談に来て頂きたい」と声高に呼びかける。

休診日以外は全てのエネルギーを医療に捧げ、多忙な毎日を送る松田院長だが、「今は自分のやりたい医療が出来ていて、大変というよりも充実感の方が大きいですね。困って私のクリニックに来て下さった患者さんが元気な姿で帰って行かれるのをみると、疲れや大変さも吹き飛びます。今後もこうして元気になっていかれる患者さんを1人でも多く増やしていきたい」と瞳を輝かせる。

自身が毎年主催する納涼会や忘年会では、スタッフや医療関係者だけではなく、弁護士や企業経営者など他の分野で活躍する人も大勢招いて盛大に行う。こうした企画も松田院長ならではのもので、「異業種の方々の話を聞くことは本当に大事な事。色んな価値観や知識に触れると人間力も磨かれ、それがまた診療にも活かされますから」という。

診療への情熱、スタッフ教育への情熱、自身のアイデアにかける情熱、全てに全力を注ぐ松田院長。

根っこの部分には「全ては患者さんに喜んでもらうため」というぶれない信念がある。「今後もレベルの高い医療を提供し、多くの患者さんに信頼されるクリニックを目指して頑張っていきたい」と柔和な笑みを浮かべる。

Profile

松田 芳和（まつだ・よしかず）

昭和 42 年生まれ。埼玉県立熊谷高校卒業。富山医科薬科大学（現富山大学）医学部卒業。整形外科教室入局。富山医科薬科大学麻酔科研修。軽井沢病院整形外科以降、大学関連病院勤務。埼玉県葦の会「石井クリニック」、ドイツ短期研修、アメリカ留学を経て湘南鎌倉人工関節センター入所。人工関節部長・研究開発部長。オーストラリア・パースにて最少侵襲手術（MIS）人工膝関節置換術の研修を終了。2010 年まつだ整形外科クリニック開院。専門は人工関節置換術（特に人工膝関節）。

所属・活動

日本整形外科学会認定専門医。日本体育協会認定スポーツ専門医。
立山セミナー　セミナー賞受賞。欧州整形外科学会で最優秀演題賞受賞。John Insall Traveling Fellowship アジア環太平洋代表として選出（日本人２人目）。日本整形外科学会代表。40 歳以下 Traveling Fellowship 選出（毎年１名選出）。

Information

医療法人社団 nagomi 会 まつだ整形外科クリニック

所 在 地　〒 360-0203　埼玉県熊谷市弥藤吾 180 － 1
TEL 048－567－0753　FAX 048－567－0755
URL http://matsuda-seikei.jp/

アクセス
- 東武鉄道小泉線西小泉駅約 5㎞
- 熊谷駅（北口）より朝日バス妻沼下町下車にて徒歩３分

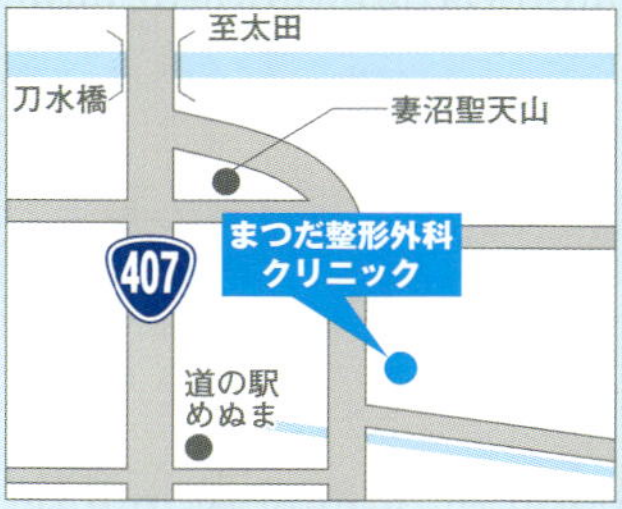

治療内容　手技療法・運動療法・ストレッチ・スポーツテーピング・物理療法（低周波・干渉波・高周波・ＳＳＰ・超音波・温熱療法（マイクロウェーブ・ホットパック）・頚椎、腰椎牽引療法）

診療内容　・骨折・脱臼・捻挫・打撲・挫傷・肉離れ・スポーツ障害・交通事故
・肩こり・腰痛・寝違い・ぎっくり腰・五十肩・膝痛・手足のシビレ
・腱鞘炎　など

診療時間　月～金　8：45 － 12：00　14：30 － 18：30
土曜日　8：45 － 12：00　14：00 － 17：00
（受付・看護師の注射 8：15 －）
リハビリ　8：15 －
休診日：水曜、日曜、祝祭日

さまざまな角度からアプローチする確かなホームドクター

全身の健康管理で包括的な医療を提供する

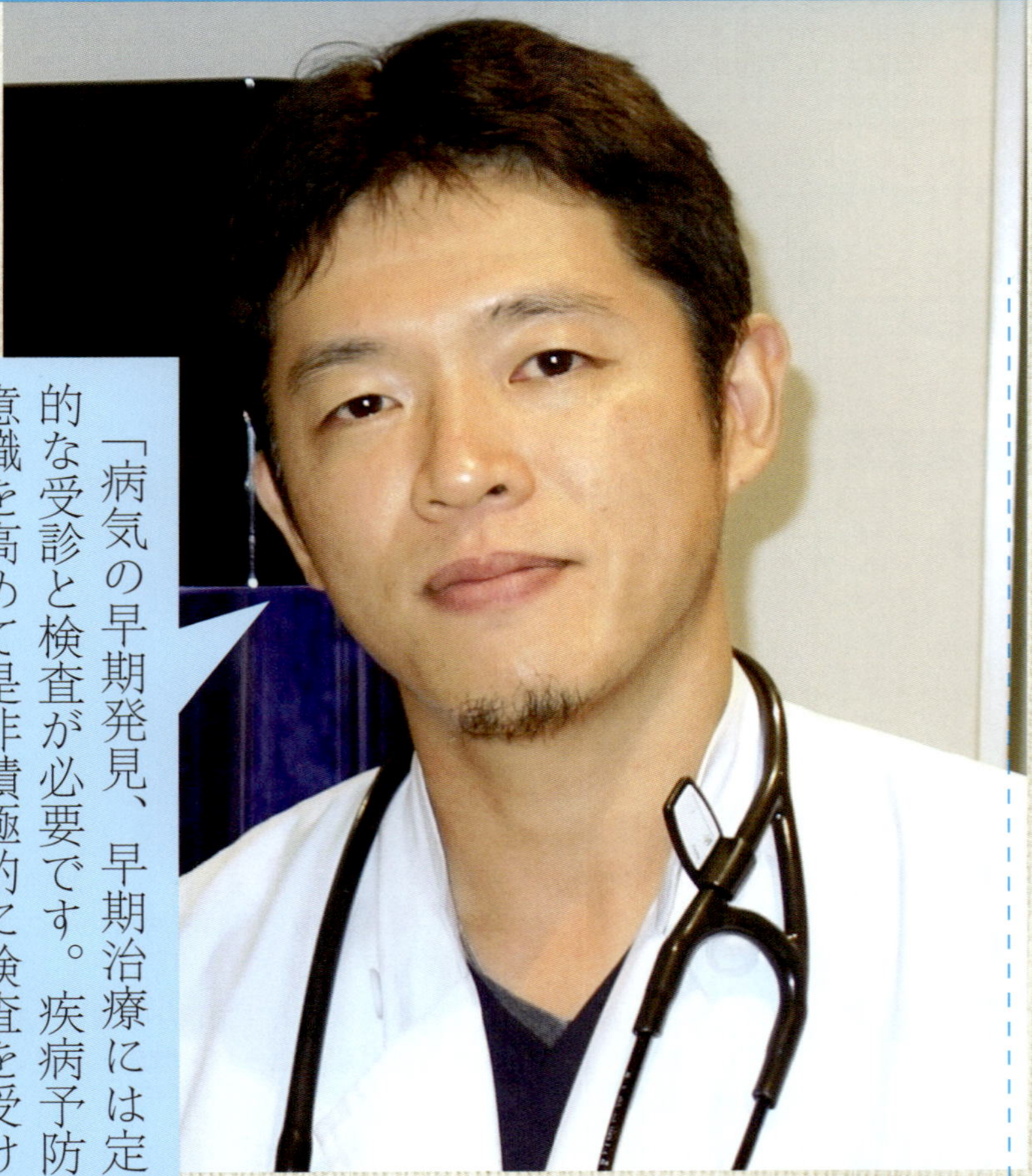

「病気の早期発見、早期治療には定期的な受診と検査が必要です。疾病予防の意識を高めて是非積極的に検査を受けていただきたいですね」

院長 **宮内 智夫**

みやうち内科・消化器内科クリニック

埼玉県北足立郡伊奈町にあるみやうち内科・消化器内科クリニックは平成25年10月の開院で歴史は浅いが、開院当初から多くの患者が来院し、すでに地域になくてはならないクリニックとして信頼を集めている。

「患者さんの全身の健康管理をしていく〝身近で確かなかかりつけ医〟というのが私の理想で、実践していること」と話す宮内智夫医師。専門である消化器内科分野を診療の柱に、子どもからお年寄りまで幅広い世代の頼れるドクターとして活躍している。

開院当初から多くの患者が足を運ぶクリニックはそう多くはない。みやうち内科・消化器内科クリニックが開院早々からにぎわっているのは、宮内院長が病院勤務時代に診ていた患者の多くが開院と共に訪れているためだ。中には東京や千葉など県外からの患者も多いという。

「私を頼って来て下さる患者さんの期待に応えるためにも、満足して頂ける医療の提供に努めています」

病院レベルの高度な医療をクリニックでも
宮内院長が絶大の信頼寄せる精鋭スタッフ

宮内院長はクリニックの開院に臨んで、病院で行っていた診療レベルとそん色のないハイレベルなクリニックづくりを考えていた。

このため院内には内視鏡をはじめ、血液検査、超音波、レントゲン、感染症検査、心電図など各種の最新の医療機器を備えている。血液検査は院内でほとんどの検査が可能で、検査結果も30分程の短時間で出るため、緊急時を含め、迅速な対応をとることができる。

「CTとMRI検査も希望される患者さんや必要と判断した患者さんには連携する伊奈病院や上尾中央病院を紹介しています」と宮内院長。ほぼ病院の診療と同レベルの医療環境が整ったクリニックだが、「設備以上に何より重要なのは医療に携わる人材です。この点このクリニックのスタッフは優秀です」と太鼓判を押す。

「開院当初からしっかりとした医療を提供して地域の評判を集めているのも、優れたスタッフ一人ひとりの力の結集によるものです」

クリニックのスタッフは事務が2人、薬剤師（事務）1人、看護師（内視鏡検査技師）2人、臨床検査技師2人の総勢7人。スタッフの半数以上は宮内院長が病院勤務時代に共に働いていたメンバーだ。

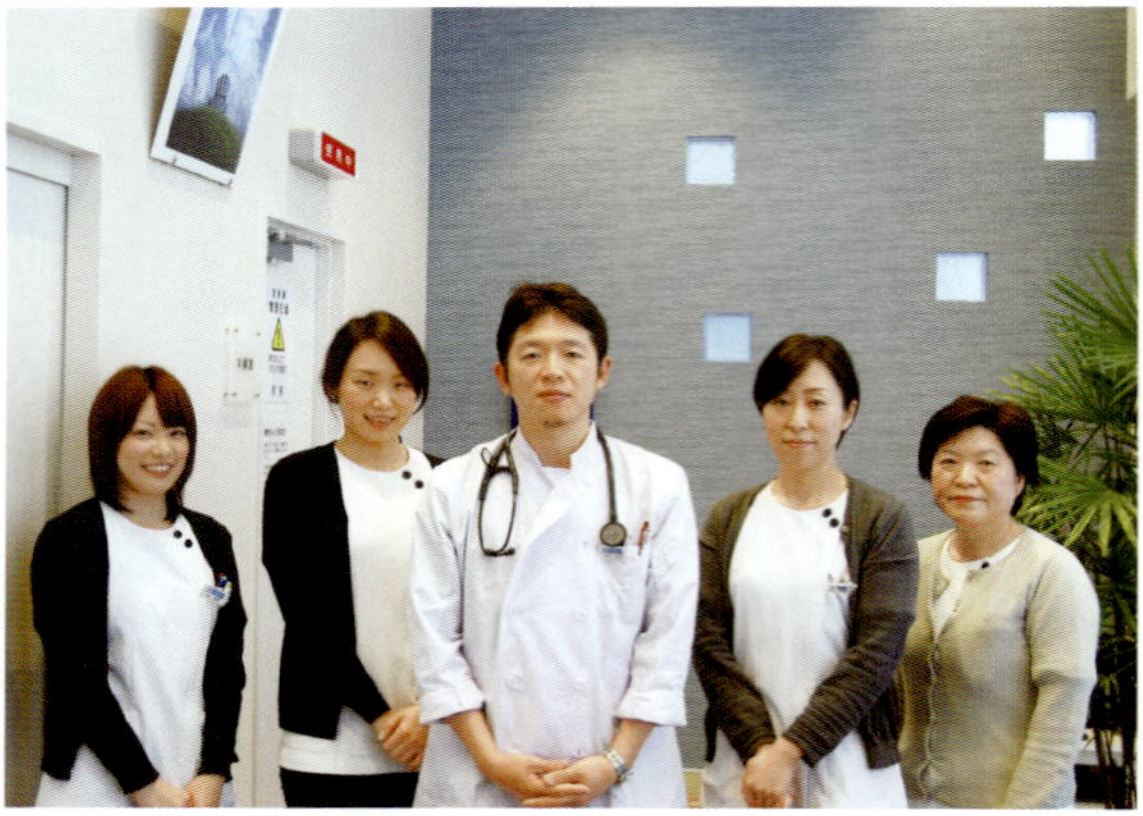
宮内院長が信頼寄せるクリニックスタッフ

「15年近く一緒に仕事をしてきた人もいます。病院に留まることも出来たはずなのに私についてクリニックに来てくれました。非常に心強く思いましたし、心底嬉しかったですね」と振り返る。

「クリニックを開院すれば、〝医院の経営や事務作業に追われるのではないだろうか…〟、〝きちんと診療に集中できるだろうか…〟」

宮内院長が独立に際して抱いていたこうした懸念も、蓋をあけてみれば「病院での勤務医時代と変わらず診療に集中できています。周りのスタッフの支えによるもので、改めて素晴らしいスタッフに恵まれていることを実感しています」と抱えていた不安はあっという間に吹き飛んでいた。

また、クリニックを影で支えているのが宮内院長の奥さんで、「家内にも本当に感謝しています。経理を含めて不慣れなことばかりですがよくやってくれています。色々お世話になりすぎて頭があがらないほどです」と微笑む。

2万件以上の実績をもつ内視鏡検査のエキスパート
病気を見落とすことなく、苦痛を感じさせない内視鏡検査を実践

地域の健康を力強く支える宮内院長は、昭和43年の生まれで、千葉県出身の45歳。

「祖父、父、兄が医師で、開業医として患者さんから尊敬されている父の姿を見て育ちました。医師一家ということで他の仕事を頭に描くことなくごく自然に医師を志していました」という宮内院長。

「私が二十代の時に父が亡くなり、親孝行らしいことができなかったので、父のような医師になって親孝行したいと思うようになりました」

東京慈恵会医科大学に進み、卒業後は千葉大学第一内科（消化器内科）に入局。その後病院での勤務を重ね、独立する直前まで勤めていた埼玉県の伊奈病院では13年間在籍した。

宮内院長が勤務医時代に手掛けてきた内視鏡検査の数は上部（食道・胃・十二指腸）、下部（大腸）合わせて2万件を超える。内視鏡専門医の資格も取得し、名実ともに内視鏡検査のエキスパートとして豊富な実績と豊かな経験を積み重ねてきた。

内視鏡検査について宮内院長は「出来るだけ経験豊かな内視鏡専門医の検査を受けることをお勧めします。病気を見落とすことなく見つける眼を備えていることが、内視鏡検査を行う医師に

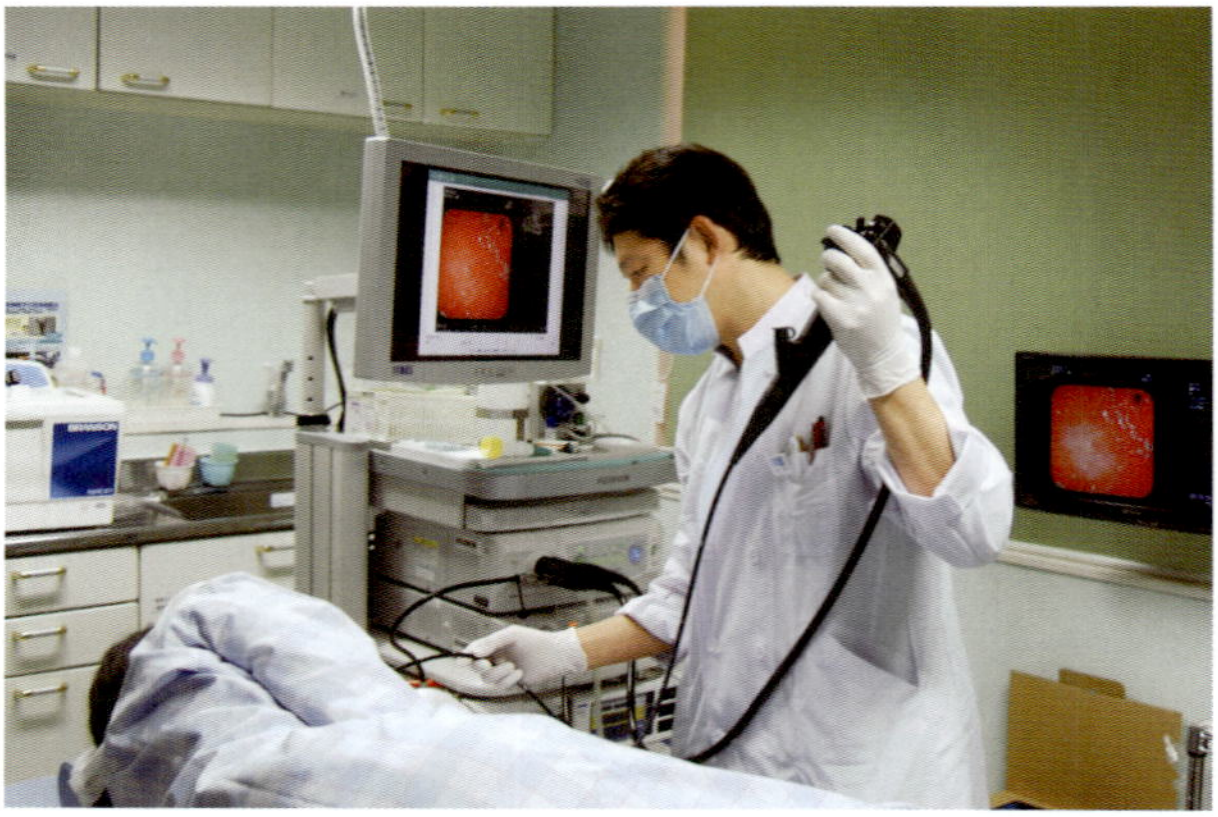

病気の見落としなく苦痛を感じさせない検査を実践する

はとても重要なことだからです」とアドバイスする。

せっかく内視鏡で胃や腸の中を調べても、疾患を見落としてしまえば何の意味もなくなってしまう。宮内院長も細心の注意をはらって、「とにかく見落としのない検査。これを常に意識しています」と強調する。

内視鏡検査は先端にカメラがついた細い管を鼻または口から胃や十二指腸に挿入していく。患者の多くは不快感や違和感を感じ、基本的に気持ちの良いものではない。「見落としのない検査と同時に、患者さんに苦痛を感じさせない検査が行えるようスタッフ共々心掛けています」

内視鏡検査で胃がん・大腸がんの早期発見を 実績多い肝臓病治療も専門的に対応

宮内院長は患者に少しでも楽に内視鏡検査を受けてもらうため、経鼻カメラは直径５・９㎜、経口カメラは同８・７㎜ほどの大きさの内視鏡を用いて検査を行っている。

「経口カメラは通常直径10㎜ほどのものを使いますが、私が用いる経口カメラはかなり細い方です。とくに経鼻カメラは口、鼻のどちらからもスムーズに挿入できるので、苦痛が少なく強い麻酔を施す必要もありません」とメリットを強調する。

「患者さんがリラックスした状態で検査を受けることも大事なことです。これは検査の際に苦痛を感じるかどうかというのが、気持ちの持ちようにも大きく左右されるためです」という。

この点に関して宮内院長は、「クリニックでは私や内視鏡検査技師の資格を有する看護師がこまめに患者さんに声をかけることで、緊張をほぐし安心感を与えるように努めています」とのこと。

クリニックにおいて、内視鏡検査にかかる時間は上部で5分、下部で15~30分程度だ。そして検査結果はその日のうちに知ることができる。

「内視鏡検査によって胃がんや大腸がんを早期に発見することができます。ある程度進行した段階でがんが見つかると、入院して手術が必要となります。これでは身体の負担が大きくなる上に、医療費もかさみます。早期発見でがんを初期のうちに治してしまうことは、精神的にも肉体的にも、そして経済的にも非常に重要なことです」

身体に何の異常も感じられなくても、予防のために検査をするという意識はまだまだ低い。家事や仕事に忙殺されてつい定期検診などを疎かにしたり、自覚症状がないからと言ってつい検査から足が遠のくといった風潮は多い。

「病気の早期発見、早期治療には定期的な受診と検査が必要です。疾病予防の意識を高めて是非積極的に検査を受けていただきたいですね」と検査の必要性を声高に訴える。

消化器系の検査・治療を得意とする宮内院長は、内視鏡検査と並んで肝臓病治療に豊富な実績を誇り、専門的な診断、治療を行っている。

「インターフェロンを用いた肝炎治療も多数手掛けてきました。肝臓病をはじめとした消化器系疾患が疑わしい人や不安に思われている方は一度相談に来てください」とアピールする。

患者の待ち時間を減らし、診察時間をゆっくり設定する
家族で知恵を出し合ってつくった宮内家特製のクリニック

クリニックの開院で、宮内院長は勤務医から開業医という立場で医療に携わるようになったが、「自分が理想とする医療のスタイルは、患者さんの健康を全体から包括的に診ていくということでした。病院勤務の時代は出来なかったこの医療スタイルを独立開院によって実践することができ、とても満足しています」と語る。

一般に病院では診察の待ち時間が2～3時間というのも珍しくないのが現状だ。それでいて診察時間は5～10分程度。俗に〝3時間待ちの3分診察〟と言われるが、これは大きな病院が抱える宿命的な課題で、患者にとっては深刻な問題だ。宮内院長が勤務していた病院も例外ではなく、「こうした現実では、なかなか自分が理想とする医療を実践するのは困難でした」と述懐する。

クリニックでは待ち時間を極力抑え、一人ひとりの診察時間を長くとることを徹底させ、密度の濃い診察を行っている。

これは宮内院長のクリニックの大きな特徴でもあり、「診察では患者さんの抱えているさまざまな悩みや家庭環境などを聞かせてもらうこともあります。患者さんからの話を診療に反映させて全体像をある程度把握して全身の健康管理をしていく。これが包括的な医療のスタンスです」と説明する。

「〝自分のことを何でもわかってくれている〟医師であれば、患者さんも安心してより詳しく色んなことを話してくれるようになります。一人でも多くの患者さんとそういった信頼関係を築いて地域の人たちの健康をしっかり支えていきたい」

待ち時間の短縮や迅速な検査など、クリニックならではの小回りの利いた診療スタイルを実践す

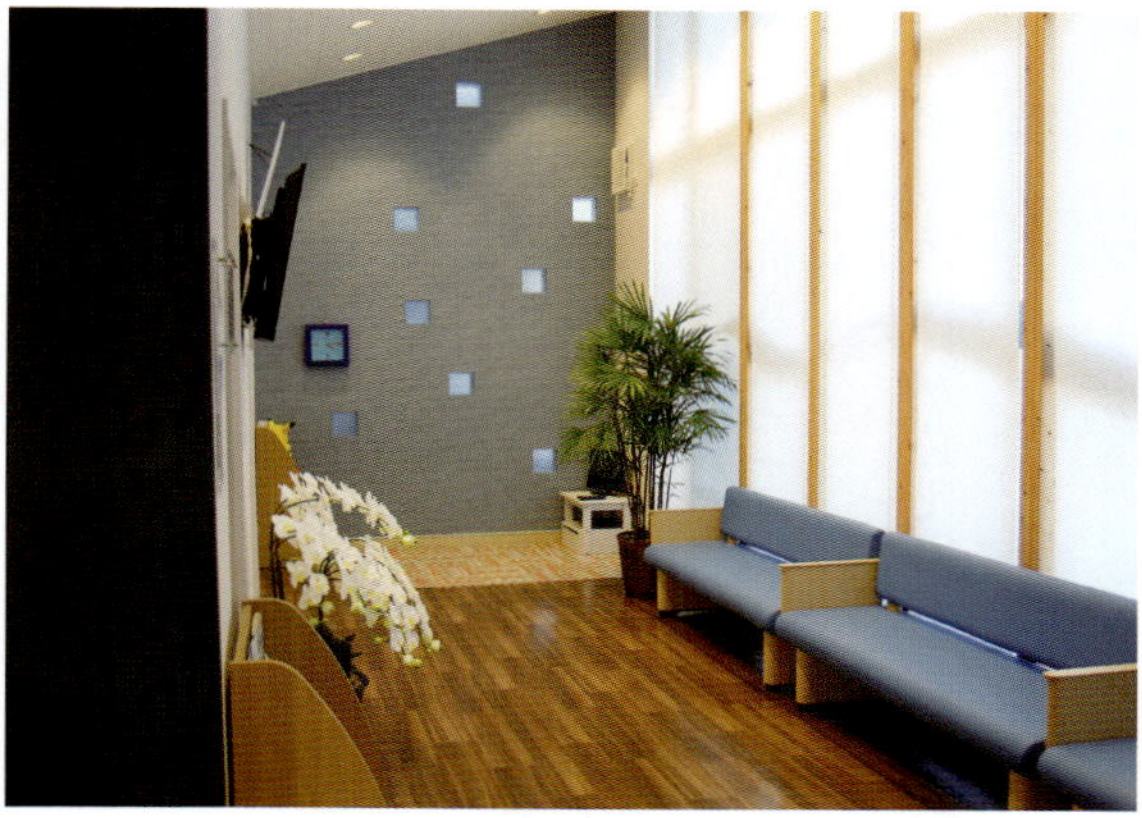

リラックス空間を追求した院内待合室

る宮内院長は、「少しでも患者さんが来院しやすいように」と、院内の雰囲気にも様々な工夫を凝らしている。受付、待合、診察室などは全てフローリングで親しみのある雰囲気づくりを心掛けている。

　待合いスペースは全面ガラス張りで天井が高く、解放感があふれる。子供のためのキッズスペースや癒しのシンボルであるミニ水族館、検査や処置後に休憩できるリラクゼーションルームも好評だ。子どもからお年寄りまで心配りにあふれた環境を整えている。

「このクリニックは私一人がつくったものではありません。内装は妻と一緒に考え、ロゴマークは2人の子供も一緒に頭を絞りました。家族で知恵を出し合ってつくったクリニックだけに想い入れもひとしおです」と目を輝かせる。

アンチエイジング効果のあるプラセンタや禁煙外来も好評
毎日が全力投球！全身全霊を傾け地域医療に取り組む

　宮内院長は幅広い患者さんのニーズに応えていきたいと、健康診断や禁煙外来を実施している。自由（保険適用外）診療になるが、にんにく注射、プラセンタ注射、ビタミンC点滴なども患者の希望に応じて行っている。

なかでも女性を中心にしたプラセンタ療法が、アンチエイジングとして人気を集めている。ヒト胎盤から様々な有効成分を抽出した 医療用医薬品を注射する事で、細胞レベルでのアンチエイジング（若返りと修復）を行うものだ。

「本来は肝機能障害、更年期障害などの薬として厚生省の認可を受けていますが、健康な人への投与で美容、美白、疲労回復、腰痛などに効果があり、自然治癒力や免疫力を高めると言われています。〝肌の調子が良くなった〟など効果を実感している患者さんもいらっしゃいます。ただし、やはり薬なので投与にはいくつかの注意点があります。ご希望の方は気軽に相談にいらして下さい」

宮内院長は月曜日から土曜日まで診療に勤しみ（木曜日は他院にて内視鏡検査）、休日は日曜日だけという日常だが、「とても充実しています。自分のやりたい医療も実践出来ていて、以前と比べ患者さんと話す時間が増え、患者さんとの距離が近くなったと感じます」と充実した表情を浮かべる。

「患者さんには入院をしない・させない医療を提供していきたい。要は予防中心の医療です。例えば脳梗塞、心筋梗塞の予防として目立った症状がない時から脂質異常症、糖尿病、高血圧など生活習慣病の管理をしっかりすることです。医師である私だけでなく患者さん自身も日常の生活でこうした健康管理を強く意識することが必要です。健康の秘訣は定期的な受診と検査、さらには心身ともにストレスのない生活を送ることでしょうか」

こう話す宮内院長自身のストレス発散法は「休日に家族と一緒に過ごすこと」だそうだ。

患者と向き合って診察するときは、「自分だったらどうしてもらいたいか」、「自分の家族だったらどういうふうに接するだろうか」ということを意識しながら接しているという。

「診察は毎日が必死です。とにかく全力投球で取り組みます」

患者の身体全体の健康管理につとめる宮内院長の包括的な医療スタンスに、地域医療に全身全霊を傾ける信頼のホームドクターの姿を見る。

Profile

宮内 智夫（みやうち・ともお）

昭和 43 年生まれ。千葉県出身。東京慈恵会医科大学卒業。千葉大学第一内科（消化器内科）入局。社会福祉法人同愛記念病院、千葉大学医学部付属病院、国保直営君津中央病院を経て、医療法人伊奈病院（内科医長、消化器科部長、内科部長歴任）に勤務。平成 25 年みやうち内科・消化器内科クリニック開院。院長・医学博士。

所属・活動

日本内科学会認定内科医。日本消化器病学会消化器専門医。日本消化器内視鏡学会内視鏡専門医。日本肝臓学会肝臓専門医。日本消化管学会胃腸科認定医。日本医師会認定産業医。日本化学療法学会抗菌化学療法認定医。ＩＣＤ（インフェクションコントロールドクター）。身体障害福祉法指定医（小腸機能・肝機能障害）。

Information

みやうち内科・消化器内科クリニック

所 在 地　〒 362-0807　埼玉県北足立郡伊奈町寿 2 − 144 − 4
TEL 048 - 783 - 3751　FAX 048 - 783 - 3750
予約専用 TEL 048 - 783 - 3752
URL http://miyauchi-cl.net/

アクセス　● 埼玉新都市交通（ニューシャトル）羽貫駅徒歩 8 分

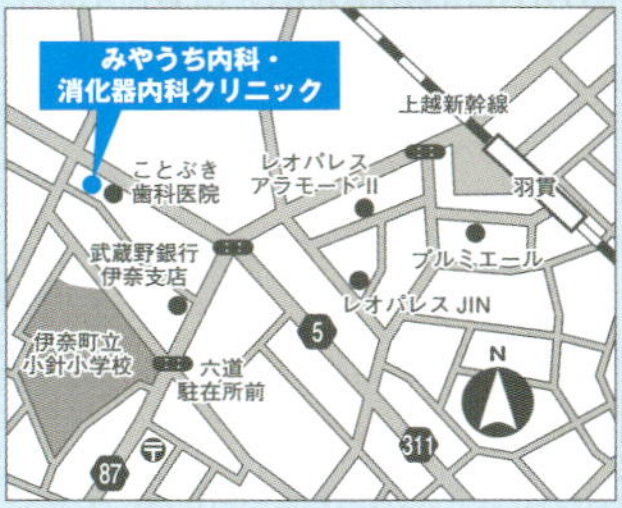

診療内容
・内科　消化器内科　肝臓内科　内視鏡内科　小児科　感染症外来・予防接種　禁煙外来
・健康診断・各種検査　自由診療

診療時間
月ー水、金　9：00 − 12：00　15：00 − 18：30
土　9：00 − 14：00
休診日　木・日曜日
□内視鏡検査（月・火・水・金、予約制）
胃カメラ　　8：00 −　9：00
大腸カメラ 14：00 − 15：00
（受付は全て 15 分前で終了となります）

諦めなければがんは克服できる！

免疫力を高め抗酸化力をつけて、がんの統合医療を実践

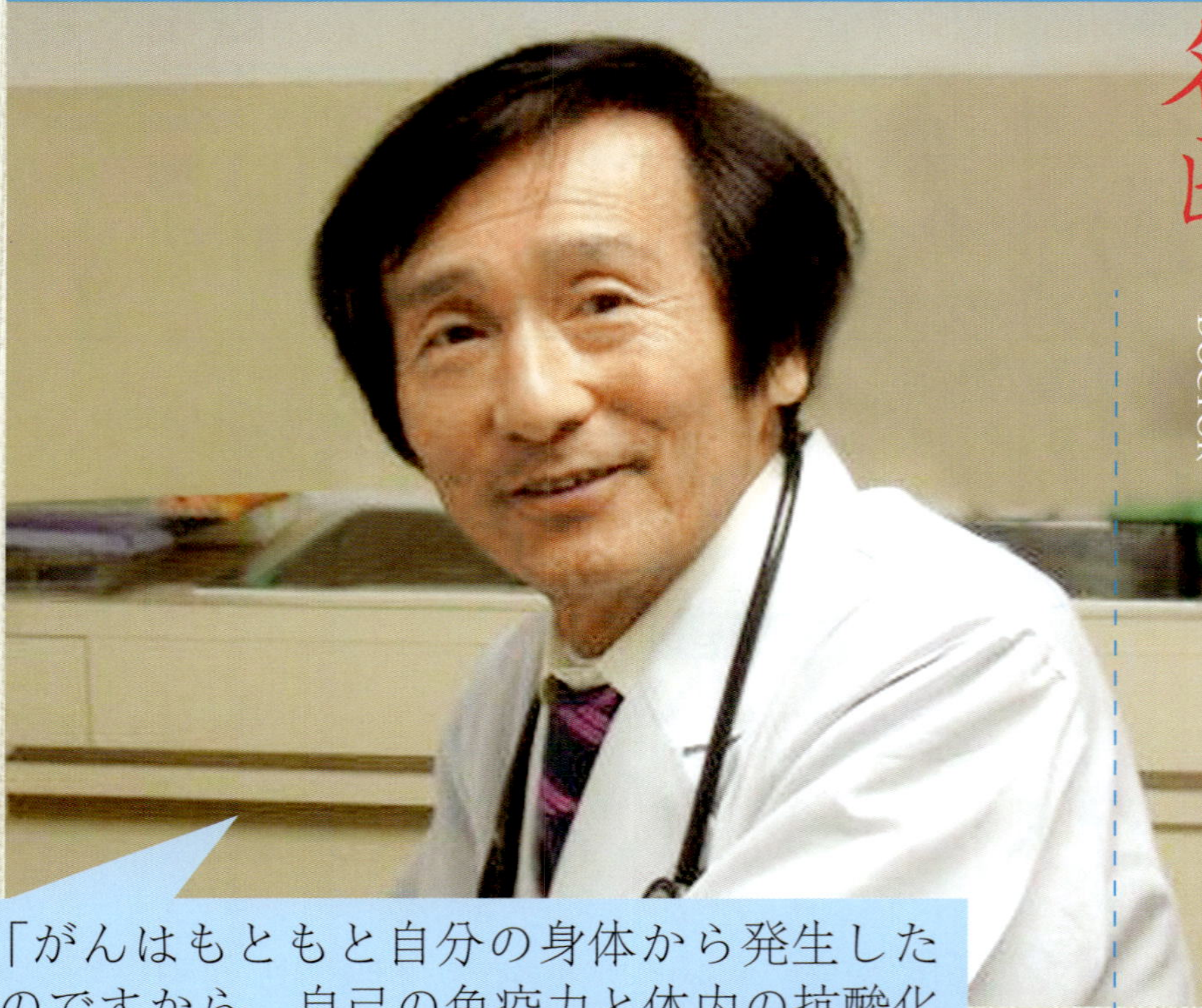

「がんはもともと自分の身体から発生したものですから、自己の免疫力と体内の抗酸化力を最大限に発揮すれば必ず克服できるのです」

理事長・院長 **村上 正志**

医療法人社団 貴正会 村上内科医院

京都市山科区にある村上内科医院。診療科目は内科・小児科・胃腸科・リハビリ科だが、医院の最も大きな特色は超高濃度ビタミンC点滴療法をメインとしたがんの統合医療だ。

平成26年1月より京滋地区唯一の統合医療の認定医として免疫力を高め抗酸化力をつけて、がんの総合医療を実践している。

「日本人の2人に1人が発症するなど、がんは国民病ともいわれています。しかし、上手く治療を行えばステージ4など、どんなに進行していても治ることがあります。〝がんは必ず克服できる病気なんだ〟ということをまずは皆さんに知って頂きたいですね」

こう話すのは院長の村上正志医師。平成19年からがん治療を始めて以来、これまで多くのがん患者をサポートしてきた。「うちにくる患者さんは全て身内のようなもの。自分の家族を診るつもりで、親身な対応を常に心がけています」

これまで村上内科医院には京都府下だけでなく、島根、静岡などの遠方から、さらにはアメリカからも村上院長のがん治療を求めて患者がやってきている。

村上院長は、がんを治療する上で重要視するポイントを次のように話す。

「がんを克服する上で大事なことは大きく2つあります。一つは自己の免疫力を高めること。そして身体に抗酸化力を身につけることです。この2つががん克服の根本で、大きな鍵になるのです」と力説する。

「具体的な治療に入る前に、なぜこの2つが重要なのかということを、その仕組みと共に患者さん自身で理解して貰うことも非常に大切なことです」という。初診に訪れた患者全員に、まず詳しい説明を行うのが村上院長の診療スタイルだ。

がんの原因の9割が生活習慣の乱れ
食生活の見直しでがん体質を改善

「がんになる原因の9割以上は生活習慣の乱れです。普段の生活が良くないものですと免疫力が低下し、体の中にどんどん活性酸素が増えていきます。具体的には食生活の乱れ、睡眠不足、精神的・肉体的ストレス、運動不足です。これらが重なることで、がんになりやすい体質になり、発症に至るというわけです」

生活習慣の重要性を強調する村上院長は「がん治療の根本は免疫力を高め、抗酸化力をつけて、がん体質を改善することです」と声高に訴える。

人間の体質に大きな影響を与える〝食〟。近年日本の食生活は肉や牛乳・卵・バターなど動物性のたんぱく質と脂肪が多い欧米型にシフトしてきている。

「動物性たんぱく質を食べると体内に老廃物が著しく増え、がんが急増する原因になります」と警鐘を鳴らす。現に食の欧米化によって、肺がんや大腸がん、膵臓がん、乳がんなど、いわゆる欧米型のがんが日本でも急増している。

また、コンビニ、スーパーの増加でレトルトやインスタント食品が増えていることも「がん体質になる人を増やしている原因」だという。「レトルトものやインスタント食品ばかりだとビタミン・ミネラルが不足してしまいます。これががんを引き起こす原因の一つです。コンビニやスーパーのフライものも脂質の酸化が進んでいてがんの原因になる危険性があるので注意が必要です」。

こうした食生活を見直すことで、がん予防やがんを克服することに繋がると村上院長は説明する。

「具体的にどんなものを食べればいいのかということですが、私はかつてアメリカががん予防の国策としてとった食生活を患者さんにお勧めしています」

90年代にアメリカでがん予防を目的として策定した「デザイナーフーズ計画」というのがある。これはがん予防に効果のある植物性食品のリストが、効果の大きい順に示されている。

このリストにはニンニクやキャベツ、甘草、大豆、ショウガ、ニンジンを頂点に、玉ねぎ、ターメリック、お茶、ブロッコリー、トマト、ナス、ホウレン草、柑橘類。さらにはキウイ、ベリー類、キノコ類、海藻類など約30種にのぼる食品が挙げられている。

「これらの食品には全て共通点があります。それは免疫力をアップさせ、抗酸化力が身につく食品だということです」と村上院長は指摘する。

アメリカは20年ほど前からこうした食事療法を徹底して呼びかけた結果、全米でがんの患者が大幅に減少しているという。

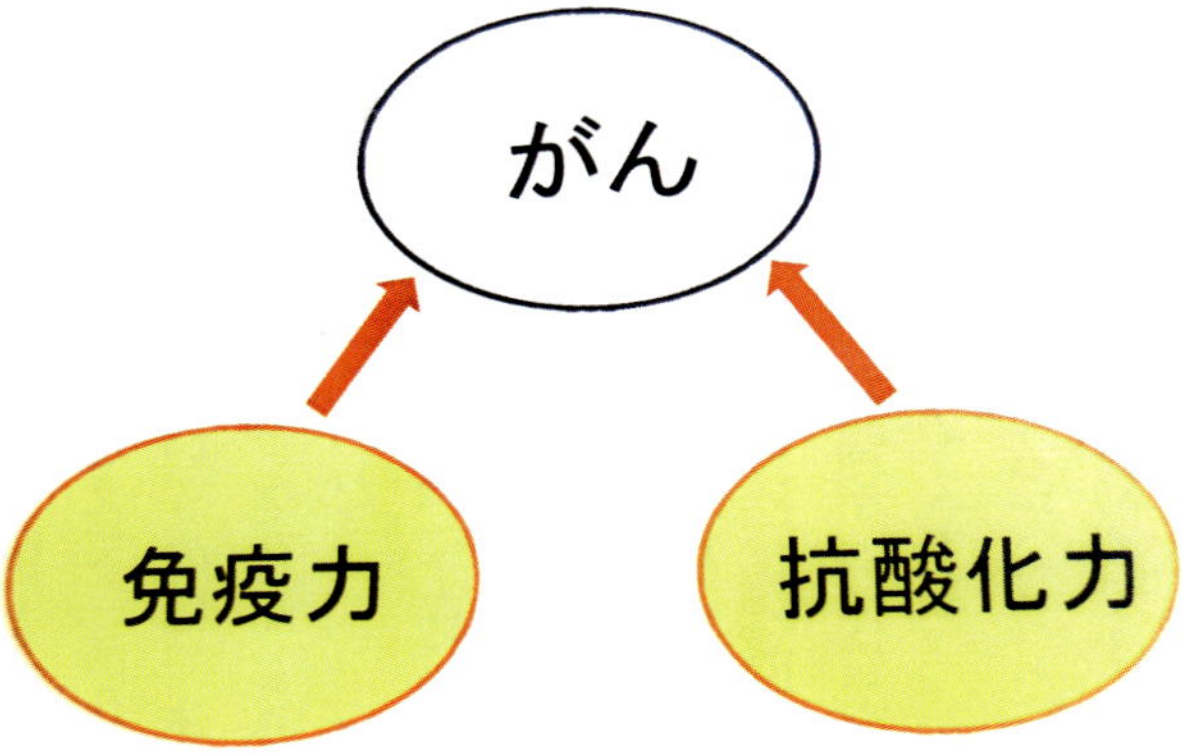

がん克服の鍵は免疫力と抗酸化力

気をつけなければならない〝酸化ストレス〟
新鮮な野菜やサプリメントで抗酸化力を付ける

がんになる大きな要因として仕事や人間関係からくる〝精神的ストレス〟がよく指摘される。村上院長はこれに加えて「酸化ストレスにも気を付けてほしい」と呼びかける。

酸化ストレスというのは、体の中で酸化が進み、体のサビが過剰になっている状態を指すと村上院長は説明する。老化やしみ・しわ、心筋梗塞、脳梗塞、がんなどの原因がこの酸化ストレスだといわれているのだ。

「体の酸化の原因は、主に紫外線、たばこ、アルコール、食品添加物、精神的ストレスといったものが挙げられます。これらに気を付けて体の酸化を防ぎ、がんをはじめとした病気のリスクを回避して欲しいと思います」

身体の酸化を防ぐ対策として村上院長は、「抗酸化物質を摂ることで積極的に酸化を抑えることが可能です。ビタミンＣ・Ｅ、リポ酸、ＣｏＱ10、グルタチオンといったサプリメントがこれにあたります。ただ個々の体質や状態に合わせた摂取が必要なので、必ず専門医の指導を受けてください」とアドバイスする。

「日光によくあたって育った野菜ほど抗酸化物質を多く含んでいますので、青々とした新鮮な野菜を食べることもお勧めです」と付け加える。

がん治療の根本は〝免疫力と抗酸化力〟
治療の柱は超高濃度ビタミンＣ点滴療法

〝免疫力と抗酸化力〟。全てこの観点からがんの患者をサポートする村上院長は、「私の医院で行うがんの治療はもちろん、免疫力を高めて抗酸化力を身につける治療です」と明快に語る。

村上院長のがん治療の柱のひとつに超高濃度ビタミンC点滴療法がある。もともとアメリカ生まれの治療法で1975年から始まったといわれている。

2005年にはアメリカ国立健康研究所、国立がん研究所、国立食品医薬品局の科学者達が共同で『高濃度のビタミンCはがん細胞を殺す』という発表を行った。その後、普及は進み、今ではアメリカを中心に多くの医師が高濃度ビタミンC療法を取り入れたがん治療を行っている。

この治療法は、具体的にはビタミンCが酸化して発生する過酸化水素ががん細胞を殺すという仕組みだ。「ビタミンC点滴が重宝されるのは、正常な細胞には全く傷をつけず、がん細胞にだけ攻撃してくれるからです」

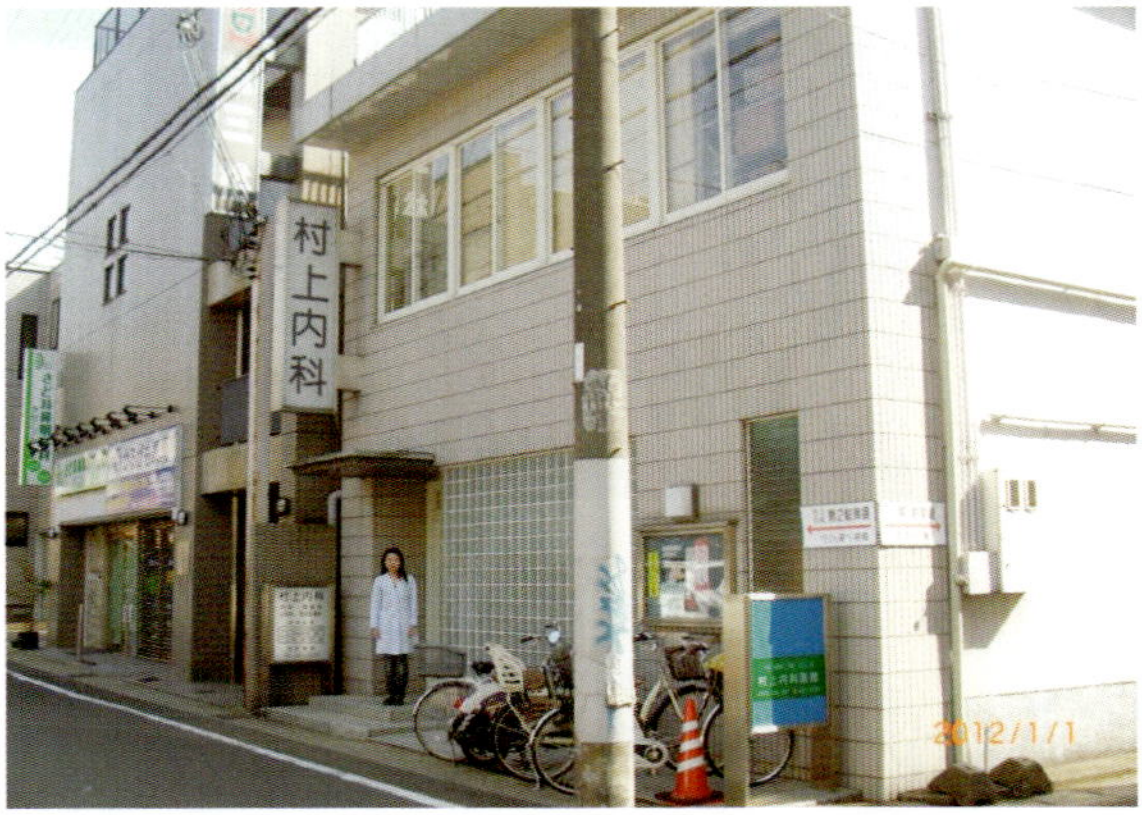

村上内科医院はJR山科駅から徒歩で10分ほどの所にある

村上院長は「正常な細胞には大量の過酸化水素を消去できる能力があるためです」と説明する。

通常の抗がん剤と大きく異なり〝がん細胞だけを攻撃できる〟ため、副作用の心配がなくがん治療を行えるというわけだ。

「高濃度ビタミンCは副作用の苦しみを味わうことなく、がんの治療を続けられる画期的な治療法です。患者さんのQOL（生活の質）も保つことができる上に、食欲増進や痛み軽減、気力や体力も増して元気になるなど、様々なメリットもあります。抗がん剤や放射線治療といったがんの標準治療の効果も底上げすることができ、本当に優れた治療法です」

余命半年の患者をわずか3カ月の治療で救う

標準治療だけじゃない、様々な治療あるがんの統合医療

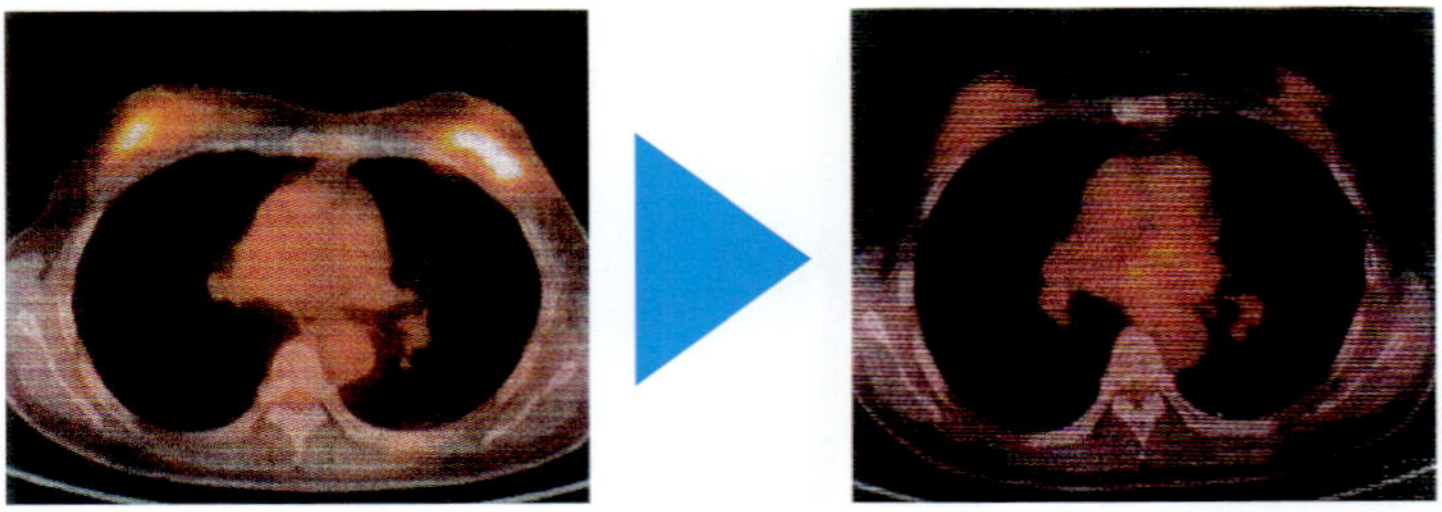

治療前（左）とがんが消失した治療後（右）

乳がんを患ってがん細胞が骨や肝臓など全身に転移し、余命半年と宣告された50代の女性が村上院長の治療を求めて医院を訪れた。

「出来ることは全てやってみようと思いました。まずたばこや酒類を完全にストップし、食生活も改善していただきました」

村上院長はこうして患者の生活習慣を改善し、その後、超高濃度ビタミンC点滴を開始した。

「がん細胞が死滅するといわれるビタミンCの血中濃度が４００㎎／dℓまで上がりました。この時、〝もしかしたらがんが治るかもしれない〟と思いましたね」

村上院長が治療を始めて3カ月後に検査を行った結果、全身に転移していたがん細胞が見事に消えていた。

「自分でもびっくりしました。免疫力と抗酸化の力、それにビタミンCの力を再確認した瞬間でした。自分のやってきたことが間違っていなかったんだとつくづく思いました」

この50代の女性患者のように、病院で余命が幾ばくもないと告知され、〝もう治療をあきらめなさい〟と言われるがん患者は世の中には大勢いる。さらに抗がん剤の副作用が強すぎて治療を続ける体力がない患者も多い。

それでも患者の多くは〝治療を諦めたくない！がんを克服したい！〟と切望しているのだ。

「病院で行われるがんの標準治療（手術、抗がん剤、放射線）はもちろん重要ですが、これががん治療の全てではないということを患者さんに知って頂きたい」と村上院長は声高に訴える。

がん患者の中には同じ治療を受けても、治りの早い人、遅い人の差がはっきりあらわれることが多い。この差というのが「免疫力と抗酸化力がその患者さんにどれだけ備わっているかの差なんです」と村上医師は解説する。

「今の日本のがん治療はこの２つがまだまだ重要視されていないのが現状です。病院で行われる標準治療では全く考慮の対象とはなっていません。だからこそがんの統合医療をもっと普及させていかなければなりません」と力を込める。

統合医療の一つである補完・代替医療には食事療法やサプリメント、運動、温熱（温泉・入浴）など様々なものがある。「これらは全て免疫力と抗酸化力を高めることが目的で、最終的ながん治療の落ち着き先はやはりこの２つなんです」と語る。

精神的ケアもがん治療の重要な要素
最良の治療法は幸せホルモンを生み出す〝笑顔〟

がんに罹る人の８～９割が抱えているといわれるのが精神的ストレスだ。「がんを発症した頃を振り返ると、離婚や家庭内のトラブルなど、大きなショックを受けるような出来事があったと指摘する患者さんが大勢います。ストレスのために活性酸素が急激に上がり、がん発症の原因になってしまうのです」

村上院長は心のケアをがん治療の重要なポイントの一つに位置付ける。

「とにかく何かストレスの発散に繋がるようなことをすることが大切です。例えば気功やヨガ、ホメオパシー、祈り、催眠療法やアロマ、フラワーエッセンスなどが挙げられます」

そして最も身近で誰にでも出来る、かつ一番最良の方法が「笑う」ことだという。

「笑うことでエンドルフィンという幸せホルモンが分泌されます。これだけでも免疫力は大分、高まります」

村上院長の医院を訪れるがん患者は年齢層が幅広く、がんが相当進行してしまった重症の患者が多いという。

「どんな状態のがん患者さんであれ、治療はもう無理ですということは絶対にありません。ネガティブな気持で来られる方も多いですが、〝何とかなるんだ〟ということをまずはお話し、安心して笑顔になっていただきます」

この〝何とかなるんだ〟という村上院長の言葉は、自らが幾度となくステージ4といわれる末期がんの患者と闘ってきた経験が言わせる、いわば心の底からの魂の呼びかけだ。

「標準治療で治らなかったからといって諦める必要はありません。個々の患者さんにあった治療というものが必ずあります。がんはもともと自分の身体から発生したものですから、自己の免疫力と体内の抗酸化力を最大限に発揮すればがんは必ず克服できるのです」と、明日に希望をつないできっぱりと言い切る。

Profile

村上 正志（むらかみ・まさし）

昭和25年生まれ。山口県出身。京都府立医科大学卒業。同大学にて消化器内科専攻。昭和57年村上内科医院開設。同63年医学博士号取得。平成17年抗加齢医学会の専門医になり、アンチエイジング医学を加えた医療を開始。同19年からビタミンC点滴療法を開始。医学博士。

所属・活動

京都府立医科大学客員講師。日本医師会認定産業医。日本統合医療学会認定医。日本抗加齢医学会専門医（アンチエイジング）。日本消化管学会認定医。点滴療法研究会、アソシエイトフェロー会員（高濃度ビタミンC点滴療法認定医、キレーション療法認定医）。日本ハイパーサーミア学会会員。日本癌治療学会会員。

Information

医療法人社団 貴正会 村上内科医院

所 在 地　〒607-8041　京都市山科区四ノ宮垣ノ内町1
TEL 075-591-4722　FAX 075-583-2032
URL　http://www.murakaminaika.com

アクセス

- JR山科駅より徒歩で10分
- 名神高速京都東インターより車で5分
- 地下鉄東西線（浜大津行）四宮駅徒歩3分

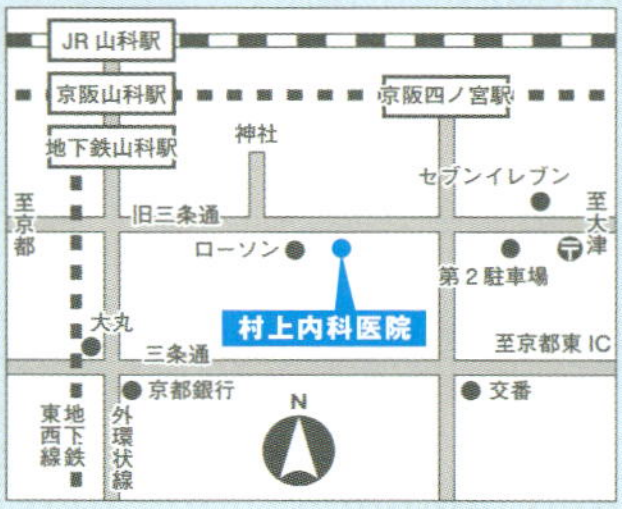

診療科目　内科、小児科、胃腸科、リハビリ科

診療時間

	日	月	火	水	木	金	土
昼　14：00 － 16：00	／	○	○	○	○	／	○
夜　18：00 － 20：00	○	○	／	○	／	○	／

（受付は、昼、夜とも診療開始30分前から）

理　念

1．真心をこめて治療します。
2．安全・安心で副作用のない治療をめざします。

現在の医学の常識をくつがえす“矢追《やおい》インパクト療法 Yaoi Impact Therapy（YIT）”

〝生命通貨（BM）〟を増やして様々な病気や老化現象を克服

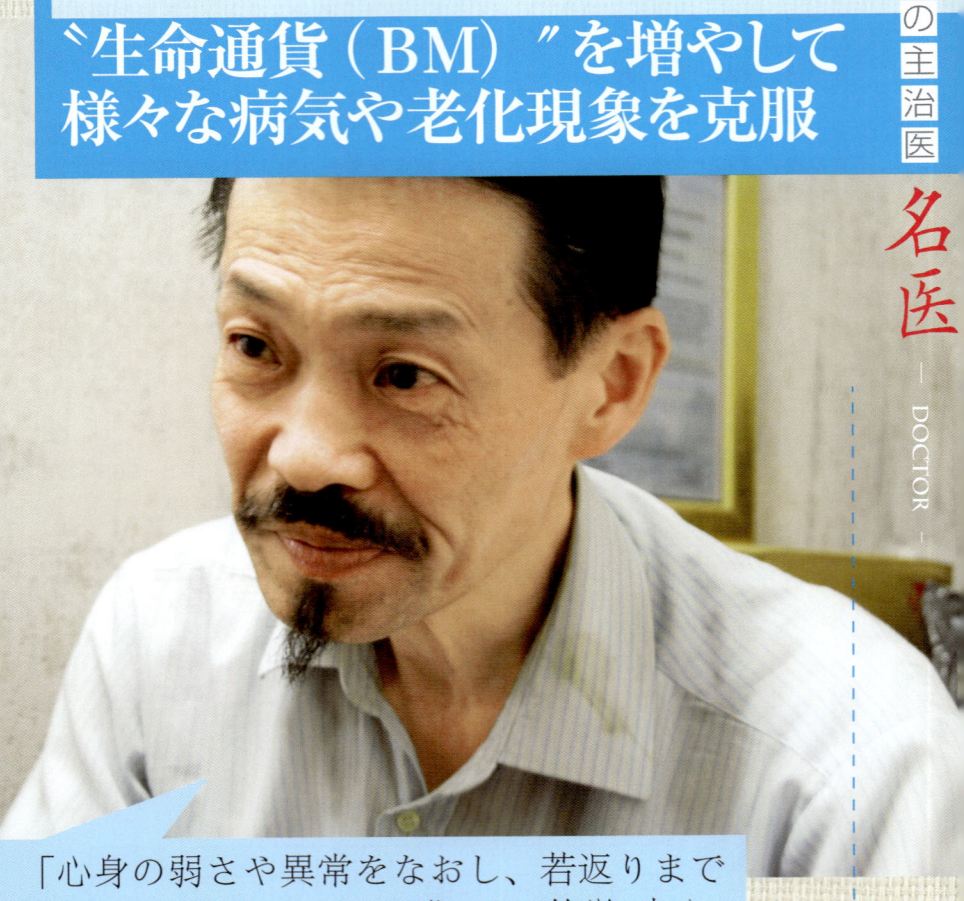

「心身の弱さや異常をなおし、若返りまで可能！それが、どこでも、誰でも、簡単・安心・安全・安価でエコに、BMを増やすことができる“矢追インパクト療法（ＹＩＴ）”です」

院長代理　矢追《やおい》 博美《ひろよし》

矢追インパクトクリニック東京

東京の神田駅から徒歩2－3分でたどり着くビルの2階。ここで、〝矢追インパクト療法 Yaoi Impact Therapy（ＹＩＴ）〟という独自の治療を行っているのが矢追博美《やおいひろよし》医師だ。

現在岩手県滝沢市で矢追医院を開業しながら「なるべく多くの人達にＹＩＴを受けていただきやすいように」と、毎週水・木曜にアクセス至便な東京におもむき、ＹＩＴを提供している。

そんな矢追博美医師のそもそものルーツは、〝医療〟の2文字に集約される。

矢追医師の先祖は奈良の生駒《いこま》で代々医療に従事し、瀉血《しゃけつ》（皮下にうっ血した静脈を矢尻の先で切って、お血《けつ》という、とどこおった血や悪い血を体外に排出させる治療法）で、殿様の病気を治したことから、「矢尻で病魔を追い払った者」という意味で矢追《やおい》という姓を賜ったそうだ。

矢追医師の祖父、駒次郎《こまじろう》は邦医《ほうい》（日本古来の伝統医）としての高い技術を買われ、明治天皇の御典医に乃木希典《のぎまれすけ》大将から推挙されたこともあり、父は開業医と警察医や産業医としても活躍し、厚生大臣から表彰。しかし叙勲については、親兄弟が皆「東京大空襲」で死亡したこともあり自ら辞退。また父の従兄の矢追秀武《ひでたけ》（医師）は、「種痘ワクチン」を精製・改良して「矢追抗原《やおいこうげん》」を開発したことから世界的にも有名（人名事典参照）で、「矢追抗原」が本来種痘の副作用を予防する目的で開発されたのに、のちにＹＩＴと同様に小児喘息や気管支喘息、アレルギー性鼻炎やアレルギー性結膜炎、イボなどに対する優れた効果が発見されたことにより、かつては医療の幅広い分野で利用された。

矢追医師はそうした知識の他、岩手医大で発生学や解剖《かいぼう》学、電子顕微鏡学等を学び、生物や細胞の神秘、その微細構造や「なぜそこにそのような形であらねばならないのか」という自然のしくみ等を詳しく学んだ。またその後岩手県立中央病院呼吸器科で、癌、膠原病や結核、アレルギー性疾患等に対する治療法や薬の副反応（いわゆる副作用）等を様々な角度から学んだ。

人間も目に見えない極超微細な〝細胞〟の集合体
〝生命通貨（ＢＭ）〟と〝矢追インパクト充電理論（ＹＩＣＴ）〟

「地球上最大の生物であるシロナガスクジラの成獣は体長30ｍ、体重１７０トン。その巨大な生物も私達も、生命体はたった一個の〝受精卵〟が常に分裂増殖等を繰り返しながら〝生き物〟としての個体を死滅するまで形成し続けているのです」と矢追医師は解説する。そして「細胞の集合体である生命体が、〝適度な刺激〟を、〝適度な間隔〟で、〝繰り返し受ける〟ことで、心身ともに健全な状態を増進・維持できる」という一大法則、すなわち〝矢追インパクト充電理論 Yaoi Impact Charging Theory（ＹＩＣＴ）〟を発見した。

さらに矢追インパクト療法（ＹＩＴ）を施した患者の体内のアドレナリン、ノルアドレナリン、ドーパミンやセロトニンなどといった「全身の細胞が何をするにも常に必要な物質」が、ＹＩＴの注射直後から短時間に著しく増える事実も発見し、矢追医師はこれらの物質を総称して〝神経伝達脈管作動性物質 Neurotransmit Vasuculoactivator（ＮＴＶＡ）〟と命名した。

つまり、ほとんど全ての生命体が生き続けるための力（パワー）、すなわち私たち生命体の〝細胞総力「総合生体エネルギー Total Bio-Energy（ＴＢＥ）」〟が、これらに依存していると矢追医師は評価し、これらの物質の力を総じて〝生命通貨 Bio-Money（ＢＭ）〟と名付け、個々の生命体の生命

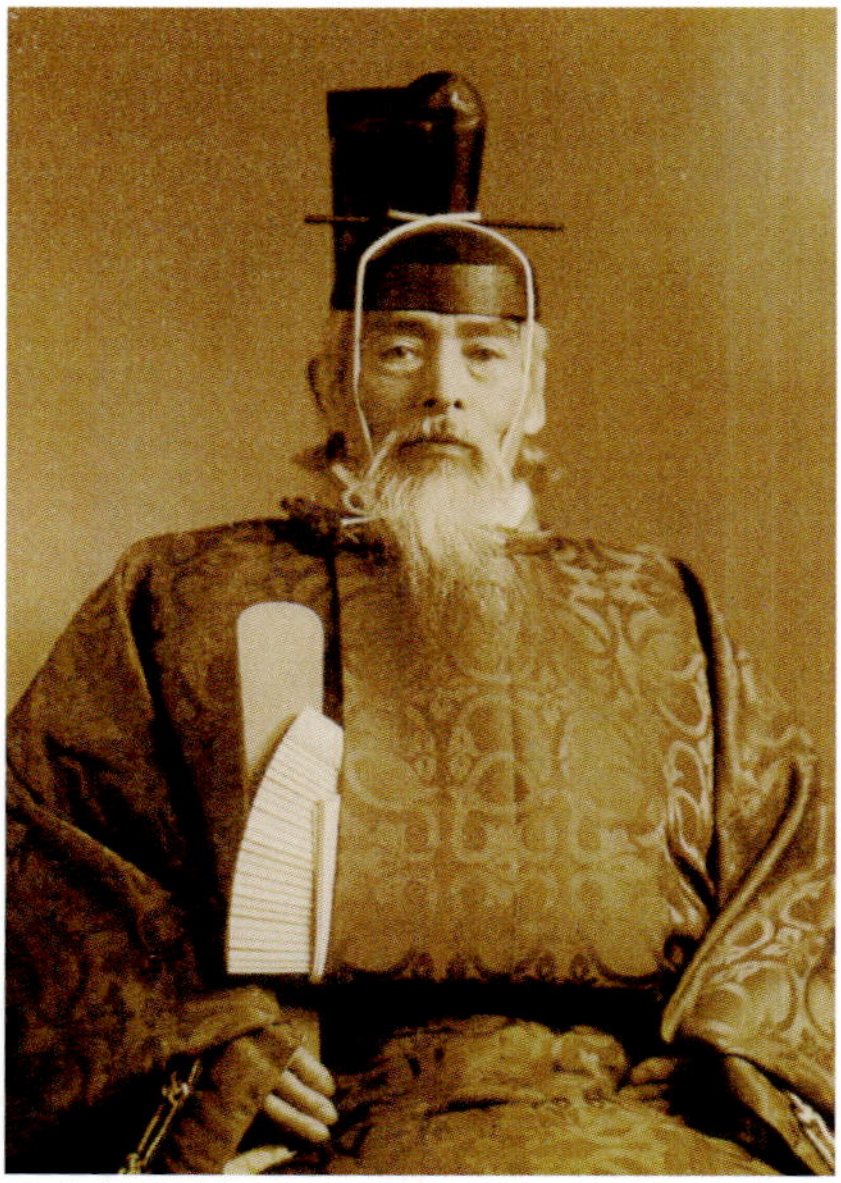

乃木希典大将から明治天皇の御典医に推挙されたこともある、祖父の矢追駒次郎翁

活動の実態を〝生命経済学 Bio-Economics（BE）〟と命名したのです。さらにBMをバッテリーの充電量に例え、〝矢追インパクト充電理論 Yoi Impact Charging Theory（YICT）〟と名付けました。

「本来生命体は、休養や睡眠をとっている間にBMがたまって再充電されます。なかには短時間の休養や睡眠で十分足りる元気な人もいますが、みな蓄えられた生命エネルギー（BM）によって生命活動や普段の生活を営む訳です。充電器が小さかったり、上手くBMを蓄えることができないと、身体に色々な不調をきたし、まともな生命活動もできないのです。すなわちBMの総量が少なかったり身体局所で片寄りをきたせば、色々な体の不調をきたし易くなる訳です。さらにBMを全身的に増やすことで身体の成長や心身の機能がアップし、運動選手のようにたくましい肉体と身体機能や強い心を持つことができるようになるのです」と説明する。

常にBMを減らさない努力をする人や、YITをうまく利用する人は若返りも可能

〝生きている〟ということは、BMの観点から見れば〝自転車操業〟のようなもの

「例えば相撲《すもう》の世界で、誰もがうらやむ様な立派な大横綱であっても、入門時にはギスギスした身体の若者。日夜激しいけいこや努力を長年積み重ねていくなかで少しずつＢＭを増やし、全身の細胞総量も増えて誰にも負けないくらいの「心・技・体」の頂点を極めることまでできるのに、引退をしてしまうとＢＭや細胞の総量も減り、からだも縮んでくるのだ」というのです。

老化現象も同様で、常にＢＭを減らさない努力をする人や、ストレスなく好きな事をして暮らしている人、ＹＩＴをうまく利用する人たちは、若返りも可能なのだという。

矢追医師はまた、「〝生きている〟ということは、ＢＭという観点から見れば、いわば常に〝自転車操業《じてんしゃそうぎょう》〟しているようなもので、いつも生きるのに必要なＢＭを造っては使い、使っては造ることを繰り返しているので、毎日していることと違うことをすると、いわゆる『ＢＭの収支』にアンバランスをきたし、様々な心身の異常をきたしてしまうのだ」という。

すなわち日常的なものでは、「住居や生活のパターンが変わる」とか、「無理をしたり、変わった運動をした」とか、女性であれば「月経」や「妊娠」の期間、「病気で寝込む」とか「大病をした後」、「長時間の大手術（特に全身麻酔下で）をした後」、「ギブス等で局部を固定し続けた後」、そして最大の例は、長期間イカダで大海を漂流した後」や「宇宙に長期滞在した後」というもので、矢追医師は「これらは全て全身ないし局所のＢＭの使用量が大幅に変化した証拠で、それぞれの程度に応じて、（ＢＭの元の使用量に戻すための）いわゆる〝リハビリ〟が必要になる訳で、従ってＹＩＴは、これらの心身の異常を手早く元に戻すためのリハビリにも大きな役に立つと言えるのだそうだ。

〝生命通貨（ＢＭ）〟の不足は、様々な病気や異常や老化を招く
どこでも簡単・安全にＢＭを増やせる〝矢追インパクト療法〟

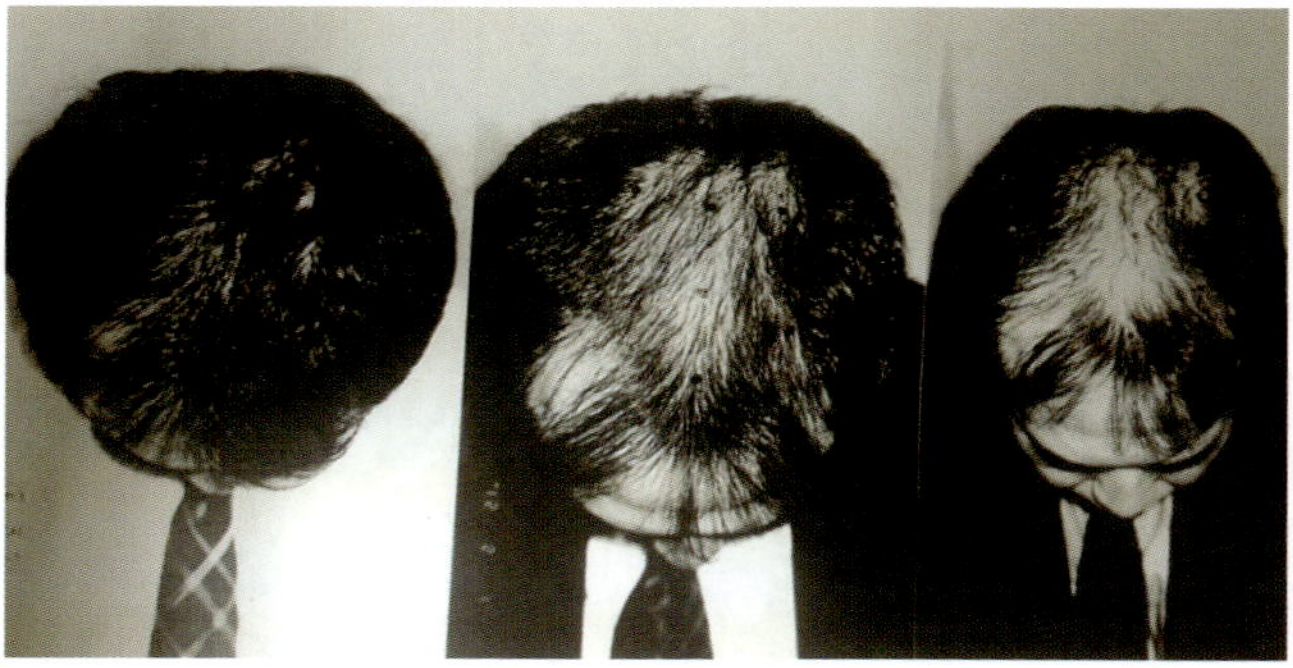
YIT の発毛効果 45 歳、左（98 日 10 回目）、中（41 日 7 回目）、右（初回）

矢追医師は日常の診療の中で、「一般に〝からだが弱い〟（すなわちＢＭが少ない）人たちが、①いろいろな病気や異常（症状）を生じ、②同じ病気を繰り返す、③症状が派手である、④症状や病状がすぐに悪化する、⑤病気や異常がなかなか治らない」といった五大特徴を持つことにも気付いた。

すなわち、従来から〝アレルギー体質〟とか〝虚弱体質〟などといわれてきた、いわゆる〝からだが弱い〟（ＢＭが少ない）人たちのことを、矢追医師はＹＩＴの開発当初、「からだの中の生命力の虚弱さ」を特徴（印象）づける目的で、こうした人たちの状態を一本の病木に例え、〝アレルギーのひねくれ木〟と名付けた。

すなわち、これらに該当する人は「様々な心身の異常や病気を生じやすく、自らの力のみでは健全な状態になかなか戻すこともままならない。すなわち体の中の少ないカネ（ＢＭ）を、何とかやりくりしながら生きている状態」だというのだ。

すなわち「身体に起こる様々な病気や異常の原因の本質が、こうした生命エネルギー（ＢＭ）の不足やかたよりによる心身の弱体化からきている」と矢追医師はいう。

さらに、「身体の根本的な弱さを治すことが、様々な病気や異常を治すことにつながるばかりか、若返りまで簡単にできてしまう」ことにも気付いたのです。

そして心身の弱ったからだの中身を強くする方法、それが「どこでも、誰でも、簡単・安心・安全・安価でエコに、BMを増やすことができる〝矢追インパクト療法（YIT）〟で、いわゆる〝生《しょう》・老《ろう》・病《びょう》・死《し》〟、進化の過程、生命活動を営む過程、などの全てを、BMで説明することが可能だ」という。

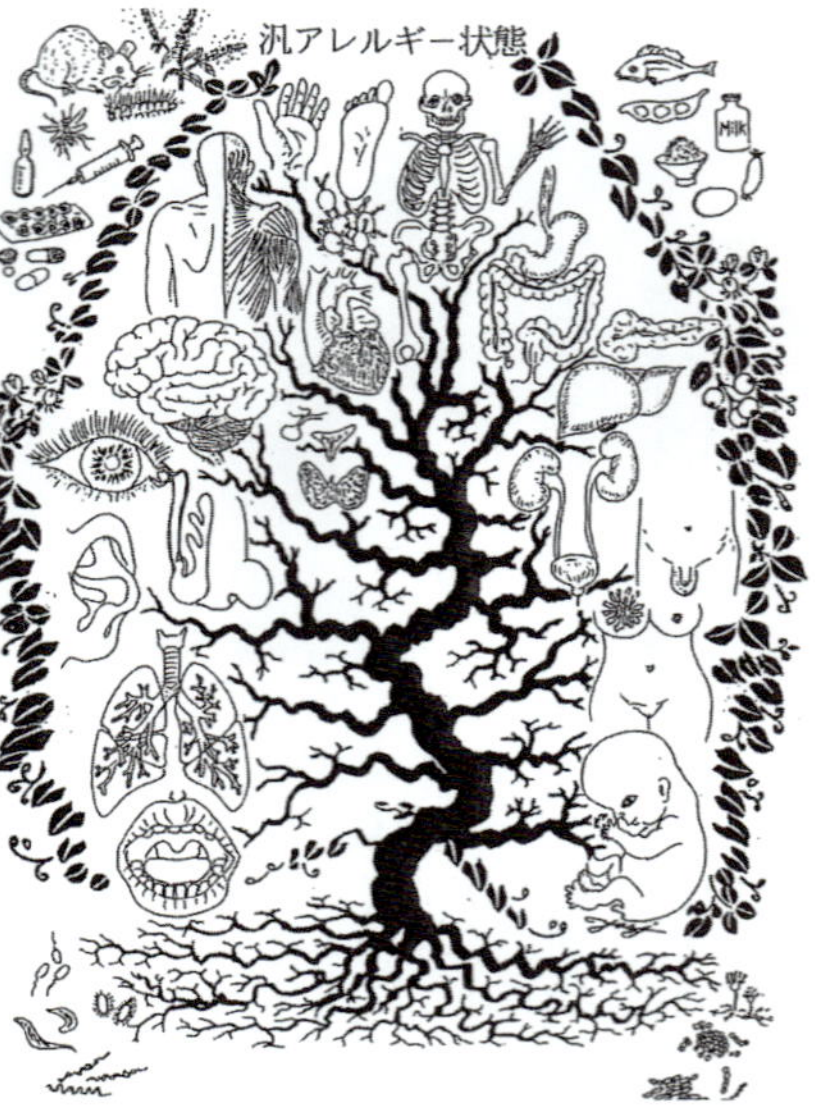

矢追医師が描き“アレルギーのひねくれ木”と名付けたアレルギー体質や虚弱体質の状況

体に適度な刺激を与える物質〝インパクタン〟を、皮膚浅層に注入するだけの、簡単・安全・安価でエコな治療法

YITは、50%グリセリン水溶液の0・05ミリリットル（200分の1cc）という微量物質に、天文学的極超微量（10のマイナス5乗からマイナス19乗倍の濃度）の抗原物質で〝味付け〟した〝インパクタン（体に適度な〝インパクト刺激〟を与える物質）〟を、皮膚の浅い所（皮内～皮下表層）に注入するだけという、非常に簡単・安全・安価でエコな治療法である。

YITでは、こうした注射（刺激）を毎回2－30本ずつ各患者に行うので、20数年間も国内外の多数の医療施設で、無数の患者に行われてきたことからすると、個々の注射の総数は数億～数十億回以上もあると思われるが、今までこれといったトラブルは全く無いという。

しかも、様々な症状や病気に、老若男女、病気や異常の重・軽・急・慢を問わず、速効ないし優れた効果があり、犬・猫・牛・馬での効果（フランスで「世界牛学会」でも発表）もあるという。

実際YITは次の様な様々な病気や異常に改善効果があるという。すなわち、化学物質過敏症、小児喘息、気管支喘息、アレルギー性鼻炎、アレルギー性結膜炎、花粉症、慢性鼻炎、急性・慢性結膜炎、角膜炎、敏感肌、光線過敏症、食物アレルギー、アレルギー性皮フ炎、アトピー性皮フ炎、自家感作性皮フ炎、慢性関節リウマチや尋常性天疱瘡《てんぽうそう》などの膠原病、生理不順、月経痛（生理痛）、つわり、難産、妊娠中毒症、妊娠性庠疹《しょうしん》、眼瞼下垂、斜視、視力低下、老眼、更年期障害、腎炎、腎不全、冷え性、低体温症、四肢寒冷症、知覚過敏、知覚どん麻、レイノー症候群、ヘバーデン結節、バネ指、いぼ（尋常性ゆうぜい）、水イボ、ケロイドや瘢痕、創傷痕、頭痛、肩こり、五十肩（肩関節周囲炎）、椎間板ヘルニア、各種腰痛、坐骨神経痛、膝痛、変形性膝関節症、慢性疲労症候群、内臓下垂、脳性小児まひ、発達障害、パーキンソン症候群や認知症（共に長期薬剤依存前のものが望ましい）、脳卒中やケガの後遺症、幻肢痛、むち打ち症、股関節脱臼、夜尿症、夜間頻尿、妊娠出産後なども含む様々な原因のうつ、不眠神経症、引きこもりや登校拒否、熱性ケイレンやてんかん発作の防止、閃輝暗点《せんきあんてん》、慢性・急性中耳炎、耳管狭窄症、耳鳴り、めまい、メニエール症候群、などと、BMを増やすことで治せたり改善できうる心身の異常は極めて多彩だ。

ＹＩＴで心身とも健康に。風邪も引かず、毛髪や手足の爪が伸び、肌もきれいに!!
世界中に、「新しい医学の手法」として、ぜひＹＩＴを広めたい

しかも、ＹＩＴを続けていくと、多くの患者さん本人や家族や知人達が、客観的に（本人が）『風邪を引かなくなった』、『インフルエンザにもかからなくなった』、『風邪やインフルエンザにかかっても、直ぐ治ってしまうし寝込まなくなった』という感想を述べられるという。

また、『肌や髪の質感が良くなり、枝毛が無くなった』、『髪が丈夫になり、抜け毛が減った』、『ハゲが治った』、『白髪が減った』、『真っ白だった頭に黒髪が束になってどんどん生えてきた』、『（80代、90代の高齢者でも）眉毛やまつ毛、胸毛や陰毛にも黒い太い毛がどんどん生えてきた』、『髪がいつまでも黒々しているので、友人達からうらやましがられる』などと毛髪の育成に喜ぶ声も多い。

さらに、『手足の爪の伸びるのが早くなり、爪の付け根の白い部分〝爪半月《そうはんげつ》〟が太く大きくなった』、『爪の表面がつややかになった』、『心が穏やかになった』、『数十年来の傷痕《きずあと》が消えた』などと、心身ともに丈夫になっていることが実証され、矢追医師は「からだがＢＭで〝金持ち〟になれば、それだけ豊かで自由な生活（生命活動）を送ることができるのです」と説明する。

このほか、扁頭炎の激しいのどの痛みや頭痛、眼痛、鼻水や鼻づまり、咳や耳だれ、手足の切り傷や瘭疽《ひょうそ》などの痛みも、初回のＹＩＴの注射直後に改善されることも多数あるという。

矢追医師は、「色々なワクチンや様々な薬剤の副作用による後遺症や癌や難病に悩む世界中の患者さん達にも、ぜひ一日も早くＹＩＴを試してもらいたい」と熱く訴える。

Profile

矢追 博美（やおい・ひろよし）

神奈川県三浦市三崎出身。横須賀学院高等学校、岩手医科大学医学部を卒業。同大学院修了後、岩手県立中央病院呼吸器科医長を経て 1984 年現在の滝沢市内に矢追医院を開設。2000 年からは矢追インパクトクリニック東京の院長代理も兼務。

所属・活動

矢追医院院長、アレルギー・難治性疾患総合研究所長。矢追インパクト療法学会会長。矢追インパクト療法の普及発展の功績により、1997 年にグルジア共和国の小児アレルギー学会から特別名誉会員認証。2001 年には日本文化振興会から社会文化功労賞と菊華勲章、2009 年には国連から特別功労賞とローマ法王ベネディクト 16 世から御祝辞、2011 年には米合衆国保健社会福祉省大統領評議会会長のオバマ大統領から大統領最高賞金賞、2012 年にもオバマ大統領から大統領ボランティアサービス賞を受賞。

著書に「驚異の矢追インパクト療法」、「鼻の病気よ、さようなら」（共に桐書房）、「生命最高！アレルギー、難治性疾患を治す！矢追インパクト療法ガイド」（北隆館）ほか。その他、国内外の様々な学会で YIT の発表多数。まさに日々『YIT いのち』の生活。

Information

矢追インパクトクリニック東京

所 在 地　〒 101-0045　東京都千代田区神田鍛冶町 3 － 8 － 1　201 号室
TEL 03 - 5295 - 0141　TEL 03 - 5295 - 0241

アクセス　● JR 山手線神田駅と東京メトロ銀座線神田駅から徒歩約 2 分

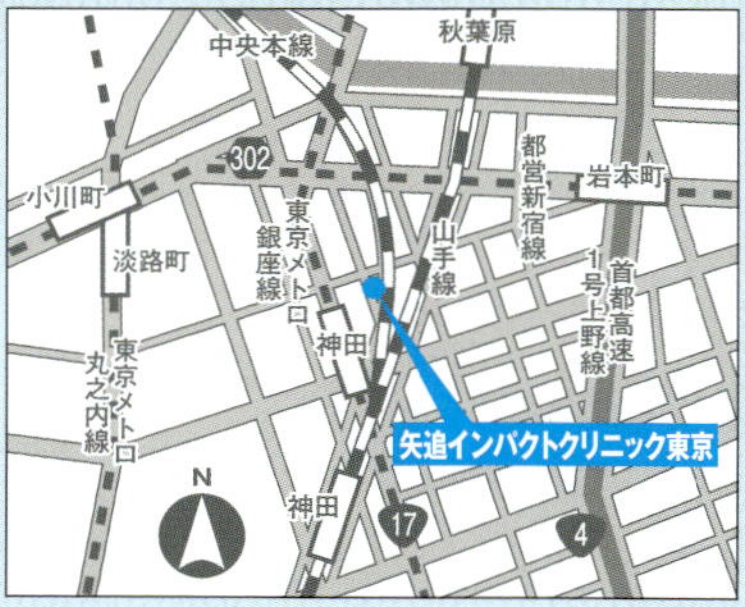

診療科目　アレルギー科・内科・小児科・リハビリテーション科

診療時間　自由診療で、水・木曜のみ　07：00 － 21：00

東洋・西洋・エネルギー医学、歯科と医科を統合した医療を提供

斬新なスタイルで明日の医療と日本の未来を切り開く実力派医院

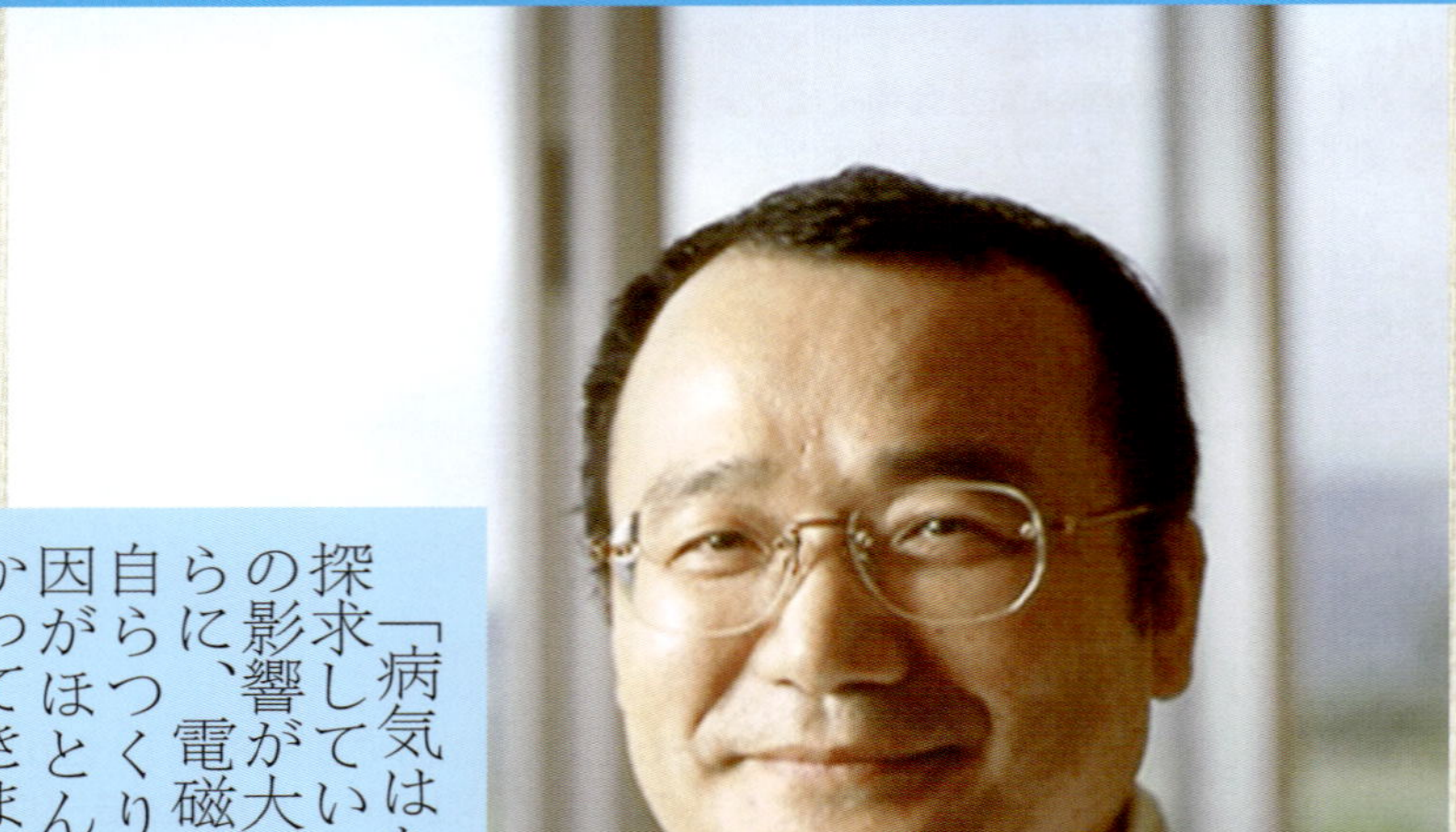

「病気はなぜ起こるのかをゼロ・サーチで探求していくと、歯の影響、とくに歯科金属の影響が大きいことがわかってきました。さらに、電磁波、化学物質、潜在感染、そして自らつくりだす精神的ストレスの五つの病因がほとんどの病気の根本にあることがわかってきました」

理事長 **矢山 利彦**

医療法人 山桃会 Y.H.C. 矢山クリニック

佐賀県の県庁所在地で経済・行政の中心である佐賀市は、ＪＲ佐賀駅を中心に市街中核部が広がっている。江戸時代初頭から城下町として発展し、碁盤の目のように整った町並みがその名残を今に伝える。

熱気球の街として知られ、毎年秋には広大な佐賀平野において国際熱気球競技大会「佐賀インターナショナルバルーンフェスタ」が開催される。

また、景観の素晴らしさから九州の嵐山と呼ばれている渓谷「川上峡」は県立自然公園に指定され、川上峡温泉とともに遠来からの観光客で賑わいをみせている。

人と自然が織りなす「優しさと活力にあふれる」佐賀市内に、平成13年に医療法人山桃会Ｙ.Ｈ.Ｃ.矢山クリニックは開設された。院長の矢山利彦医師は開院以来、「病気を治すだけでなく、身体の自然治癒力を高め意識の成長進化をめざす」ホロトロピック医療をモットーに地域医療に邁進してきた。

多くの著書やＤＶＤを出版し、バイオレゾナンス医学会理事長として学会やシンポジウムの講演で全国を飛び回っている矢山院長だが、木と漆喰、珪藻土などの自然素材で建造され、リラックスした雰囲気に包まれる矢山クリニックには、斬新なスタイルの医療施設として九州全域をはじめ全国各地からも多くの患者が訪れる。

健康に影響を及ぼす歯科金属からの「ガルバニック電流」
「歯科医科統合」診療による身体のシステム正常化で病気を治す

矢山院長は九州大学医学部を卒業後、福岡徳洲会病院で救急医療を中心とした診療に携わり、佐賀県立病院好生館で外科医長や東洋医学診療部長などを歴任した。漢方や免疫学の研究、実践など様々な療法を駆使して診療にあたってきた矢山院長だが、クリニックを開業したことについて次のように語る。

「漢方や外科で治療を一生懸命やっても病気が治らない、改善しない患者さんがいます。病気はなぜ起こるのかを突き詰めて論ずれば、歯の影響、とくに歯科金属の影響が大きいことがわかってきました。一人ひとりの患者さんを歯科医と医師が両方で治療する新しい統合医療を提供できたらと考え、開業を決意しました」

歯の治療に金属を使用している場合、口の中で唾液を介して「ガルバニック電流」と呼ばれる電流が発生する。この電流を１００人以上で測定してみると、心電図で流れる電流の１００倍以上の電圧があることが判明している。精密機械が妨害電波で誤作動するのと同じ様に、人間の身体もこの電流によって身体の痛みや疲れ、不眠、イライラなどの交感神経緊張状態として現れる。

矢山クリニックでは、丁寧なヒアリングに基づいて患者一人ひとりの病因の探求に努めている。患者の歯に金属が入っている場合は、ノンメタル歯科治療を含め金属洗い出しの漢方薬やデトックスのサプリメントを紹介するなど、交感神経の過剰な緊張を排除して身体のシステムが正常に働く様に導く。これによって、リウマチや難病の改善などの治療効果をあげている。

「歯科金属から発生するガルバニック電流が生体に及ぼす影響は、まだ科学的にはほとんど解明されていません。しかし、これを減らす装置を開発して、口の中に溜まったガルバニック電流を放電すると、一時的ですがびっくりするほど簡単に痛みや不快な症状から解放され、患者さんは笑顔で帰って行かれます。このときガルバニック電流の悪影響を患者さんは自覚するのです」

経路エネルギー測定器「ゼロ・サーチ」を開発

「バイオレゾナンス医学会」理事長として活躍

「現在の臨床医学では、感染には強い関心を払いますが、金属汚染や電磁波、化学物質についてはそれほど問題視しません。それは通常の血液検査やX線の画像診断でチェックできないからです」と矢山院長は指摘する。

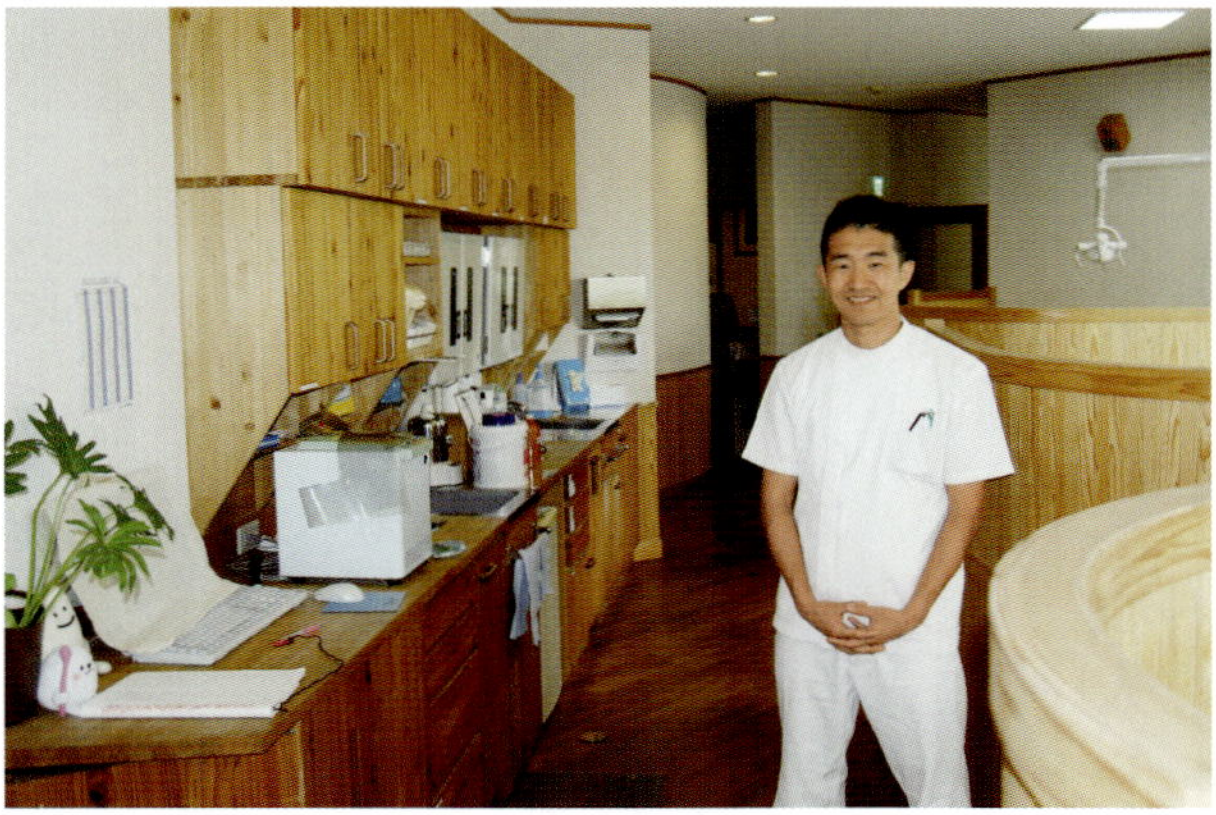

歯科治療室も自然素材を活かした造りになっている。写真は歯科担当の佐藤晃医師

金属汚染や電磁波などが病因となっていることを証明するため矢山院長は、生体の微細エネルギーの状態や変化を検知できる「ゼロ・サーチ」という新しいタイプの診断装置を開発した。波動的（バイオレゾナンス）に病因を推定し、身体に害を及ぼすことなく病因を除去して生体の回復力を高めるものだ。

また、気功を取り入れてストレスを減らすことで、さらに健康度が上がっていった症例もある。その研究成果は矢山院長が理事長を務める「バイオレゾナンス医学会」で発表された。

矢山院長は、歯科医科統合医療を進める先駆者としてクリニックでの診療活動と共に、新しい治療法を広くアピールするための学会活動にも活躍を続けている。

「バイオレゾナンスというのは、ドイツの振動医学のグループが提唱しているもので、生体の様々な情報を微細なエネルギー波動の共鳴現象としてとらえることです。私たちのクリニックでは、治癒に向かって生命エネルギーが最大限に高まるよう薬や検査だけでなく、食物、栄養補助食品、水、住環境についてもアドバイスし、さらに患者自身が治癒力を高めることができる気功法の指導も行っています」と説明する。

矢山院長は空手道6段、合気道2段の武道家。「気の人間学」、「空海の人間学」などの著書や各地で気功教室を開催するなど、「気」の理論と実際を活用した統合医療を精力的に進めている。

気とは目に見えないため分かりにくいが、「元気」「やる気」といった言葉に示されるように、私たちの日常生活で具体的に実感するものだ。こうした「気」は古くから人間が本来持っている生命エネルギーで、「気」をいち早く診療に取り入れた矢山院長の着想の斬新性、先進性そして実行力が高く評価されている。

高周波ハイパーサーミア治療で患者のQOL（生活の質）を守る
ケトン食を導入した糖質制限の食事療法でがん細胞を兵糧攻め

現在のがん治療には外科治療をはじめ、抗がん剤治療、放射線治療、免疫治療など多くの治療法があるが、最近注目されている治療法の一つが高周波ハイパーサーミア治療だ。

「がんは治癒するのに難しい病気ですが弱点もあります。がん組織は正常細胞に比べ、熱に弱いことが証明されており、がん組織は41・5℃から44℃程度の温度で死滅するといわれています。この特性に着目して生まれたのが高周波ハイパーサーミア（温熱治療）です。正常な細胞組織にダメージを与えることなく、がん病巣の領域を選択的に治療することができます。このため、これまでのがん治療でよく見られる副作用や後遺症が起こらない新しいがん治療法として注目されています」と説明する。

ハイパーサーミア治療は、抗がん剤治療など従来の治療法と併用することも可能で、健康保険適用となっている。末期がんなどの痛みをやわらげる鎮痛効果も90％以上認められており、精神的な苦痛の緩和、食欲の増進、体力の回復など患者のＱＯＬ（生活の質）の向上にも貢献する理想的な治療法といえる。

さらに矢山クリニックでは、ケトン食を取り入れた糖質制限の食事療法を並行して取り入れている。がん細胞はブドウ糖を消費して増殖する特質を持っているが、がん細胞がブドウ糖を利用できなくすれば、がん細胞の増殖を抑え死滅させることも可能―という考えに基づく。

「がん細胞にブドウ糖を与えないというのであれば断食やカロリー制限も効果がありますが、どちらも体重や体力の低下、栄養素の不足を招く欠点があります。体力も栄養状態も悪化させずに、がん細胞にブドウ糖を与えない食事療法として『ケトン食』が注目されています。

これは糖類の摂取を極端に減らし、血糖とインスリンの分泌を低下させることによって、がん細胞の増殖を抑えるというものです。いわばがん細胞だけを兵糧攻めにする食事療法で、これからのがん治療のトレンドとなる可能性があります」と熱っぽく語る。

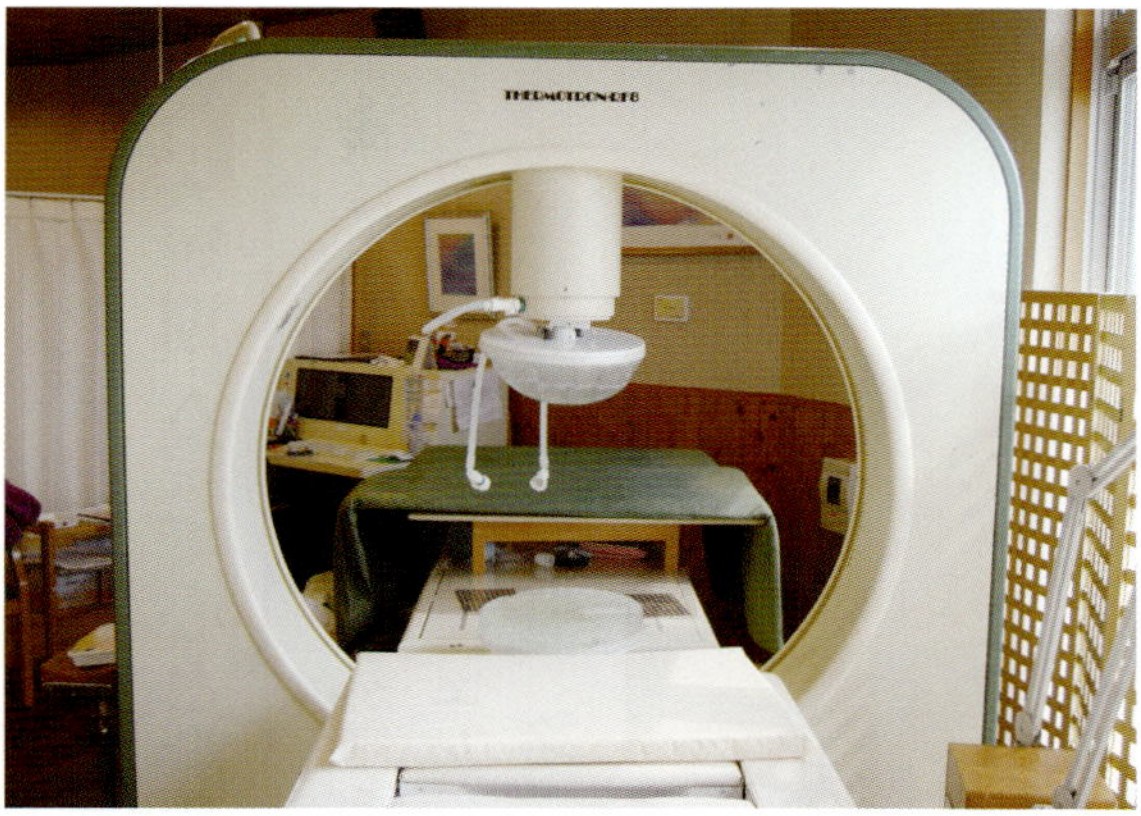

副作用や後遺症のない新しいがん治療として注目を集めるハイパーサーミア

自然素材に包まれた「リラクゼーション」あふれる施設
短期入院で心と身体の疲れをトータルに癒して健康増進

身体にやさしい環境こそが何より大切という矢山院長の理念は、受付や待合室だけでなく、診療室や自然食レストラン、エレベーターなどクリニックの隅々まで活かされている。ユニークなデザインの19床の病室には、クリ材のフローリングと珪藻土の壁が使われている。

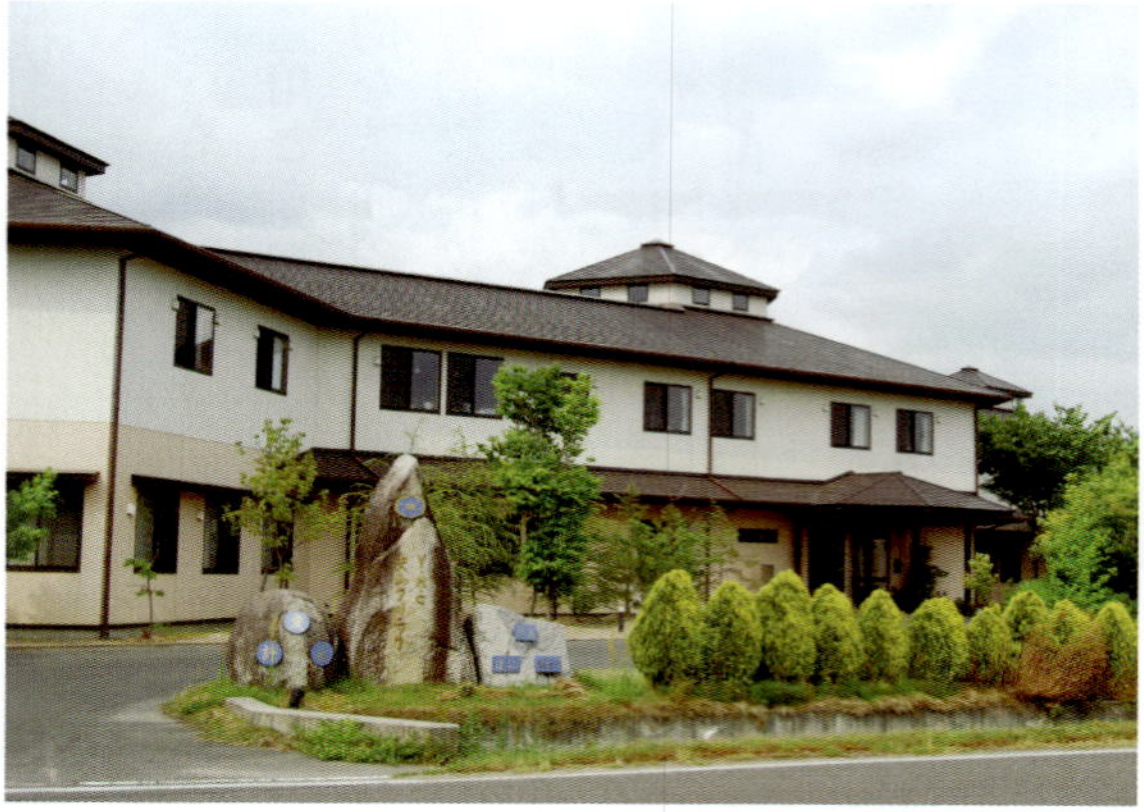

斬新なスタイルの医療施設に全国から患者が訪れる

また、病室の部屋ごとに窓から見える景色が違い、隣接する石井樋公園の木々の緑や川のせせらぎが、五感を通して心に沁みて癒される建物構造になっている。

「病棟の形が五角形と六角形を組み合わせたユニークな形をしています。結晶の基本形である六角形と、生物の基本形である五角形を組み合わせると、生体によい気のエネルギーが発生する――という気の理論を現しています」と矢山院長は説明する。

現代社会は環境汚染、食品汚染、電磁波ストレス、人間関係のストレスなどさまざまな健康障害の因子に囲まれている。複数の原因が複雑に絡まって発症している病気が不定愁訴の一言で片づけられ、症状を抑える薬の長期投与でさらに別の病状を出現させている事実も否定できない。

「これまでの私たちの診療によって、難病と言われる関節リウマチが治癒したり、または〝元気〟と判定されるレベルまで回復出来るようになりました。しかし、がんをはじめとした難病はまだまだ数多くあります。日々診療にあたって思うのは、もっと早く私たちが行っている〝デトックス〟や〝健康増進〟の診療を受けていれば、多くの人が病気にならなくて済んだのではないだろうかということです」

こうした思いから矢山クリニックでは、2泊3日の短期入院（ショートステイ）で、健康診断ドックの機能と健康増進の方法を組み合わせたアンチエイジングドックを行っている。病状を早く改善したい、健康度を上げたい、あるいは現在病気にはなっていないが、将来も健康で過ごしたいという人にお勧めだ。

「ヘルスプロモーション＝健康増進」を大事にして、数々の健康障害を治癒に導いている矢山院長の取り組みは、これからの医療従事者にとってのあるべき姿を示している。

『がんになっても心配ありません』と患者に言えるようになりたい
医師の究極の目標は病気をしないで済む世の中を作ること

病気についての正しい知識や理解がなければ、いつまでも健康を維持することが難しい現代社会。さまざまな原因が混ざり合って複雑化した現代の病気に、幅広い角度から古今のさまざまな診療方法や、独創的で斬新な治療技術を駆使して立ち向かう矢山院長は、今後の目標を次のように語る。

「医療機器や診療技術の進展に伴って、多くの疾病が克服されてきましたが、『がんを患っても心配ありません』と患者さんに自信を持って言えるようになりたいですね」と噛みしめるように語る。

クリニックの名前にあるＹ.Ｈ.Ｃ.のＹはクリニックの所在地である「ヤマト（大和町）」、Ｈはホロトロピック、Ｃはセンターの頭文字を示す。また、クリニックのマークには、患者とその家族や友人、医療従事者という3つの人のつながりと、西洋医学、東洋医学、その他の自然療法という3つの治療を融合して医療を行う矢山院長とスタッフの熱い想いが込められている。

「ある時、大変治癒が難しい病気だった患者さんが元気になって、『先生、朝目が覚めただけで幸せだなと感じるんですよ』と言いました。私が『よかったね、僕は朝目が覚めたらきついなあと思うんだけど』と答えると、その患者さんは『お大事にしてください』と言って帰られました。患者さんから『お大事にしてください』と励まされるのは医者冥利かなと思いますし、本当に人間は根本から元気になれるんだとあらためて感じた出来事でした」と嬉しそうに語る矢山院長。

気さくな笑顔で常に患者の立場に立ち、親身になって話を聞く矢山院長の姿は、たぎる使命感を胸に秘めた九州男児を彷彿とさせる。

「病気をしないで済む世の中を作ることが医者の究極の目標です。これからもスタッフとともに頑張っていきます」と胸を張る矢山院長の言葉に、医療人のたゆまぬチャレンジ精神を見る。

Profile

矢山 利彦（ややま・としひこ）

昭和 55 年九州大学医学部卒。福岡徳州会病院で救急医療を中心とした診療に携わり、福岡医師漢方研究会で東洋医学を学ぶ。漢方薬、鍼灸などの研究、実践を経て、気功に辿り着く。昭和 58 年九州大学医学部第 2 外科に入局。大学院博士課程にて免疫学を研究した後、同 62 年より佐賀県立病院に移り、好生館外科医長、東洋医学診療部長を歴任。平成 13 年 12 月 Y.H.C. 矢山クリニックを開院。同 17 年 6 月、医科と歯科、気功道場、自然食レストランを併設した新病棟を開設。西洋医学と東洋医学を融合させ、「気」という生命エネルギーを生かす総合的な医療を実践している。

所属・活動

バイオレゾナンス医学会を設立し、ドイツの波動医学の研究者たちと一緒に研究している。著書に「気の人間学」（ビジネス社）、「続･気の人間学」（同）、「あいうえお言霊修行」（同）、「リウマチがここまで治った!」（評言社）「空海の人間学」（株式会社クエスト）など。

Information

医療法人 山桃会 Y.H.C. 矢山クリニック

所 在 地　〒 840-0201　佐賀県佐賀市大和町大字尼寺 3049 － 1
TEL 0952 - 62 - 8892　FAX 0952 - 62 - 8893

アクセス

- JR 佐賀駅からは、国道 263 号を川上、三瀬方面へ。右手イオン手前の石井樋信号より左折（案内板あり）。車で約 15 分。
- 高速利用の場合は、長崎自動車道佐賀大和インターを降りて佐賀市内方向へ（左方向）。
- 左手イオンの石井樋信号より右折（案内板あり）。佐賀大和インターから約 5 分。
- 福岡空港からは、佐賀行き高速バスで高志館高校前下車。バス停からはタクシーで。

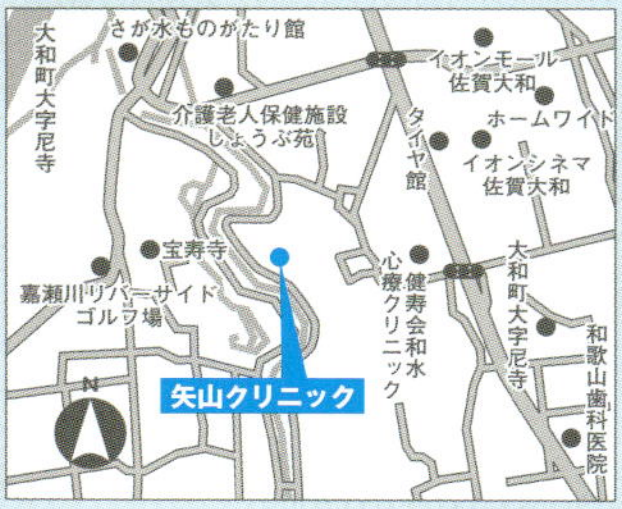

設　　立　平成 13 年 12 月

診療科目　歯科 外科 内科　リウマチ科　アレルギー科

診療時間　月、火、水、金（9：00 － 17：00）木、土（9：00 － 12：00）
毎月第 1 土曜日は午後も診療
気功は、月、火、水、金の午前、午後、夕方の 3 回・木、土は午前のみ
休診日　木曜午後、土曜午後、日曜祝日

□基本方針

1. 矢山クリニックは、病める人を東洋医学と西洋医学、歯科と医科を統合して診断し治療いたします。
2. 矢山クリニックは、人体に流れる生命エネルギーである気を「ゼロ･サーチ」という装置を使い、バイオレゾナンスで推定いたします。
3. 矢山クリニックは、治癒に向かって生命エネルギーが最大限に高まるよう、漢方薬、西洋薬、経絡治療、レーザー、超音波、ホメオパシー、フラワーエッセンスなどを使います。また食物、栄養補助食品、水、住環境についてもアドバイスいたします。
4. 矢山クリニックは、病める人自らが治癒力を高められる気功法を指導いたします。
5. 矢山クリニックは、すべての職員が医療知識と技術を高めるとともに、ヒーラー（癒す人）となれるよう日々努力いたします。そして、愛、許し、癒し、進化、調和、創造を自ら体現できることを目指します。

ホリスティックな視点から自然治癒力を高める統合医療のエース

患者に寄り添い、患者の生命と人生をしっかりサポートする

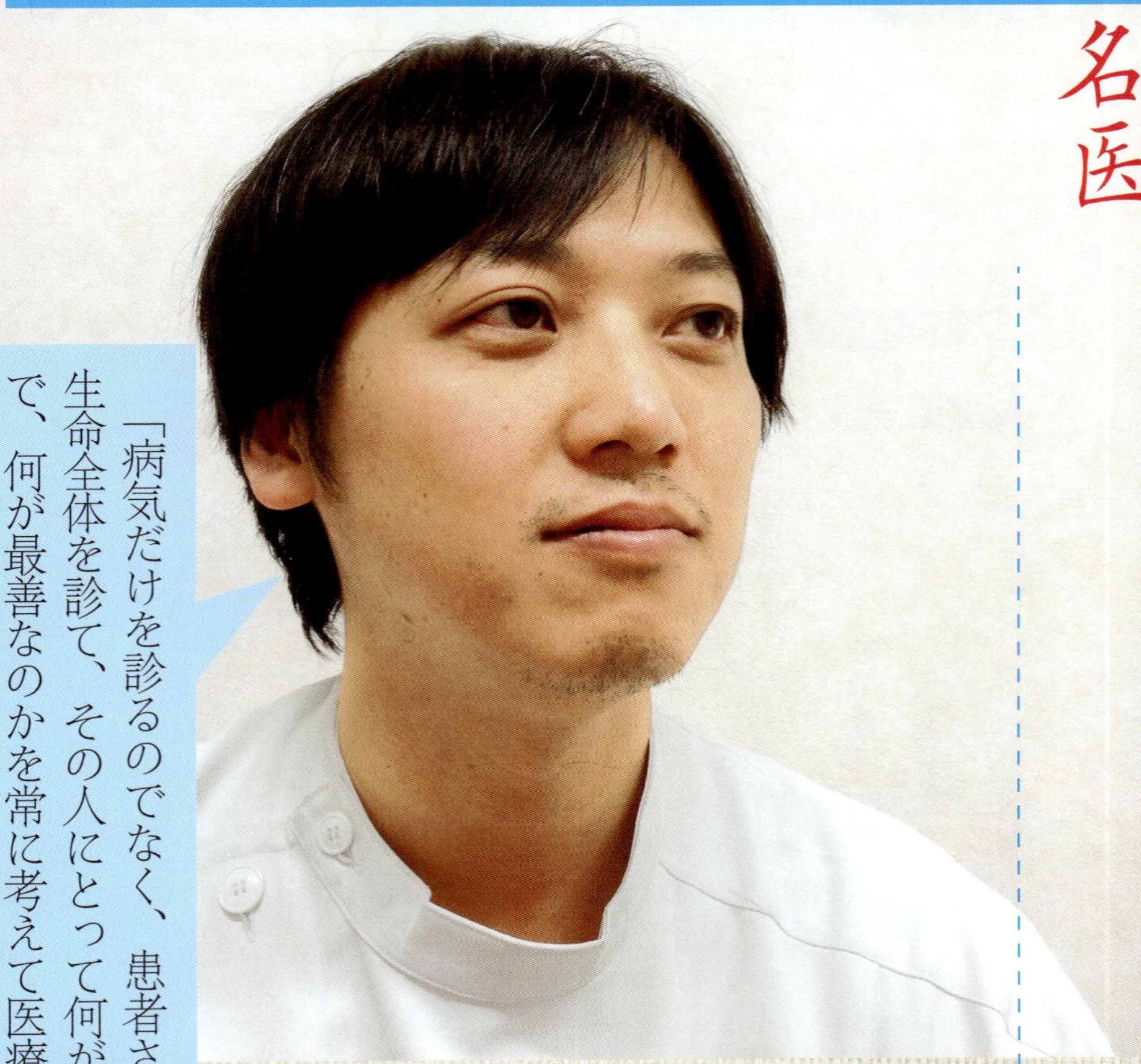

「病気だけを診るのでなく、患者さんの生命全体を診て、その人にとって何が最適で、何が最善なのかを常に考えて医療と向き合っています」

院長　森嶌 淳友

ラ・ヴィータ　メディカルクリニック

がんはわが国の死亡原因のトップで、多くの人ががんで命を失くしている。また、原因の分からない難病やさまざまな現代病が多くの人々を苦しめている中で、統合医療への注目度が高まっている。

病気の症状を緩和し、疾病を治療する方法に、「対症療法」と「原因療法」がある。多くの医療機関が行っている医療は、西洋医学に基づく「対症療法」を中心とするものだ。

しかし、最近では病気の症状だけではなく、病を抱える人間の心身全体を診る「原因療法」を中心とする伝統医学や代替医療も必要だという考えが広まってきた。

日本統合医療学会では、「統合医療とは、二つの療法を統合することによって両者の特性を最大限に活かし、一人ひとりの患者に最も適切な『オーダーメイド医療』を提供するもの」と解説している。

若い頃からこの統合医療に強い関心を持ち、西洋医学だけにこだわらないオーダーメイド式医療を展開しているのが、大阪府守口市の「ラ・ヴィータ　メディカルクリニック」院長の森嶌淳友医師だ。

森嶌院長は、奈良県立医科大学の医学生の頃から、病気に罹った患者を近代西洋医学の考え方だけで診療することに疑問を覚え、統合医療への関心を抱いていた。

人間の全体像を捉えるホリスティック（全人的）医学
人間を『体・心・気・霊性』などの有機的統合体と捉える

「西洋医学は人間を機械構造的に見ることを基本としています。そこから解剖学や、生理学、病理学があるのですが、疾病についても物質的なことや、身体のメカニズムの観点からのアプローチにとどまっています。学校でもそういうスタンスで学んできました」

こう語る森嶌院長は、西洋医学は人間と病気の関わりを全体像から見ることはなく、部分的な疾病を個別に取り上げて診療していくことで了とするこうした考えに違和感を覚えていった。

この時森嶌院長は1冊の本に出会う。現在、NPO法人日本ホリスティック医学協会の会長を務める帯津良一医師のホリスティック医療を説いた著書だ。

「ホリスティック」という言葉は、もともとは「ホーリズム（holism）＝全体論」という哲学用語の形容詞で、「全体論的な」という意味だ。哲学でいう「ホーリズム」とは、「全体とは部分の総和以上のなにかである」という考えを表している。

医学でいえば、人間の身体を臓器や細胞などに細分化して研究し、それを合わせても人間全体を捉えることはできない、とする考えだ。日本ホリスティック医学協会では、ホリスティック医学を、人間を『体・心・気・霊性』などの有機的統合体と捉え、社会・自然・宇宙との調和に基づく包括的、全体的な健康観に立脚するもの、と定義している。

森嶌院長はこうした考え方に触発され、ホリスティックな観点での統合医療の研究を深化させていった。

奈良県立医大を卒業後、森嶌院長は京都大学医学部心臓血管外科に入局。そして、京都大学附属病院や近畿大学医学部奈良病院で心臓血管外科医として急性期医療に携わった。

「血管外科手術も多く手がけましたが、その処置で良くなって退院しても、また何カ月後に別の部位の血管が詰まったりして再度手術をしたり、他には脳の血管が詰まって亡くなるというケースもありました」

森嶌院長はこうした事実を目の当たりにして大きな虚しさを覚え、「はたしてこれで本当に人を治しているのか？」と自問自答を繰り返した。そして対症療法的に病変を取り除くだけや疾患の部分を処置するだけでなく、普段からの体質改善や健康管理の重要性を痛感し、自然治癒力を上げる統合医療の必要性を実感した。

〝body-mind-spirit〟の相関
ヒーリング技法を自然治癒力を高める統合医療に活用

こうした折、平成23年に医療法人秋桜会守口秋桜クリニックから分院院長へ就任の依頼があった。

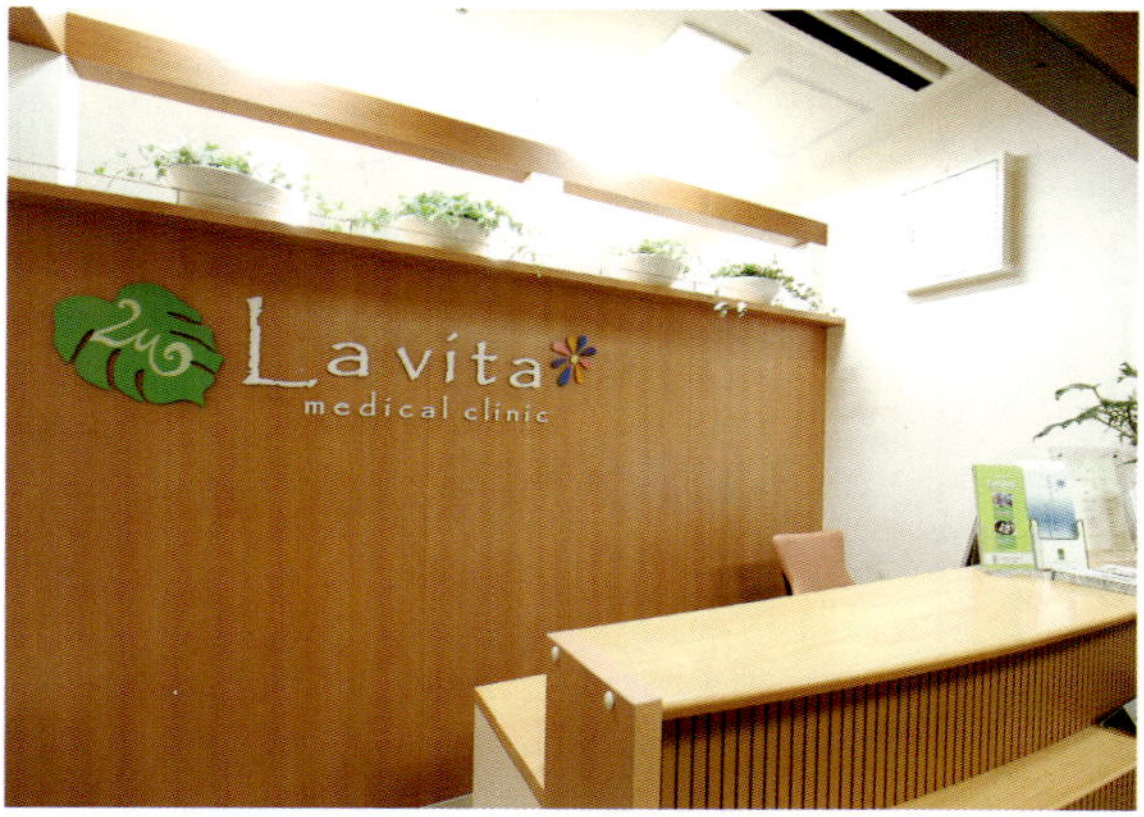

ホリスティックな視点で「オーダーメイド医療」を実践

そこで森嶌院長は内科、外科、循環器内科の診療をはじめ、赴任した守口秋桜クリニックがもともと力を入れていた在宅診療に取り組みながら、自身が考えるホリスティック（全人的）な視点での医療に取り組み、統合医療実践への一歩を踏み出した。

ホリスティックな視点での健康観とは、「体」だけでなく、「気・霊性」を含めた視点から、さらには社会環境や自然環境まで含めた全体的（ホリスティック）な視点から健康を考えることだ。

森嶌院長は、自ら「気・霊性」を体感することになる。きっかけは森嶌院長の夫人が学んでいるアニマル・コミュニケーションだった。

日本アニマル・コミュニケーショ協会の代表を務める高江洲薫獣医師は、日本の第一級のヒーラーとして知られ、神奈川県川崎市で「たかえす動物愛護病院」を開業している。注射や薬物、レントゲン、外科手術などを一切使わず、ヒーリングで動物の疾患を治療することで有名だ。

診療活動のかたわら高江洲薫獣医師は、ヒーリングカレッジを主宰して人のエネルギーを読み解くヒーラーの養成にも取り組んでいる。

〝body‐mind‐spirit〟の相関に興味を持つ森嶌院長は、夫人とともにカレッジに参加した。2年間の研修でチャクラの存在や、人の体から発するオーラを読み解くリーディングの技法、それに基づいたヒーリングを学び、ヒーラーの資格を取得した。

「気・霊性」に呼びかけてコミュニケーションを図るヒーリングの技法は、森嶌院長が考えるホリスティック医療に役立てることが出来ると大きな期待を寄せていた。そして平成24年に院長の母にがんが見つかった。

実母へのヒーリング療法で末期がんを飛躍的に改善
ヒーリングによる治療効果を日本統合医療学会で発表

「母は64歳でしたが末期がんでした。もともとは乳がんですが、多発性の転移で骨にも転移していて腰の骨が骨折しており動けない状態でした。なんとかならないのかと思いました。高濃度ビタミンC点滴もありますが、ここまでの末期がんでは難しいと思いました。それで、せめて癒しの効果だけでもと思い修得したばかりのヒーリングを試してみたのです」と森嶌院長は振り返る。

ところが、ヒーリングで驚くばかりの劇的な効果を上げることができた。平成24年の年末からヒーリングを始めたが、高い数値を示していた3つの腫瘍マーカーのうち2つが1カ月で消え、残りの1つの腫瘍マーカーも3分の1にまで減少していた。

背中に圧迫骨折があってほぼ寝たきりだった母親は、このままでは半身不随になるのも止むを得ない状態だったが、2カ月で上体を起こして座れるようになり、トイレにも一人で行けるようになった。3カ月もすると車椅子に座れるようになり、6カ月目には杖を使って歩けるようになった。圧迫骨折も治って、今は、家のなかでは一人で歩き回り、杖があれば外出もできるようになったという。

「私が母のオーラを読み解いてエネルギーの流れを良くし、また強くしたことで、弱まっていた母の免疫力が回復し、病状が飛躍的に改善したのだと思います」と自らの実体験を力強く語る。

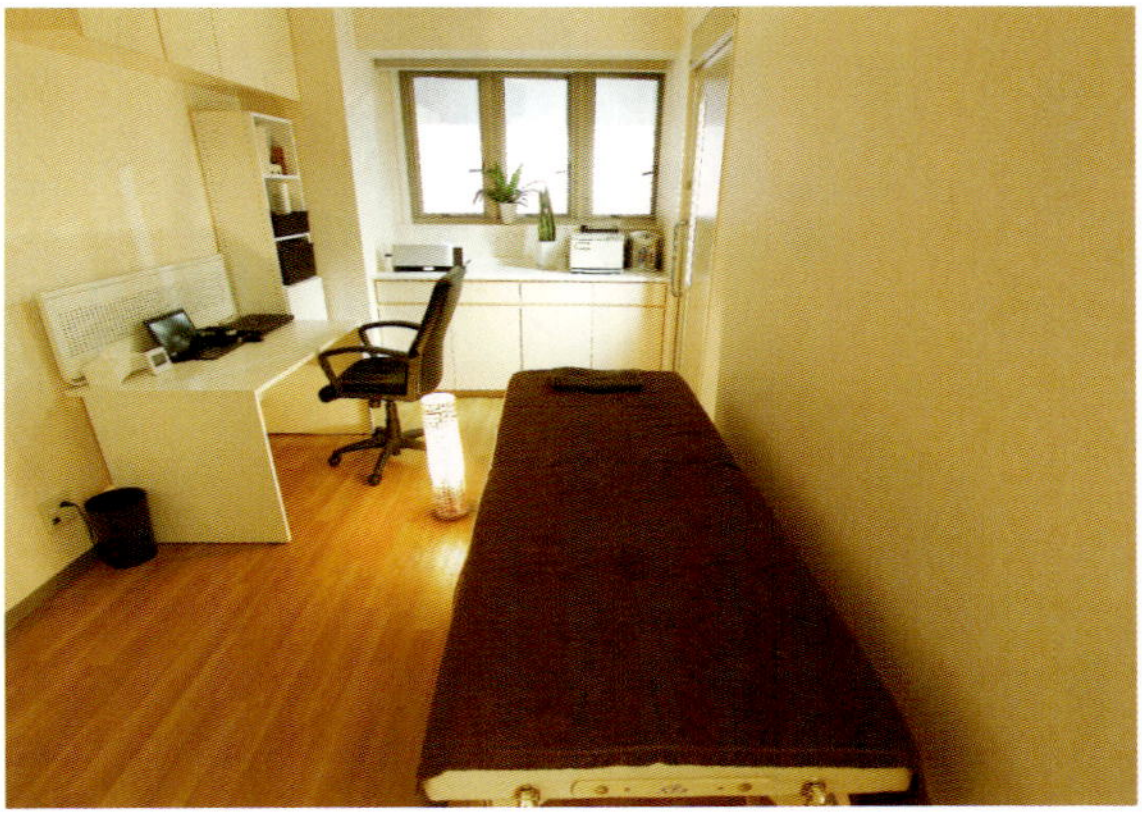
ヒーリング・アロマセラピーなどの自然療法外来を新設

チャクラ（サンスクリット語で「車輪」を意味する言葉）は、人間の生命や肉体、精神のエネルギーが集まる出入り口で、その状態を解析し、流れが悪いオーラ、チャクラの流れをヒーリングにより改善させる。これによって免疫力を高め、がんと共存しながら元気な生活を送ることができるというのだ。

自然治癒力を強めることを癒しの原点とするホリスティック医療に、ヒーリングが大きな効果があると考えた森嶌院長は、積極的にヒーリングを治療に取り入れていった。

チャクラの状態と臓器や疾患、病態との関連は今や明らかとなっており、オーラを活性化し、エネルギーの流れを改善することで難治性疾患やアレルギー疾患、原因のつかめないひどい腰痛、頭痛、肩こりなどに驚くほど効果のあることが分かってきた。

外科手術が必要とされていた患者が自然治癒力を高めることで、手術をしなくてすんだというような症例を得ることができた。森嶌院長は昨年、ヒーリングによる治療効果を日本統合医療学会で研究発表して大いに注目された。

治療と自然治癒力のバランスを整えたオーダーメイド式医療
ライフスタイルを改善し、「患者自らが癒す」を基本に

こうした経験を積むことで、治療と自然治癒力のバランスを整えるオーダーメイド式医療の重要性を確信した森嶌院長は、平成26年5月に医療法人秋桜会から独立し、自身のクリニック「ラ・ヴィータ　メディカルクリニック」を開院した。

今、森嶌院長は、〝患者が自ら癒やし、治療者は援助する〟医療を説く。治療だけではなく養生を、他者依存の療法だけではなく自己本位の療法を、そしてライフスタイルを改善し、患者自身が「自ら癒す」ことを基本とするホリスティック医学の考えを発展、進化させて統合医療に熱心に取り組んでいる。

ラ・ヴィータ　メディカルクリニックでは、西洋医学の利点を生かしながら中国医学やインド医学など各国の伝統医学、各種代替療法を総合的、体系的に選択・統合し、最も適切な治療が行える医療環境を提供している。

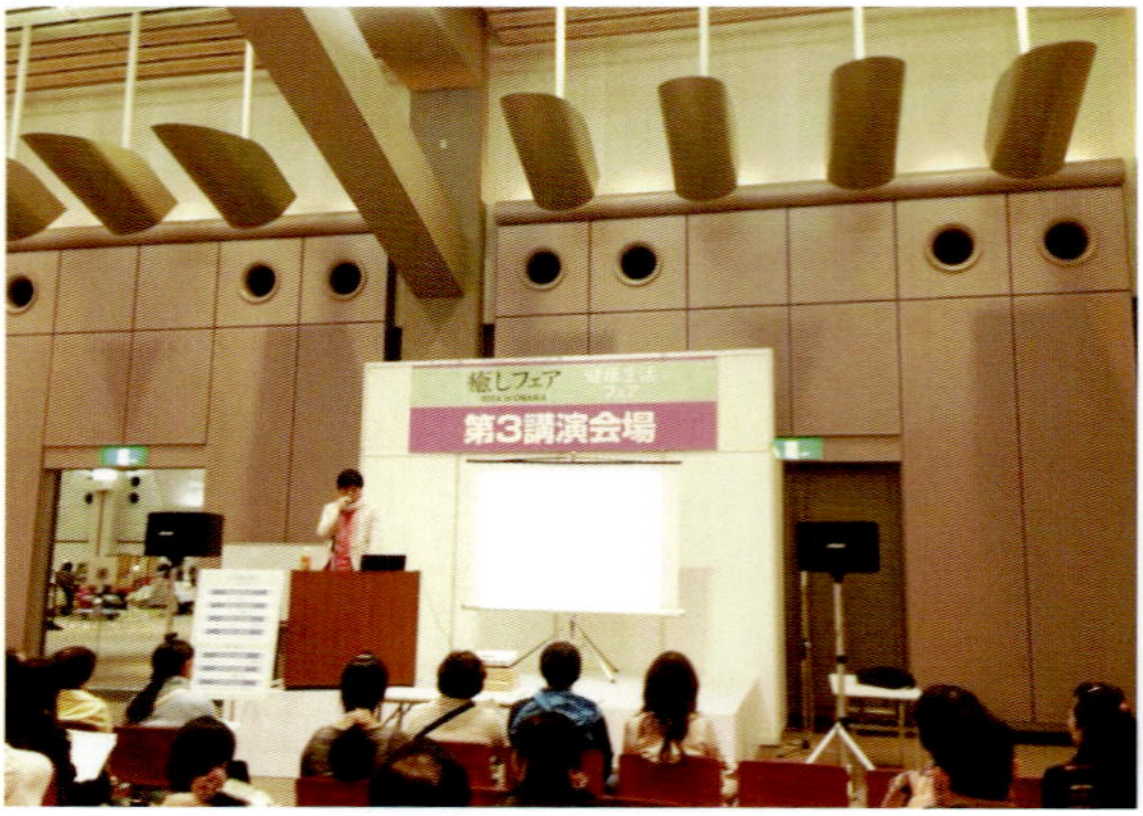

いろいろな機会を据え講演も活発に

点滴療法も、高濃度ビタミンＣ点滴のほかに、人間の体の中に存在する栄養素であるビタミンやミネラルなど身体の機能を整える成分を組み合わせた点滴による「マイヤーズカクテル」を行っている。

またビタミンＣの効果を高め、エネルギー産生の中心であるミトコンドリアの改善作用のある「アルファリポ酸点滴」や、主としてパーキンソン病や線維筋痛症などの神経症状を改善する「グルタチオン点滴」。さらに呼吸器疾患、循環器疾患、腫瘍性疾患などに効果が期待できる「過酸化水素点滴」や「プラセンタ注射」など豊富な点滴療法を研究し、実践している。

日本キーレーション治療普及協会のキーレーション認定医でもある森嶌院長は、体の中に蓄積した水銀や鉛など有害重金属を排出させ、狭心症や閉塞性動脈硬化などに効果がある「キーレーション療法」も行っている。

このほか動脈硬化、がん、冷え症、糖尿病、アンチエイジングなどに応用する「オゾン療法」や、細胞を構成する分子のバランスをサプリメントや点滴で調整する「分子整合栄養学」を実施。副作用のない天然ホルモンを用いた「天然ホルモン治療」、各人が持つ固有の波動を整え、自然治癒力を引き出す「波動治療」など多くの治療選択肢を持ち、患者一人ひとりに合った最適の治療を実践している。

患者のラ・ヴィータ（生命・人生）を優しく支える
病気を抱えながらも心から幸せと思える人生を

ラ・ヴィータ　メディカルクリニックを開院するにあたって森嶌院長は、新たに自然療法外来を立ち上げた。副作用の心配がある西洋医学の薬物を飲みたくない患者や、点滴療法が苦手で、自分自身の治癒力を高めたいと希望する患者に対応している。

自然療法外来では、人のオーラ、チャクラを解析し、エネルギーの流れを改善して効果を上げている「ヒーリング」をはじめ、3000種類以上あるレメディーというホメオパシー薬を病気のパターンに合わせて使う「ホメオパシー」や、インドの伝統医学でトリートメント（マッサージ）で体内の毒素を出して健康な体の状態を取り戻す「アーユルヴェーダ」などに注力している。

また、植物療法（アロマセラピー、ハーブ）では、アロマセラピー認定医の資格も持つ院長が指示をして、セラピストが疾患に対応したアロマを使用してメディカルアロマセラピー（トリートメント）を行っている。

「ラ・ヴィータ」は、イタリア語で「生命、人生」を意味する。この言葉をクリニック名に掲げた想いを森嶌院長はこう語る。

「病気だけを診るのでなく、患者さんの生命全体を診て、その人にとって何が最適で、何が最善なのかを常に考えて医療と向き合っています。例えば、がんの治療で手術をするのか、抗がん剤治療をするのかなど色んな選択肢を考える中で、一体その人の体にどういう影響を与えるのか、その人の今後の人生や生活にどんな影響を与えるのかも考えなければいけないと思うのです」

がんと闘うのでなく、がんと共存し、穏やかで幸せな日々を送る方法もあるのではというのだ。

また、在宅医療では、終末期にある患者のゆっくりと流れる人生を見守り、在宅での看取りまでをしっかりとサポートしている。

「私は病気とは、人生におけるギフト（贈り物）だと考えるようになりました。そのギフトに対し、『気付き』を与え、患者さん自身で乗り越えていけるよう、寄り添って全力でサポートしています」

こう語る森嶌院長は、自然治癒力をあげる統合医療の実践を通して多くの患者に「病気を抱えながらも最後に幸せであったと思えるような人生を過ごしてもらいたい」という想いをラ・ヴィータ（生命・人生）という言葉に込める。

Profile

森嶌 淳友（もりしま・あつとも）

平成 15 年奈良県立医科大学卒業。同年京都大学医学部附属病院心臓血管外科臨床研修医、洛和会音羽病院臨床研修医、同 17 年京都大学医学部附属病院心臓血管外科医員、同 18 近畿大学医学部奈良病院心臓血管外科臨床助教。同 23 年 5 月守口秋桜会クリニック院長、同 26 年 5 月ラ・ヴィータ　メディカルクリニック開院。

［ 資 格 ］

日本外科学会専門医。日本心臓血管外科学会専門医。下肢静脈瘤血管内治療実施医・指導医。日本統合医療学会認定医。日本アロマセラピー学会認定医。高濃度ビタミン C 点滴療法認定医。NR・サプリメントアドバイザー、日本キレーション治療普及協会認定医。日本ホメオパシー医学会認定医。

所属・活動

日本外科学会、日本心臓血管外科学会、日本血管外科学会、日本脈管学会、日本循環器学会、日本臨床栄養協会、日本統合医療学会、日本アロマセラピー学会、日本在宅医療学会、日本ホリスティック医学協会、日本キレーション治療普及協会、酸化療法研究会、高濃度ビタミン C 療法研究会。

Information

ラ・ヴィータ　メディカルクリニック

所 在 地　〒 570-0078　大阪府守口市平代町８－１　ナービス守口平代２階
TEL 06－6991－1000

アクセス
- 地下鉄（谷町線・今里線）太子橋今市駅から徒歩２分
- 京阪電鉄滝井駅（西口）から徒歩２分

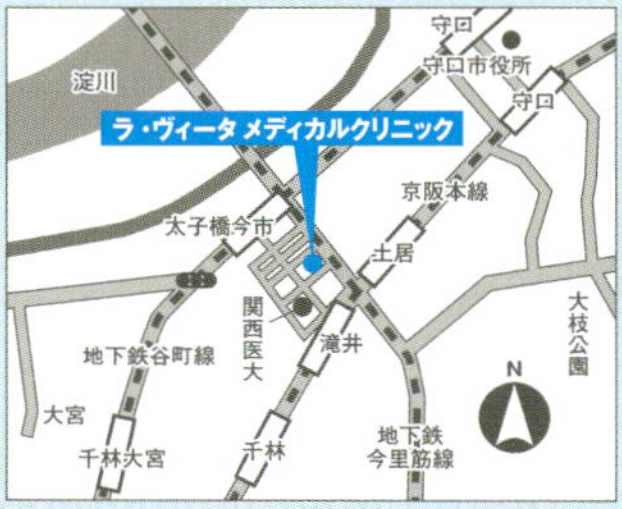

設 立　平成 26 年５月

診療科目　内科、外科、循環器内科

診療内容　一般内科・外科、循環器診療、下肢静脈瘤のレーザー手術を含む日帰り手術、統合医療・自然療法外来、在宅医療（訪問診療・往診）、治療と自然治癒力のバランスを整えるオーダーメイド式医療を提案

診療時間

	月	火	水	木	金	土	日
9：00 － 12：30	○	○	○	／	○	手術	／
14：30 － 18：00	予約優先	／	予約優先	手術	予約優先	／	／

休診日：木曜午前、火曜・土曜午後、日曜祝日

□コンセプト

私たちはあなたの生命（いのち）輝く人生をサポートします。そのためには自然治癒力の内なる力と、西洋医学に見られる治療の外なる力の２つのバランスを整えることが重要です。
当院では、単なる治療だけではなく、自然治癒力が上がるような治療を取り入れて、生命（いのち）が輝いて幸せな人生が送れるようにサポートします。そのために、人生のステージに合わせた「オーダーメイド式医療」を行っています。

患者個々の症状に合わせた医療を提供する眼科のスペシャリスト

「心を込めたチーム医療」をモットーに地域に貢献

「医療技術の進歩や医療情報のオープン化に伴い、よりセグメントされた医療の質が問われています。それだけに常に新しい知識と技術を取り入れ、自らも日進月歩することが大切です」

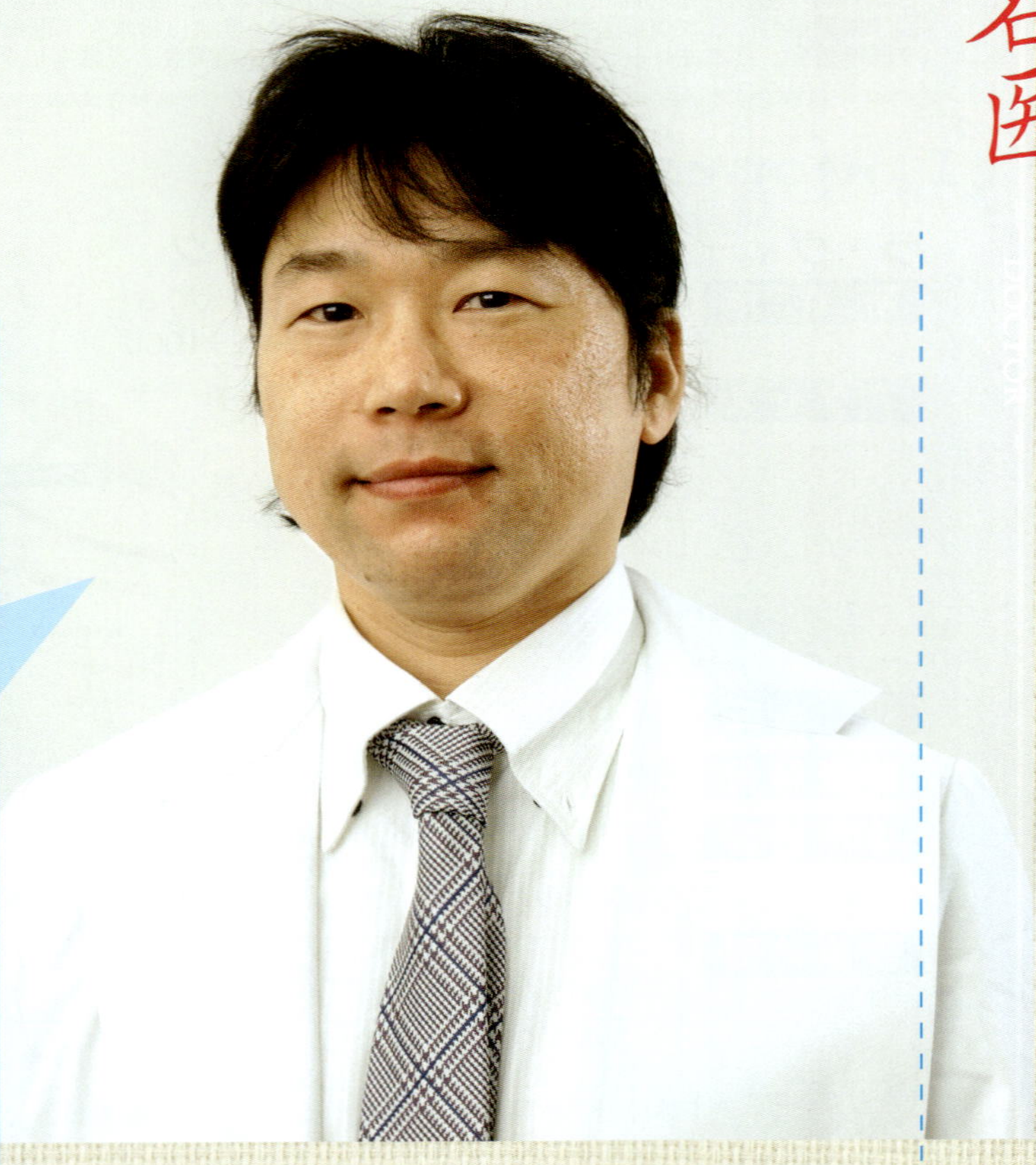

院長 **和田 佳一郎**

和田眼科

患者の選択肢を広げた白内障の日帰り手術
より安全、確実な手術で患者のＱＯＬ（生活の質）向上を図る

兵庫県西宮市は神戸と大阪の中間に位置する閑静なベッドタウンで、プロ野球阪神タイガースの本拠地である甲子園球場や十日戎での「福男選び」の神事で有名な西宮神社がある。阪神間有数の高級住宅地としても名高い西宮市は、日本を代表する酒造りの町としても知られる。六甲山系を水源とする清酒作りに適した宮水を活かした酒どころ西宮は、清酒メーカーが軒を連ね、古くから灘五郷として全国にその名をとどろかせている。

この西宮市を走る阪急電鉄、阪神電鉄の今津駅前で、平成17年の開業以来地域に密着し、患者一人ひとりに合わせたアットホームな眼科医療を提供しているのが、和田眼科の和田佳一郎院長である。

和田院長は日本眼科学会認定の眼科専門医で、開院以来２０００件を超える白内障手術を始め、各種の日帰り手術を行っている眼科診療のスペシャリストだ。

人間の身体の機能はすべてが不可欠なものだが、なかでも人間が得られる情報量の8割は眼から入ってくると言われている。目を患うことは本人だけでなく家族にとっても大きな負担となり、精神的にも日常生活に大きなハンデとなる。

「眼に関する病気は現在治療法が非常に進歩しており、きちんと治療を続ければ視力低下の予防や改善が期待できるようになりました。一人で不安を抱え込まず、おかしいなと感じたら眼科専門医にご相談下さい」と和田院長は訴える。

高齢化社会が進む中、加齢が主たる原因の白内障患者が増えている。白内障は目の水晶体が白く濁ってくる病気で、進行するにつれて目がかすむ、光がまぶしく感じるなどの症状が現れる。個人差はあるが早い人で40代から始まる場合があり、早めの検査と正確な診断が大切だ。

和田眼科では特に白内障手術に力を入れている。濁った水晶体を取り出し、単焦点または多焦点の眼内レンズを用いた再建術による低侵襲の日帰り手術が中心だ。保険適用の単焦点眼内レンズの需要が多いが、遠近両用の多焦点眼内レンズを希望する患者も増えてきているという。

「多焦点眼内レンズは遠くの方だけでなく近くもはっきり見えて、裸眼視力の向上によって老眼鏡から解放されるなど多くの利点があります。最近では乱視矯正眼内レンズも普及していて、患者さんの選択肢が広がっています」と和田院長は説明する。

和田眼科は厚生労働省から先進医療認定を受けている兵庫県内でも数少ない眼科施設だ。通常なら保険適用外の多焦点眼内レンズを用いた白内障手術でも、手術前手術後の診察に健康保険が適応できるなど、先進医療実施機関ならではの様々なメリットがある。

また和田眼科では最新鋭の超音波白内障手術機器を導入して、より安全で確実な手術を行うことで、患者のＱＯＬ（生活の質）を落とさない早期の社会復帰を可能にしている。

「白内障の手術は麻酔を行うため痛みは殆どありません。通常手術も短時間で終わります。白内障の手術は視力の低下をきたして日常生活に不自由を感じる場合に行いますが、放置しすぎても様々なトラブルのもとになることがあります。治療のタイミングについての質問などはいつでも気軽にご相談ください」と和田院長。

和田眼科では、白内障専門外来や無料説明会を開くなど、地域住民や患者と積極的にコミュニケーションをとることを大切にした質の高い診療に取り組んでいる。

40歳以上の中高年の20人に1人が緑内障を患う
自覚症状がないため目の定期検査で予防対策を

数ある眼の病気の中でも、緑内障を患っている人は40歳以上の中高年者の20人に1人の割合にのぼるという。緑内障は眼球の圧力で視神経が傷つき、眼で見た情報がうまく脳に伝わらないため画像を正しく認識できなくなり、視野や視力に障害が起こる病気だ。

「緑内障は気づかないうちに病気が進行していることが多く、視野も少しずつ狭くなっていくため、かなり進行しないと自覚症状がありません。そのため治療を受けている人は、緑内障に罹っている人のわずか1割程度にすぎず、大きな問題となっています」と和田院長は現状を訴える。

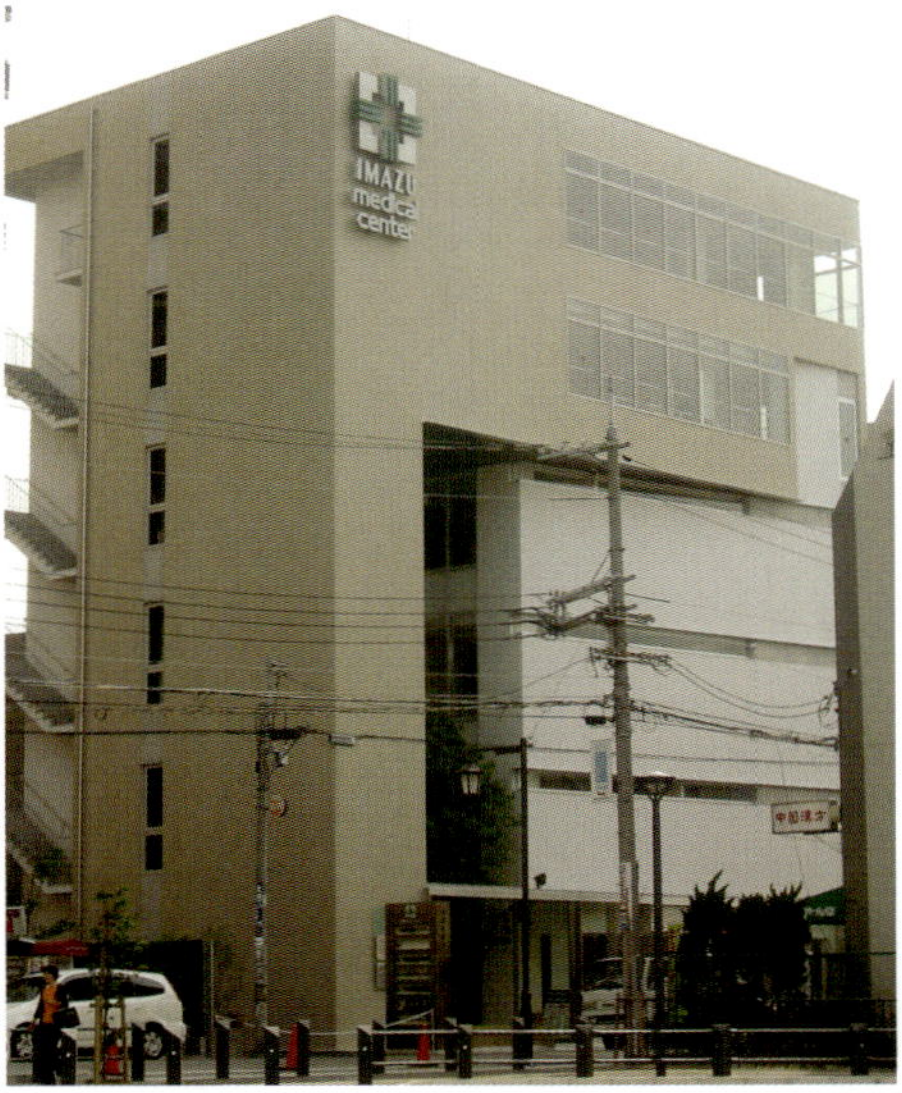

駅から徒歩１分の好立地にある和田眼科

緑内障になると、失われた視野を取り戻すことはできない。治療は点眼薬で眼圧を下げて眼圧をコントロールし神経の負荷を軽減する。症状によっては複数の点眼薬を併せて治療することもある。

「現在種々の緑内障点眼薬が開発され、失明にいたる方は非常に少なくなっています。しかし、点眼薬で眼圧のコントロールが不能な場合は、レーザー手術や外科的手術を行います。ただ、手術をしたからといって視野がもとに戻るわけではなく、あくまで緑内障を進行させないための手術です。たまたま眼が疲れたといって来院された患者さんが、検査してみると緑内障が見つかる場合もあります。このように自覚症状がなくても、眼の検査を定期的に受けることをお勧めします」と和田院長はアドバイスする。

さまざまなメディアやネットを通じて医療情報や健康管理のための情報が氾濫しているが、きちんと検査をして自分の体質や症状に応じた適切な情報を日常生活に採り入れ、病気の予防や治療に邁進するためにも、地域に根差した身近な医師の存在は貴重だ。

和田眼科では地域の基幹病院との「病診連携」を積極的に推進して、患者一人ひとりに合わせた最善の眼科医療と高水準なサービスの提供に尽力している。

ストレスや生活習慣で多発する現代病〝ドライアイ〟
食生活の見直しや暮らしの環境改善で症状を和らげる

パソコンやスマホの普及で常時画像を見つめることが日常化する中で、目を酷使してドライアイを訴える人が急増している。ドライアイは、目を守るのに欠かせない涙の量の不足や、涙の質のバランスが崩れて目に均等に行きわたらないことで、目の表面に傷が生じる病気だ。つまりドライアイは「なみだの病気」ともいえる。

「ドライアイの症状は目の乾燥感だけでなく、違和感、不快感、充血、目の痛みや重み、目の疲れなど様々です。ドライアイは、患者さんがどのような生活習慣を持っているかによっても影響を受けやすく、パソコンやスマートフォン、エアコン、コンタクトレンズの使用状況を改善することによって、ドライアイの症状を和らげることができます」

こう説明する和田院長は、日常的な改善策として次の3点を強調する。

まず一つはパソコンを長時間使用する場合はこまめに休憩をとり、意識的に瞬きをするよう心がける。ディスプレイはなるべく目線よりも低い場所に設置すること。

次いでエアコンを使用する場合は、座る位置などを調節して、直接エアコンからの風に当たらないようにすること。またエアコンが効いている室内は乾燥しやすいので、加湿を心がけることが大切だ。

三つ目にコンタクトレンズの正しい使用法を守ること。コンタクトレンズを装用している時でも使用できる目薬や、加湿器、保湿用メガネを用いることで涙の不足を補う。

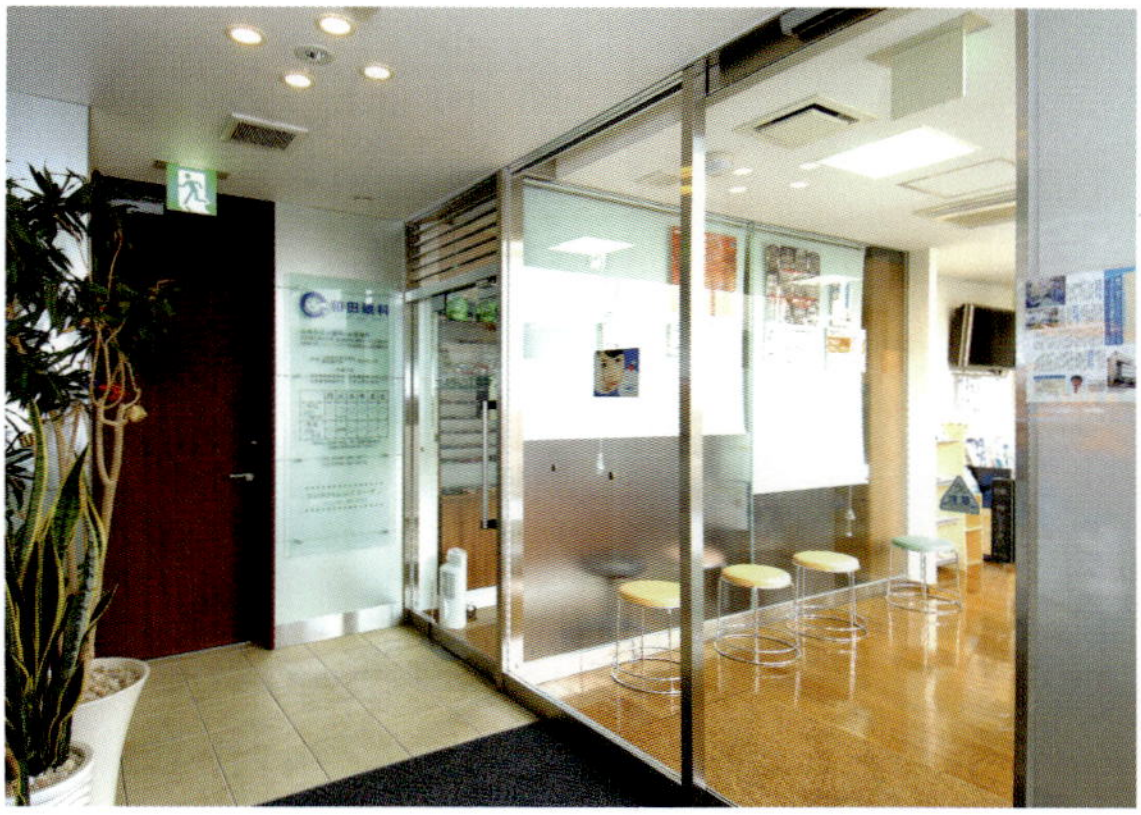

気軽に訪れることができる雰囲気を大切にしている

「最近ではいろいろな治療薬、改善方法が進んでおり、その一つとして近年開発されたドライアイに有効な点眼薬などがあります。その上で補助的にサプリメントを利用することが有効な場合があります。通常、点眼や生活指導を基本に治療を行っていますが、それでも改善がはかばかしくない場合は、涙点（涙の流出口）にプラグ（栓）を差し込んで、涙を眼の表面に溜めてドライアイを軽減する『涙点プラグ』の施術を行います」と、症状に合ったドライアイ治療を紹介する。

糖尿病網膜症は日本の成人失明原因の第1位
安全で質の高い日帰り手術で患者の負担を軽減

眼疾患と関わりの深い病気の一つに糖尿病がある。糖尿病は血液中に含まれる血糖値が高くなる病気で、その結果として、眼や腎臓、神経など様々な場所に悪影響を及ぼす。

糖尿病は合併症の病気といわれる。眼疾患では「糖尿病網膜症」、「糖尿病白内障」、「糖尿病緑内障」が代表的だ。なかでも糖尿病網膜症は、糖尿病腎症、糖尿病神経症とならぶ糖尿病の3大合併症の一つで、日本では成人の失明原因の第1位となっている。

「眼に自覚症状が出る時には糖尿病はかなり悪化しています。眼に病状が出るまでには、発病してから5年から6年はかかりますから、自覚症状が出る前に糖尿病の治療を行うことが大切です」と和田院長は注意を促す。

何の症状も現れないからといってそのままにしておくと、眼底で出血が起こり、その血液が硝子体に入って突然眼の前に虫などが飛んでいる様に見える飛蚊症の症状を生じる。出血の量や部位によっては視力が著しく低下し、場合によっては手術が必要となる。

「硝子体手術は、眼の奥の網膜や硝子体に生じる病気に対して行われる、眼科分野でも難しい手術の1つです。当

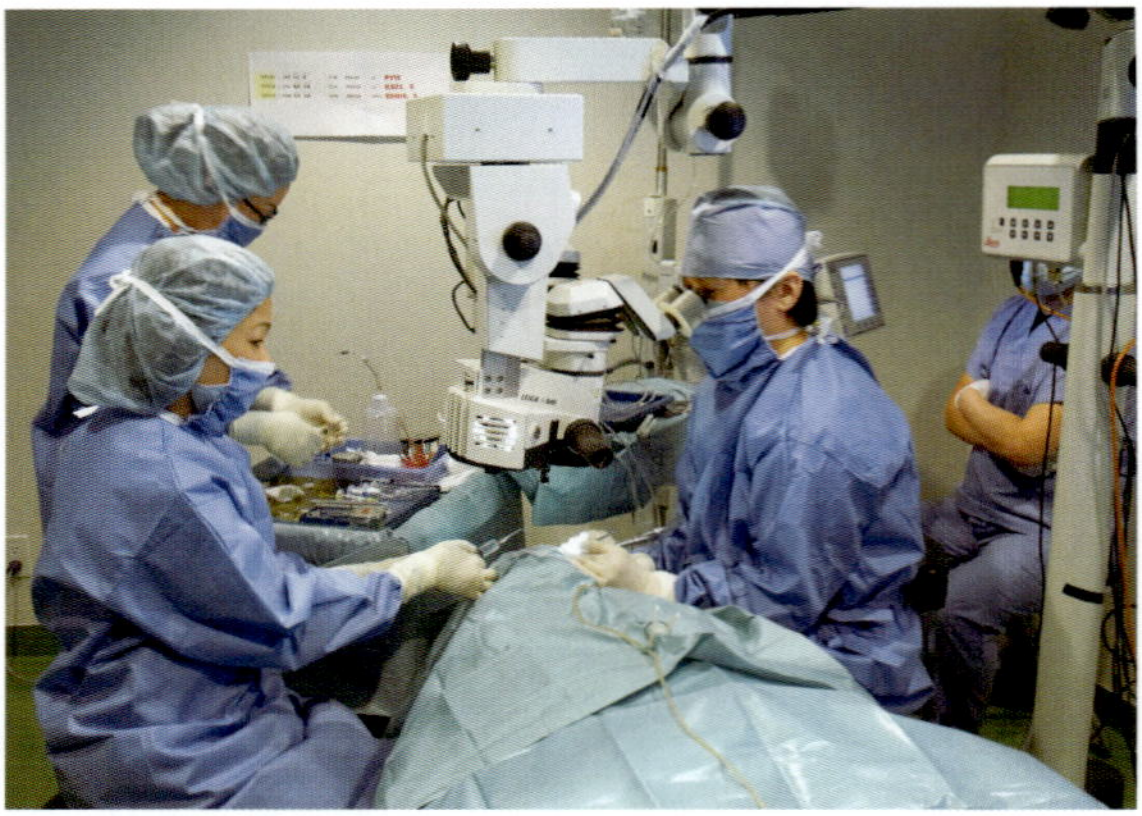

常に最新の技術を取り入れて診療にあたっている

院では、網膜硝子体を専門とする手術に卓越した技術を持つ複数の専門医と密に連携を取りながら対応しています。疾患の状態によっては、局所麻酔で日帰りの硝子体手術が可能です」と語る和田院長。

多くの眼科手術を日帰り手術に特化し、患者の経済的、身体的負担を軽減することで地域社会に貢献しているのが和田眼科の大きな特徴だ。

和田眼科では安全な日帰り手術システムの確立と普及を目的として「日帰り手術センター」を開設するなど、より合理化された質の高い手術システムで地域医療に貢献している。

「医療技術の進歩や医療機器の進化、また医療情報のオープン化に伴い、よりセグメントされた医療の質が問われるようになってきました。それだけに常に新しい知識と技術を取り入れ、自らも日進月歩することが大切です」と熱く語る。

『よく見える様になりました』という患者のひとことが嬉しい
より分かりやすい最適のオーダーメイド治療を目指す

和田院長は奈良県立医科大学卒業後、同大学付属病院眼科医局や手術を多数行う眼科外科医のもとで腕を磨き、和田眼科開業後は眼精疲労や視力低下など様々な目の症状で悩む人々がいつまでも快適に日常生活を過ごせるよう、地域に密着して診療に邁進してきた。自らの医師としての原点をこう語る。

「私は幼い頃に急性腎炎を患い、医師や看護師の方に大変お世話になりました。自分自身も眼科診療のプロフェッショナルとして、患者さんに『よく見える様になりました』と喜んでもらえれば、こんなに嬉しいことはありません。患者さんの喜びを我が喜びと為すのが信条です」

今日、社会はますます高度化、複雑化、多様化し、高齢化は加速度的に進行している。こうした社会構造を反映して、眼疾患においてもさまざまな疾病、疾患が増大している。ストレス性の疾患や糖尿病の合併症も増加する一方だ。

和田眼科では、電子カルテや画像ファイリングなど最新鋭のコンピューター技術を駆使して情報をデジタル化し、患者の個々の症状に即したより分かりやすい最適のオーダーメイド治療を心がけている。

「来院するすべての患者さんに満足いただけるように、一人ひとりに合わせた高水準、アットホームな眼科医療を行っています。ただ病気を治すだけでなく、心から患者さんに満足してもらえるかどうかが大事です」という和田院長は、ともに高い志を持って診療にあたっているスタッフへの感謝を忘れない。

医師として豊富な経験を積み、眼科一般診療・コンタクトレンズの処方など総合的な眼科診療で、地域の人々の暮らしと健康を守り続ける和田院長は、「これまで取り組んできた『心をこめたチーム医療』をさらに高めていきたい」と抱負を語る。

「『障子がこんなに白いとは思わなかった』、『青空がこんなに明るく青かったなんて』、『景色、風景が本当に色鮮やかになった』と病気が治って患者さんの喜ぶ顔を見る時が、医師として一番嬉しく、幸せな瞬間です」

穏やかな笑顔を浮かべる和田院長の温かいまなざしに、地域医療を担う責任と熱い想いが見てとれる。

Profile

和田 佳一郎（わだ・かいちろう）

平成 10 年奈良県立医科大学卒業。同大学付属病院眼科医局入局。平成 17 年 7 月西宮市阪神・阪急今津駅前に和田眼科を開院。開院以来の白内障手術は２０００件を超える。日本眼科学会認定眼科専門医。

所属・活動
日本眼科学会・日本眼科医会。日本眼科手術学会。日本白内障・眼内レンズ屈折手術学会。糖尿病眼学会。日本緑内障学会。

Information

和田眼科

所 在 地　〒663-8245　兵庫県西宮市津門呉羽町 1－28　今津医療センター 2F
TEL 0798－39－3777
URL http://www.wada-eye.ecnet.jp/

アクセス　● 阪神電鉄・阪急電鉄今津駅から徒歩 1 分。

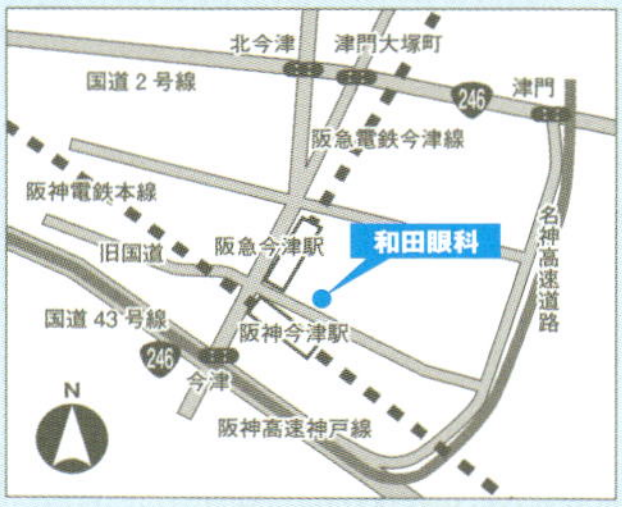

設　　立　平成 17 年 7 月

診療科目　眼科

診療内容　白内障手術、日帰り手術（単焦点眼内レンズ・多焦点眼内レンズ・乱視矯正眼内レンズ）、緑内障手術、眼瞼内反症手術、眼瞼下垂手術翼状片手術、角膜異物除去術、麦粒腫切開術、霰粒腫摘出術、小児の仮性近視・近視・遠視・乱視・不同視、小児の斜視・弱視、眼鏡処方（小児眼鏡・遠近両用・遮光レンズ眼鏡）、各種コンタクトレンズ処方（ハード・ソフト・使い捨てレンズ）、ドライアイ（涙点プラグ挿入術）、〈アレルギー〉（花粉症）、眼精疲労、VDT、糖尿病眼科疾患 (糖尿病性網膜症・汎網膜光凝固術)、網膜疾患、レーザー網膜光凝固治療 (網膜円孔、網膜静脈分枝閉塞症、中心性網膜炎など)、目の健康相談（網膜・角膜・まぶたに関する健康相談・子供の目の健康相談）、学校検診、企業等の集団検診。

診療時間

月・水・金	(9：00 － 13：00　15：00 － 18：30)
火	(9：00 － 11：00)
木・土	(9：00 － 13：00)

＊火曜午後・木曜午後・土曜午後は手術、日曜・祝日は休診

備考
身長と体重でオーバーウェイトを判定。
脳卒中や心筋梗塞などの原因となる高血圧や、低血圧などを判定。測定値は、日によって、また時間によって変動するので、何回か測ることが必要。
数値が高いと動脈硬化の原因となり、心筋梗塞や脳梗塞などの病気を誘発してしまう。脂や脂肪分を多くとりがちな食生活の欧米化の影響で、数値の高い人が増加しています。
血管内に付着する脂肪分を取り除き、動脈効果を防ぐことから「善玉コレステロール」と言われています。数値が低いと、心筋梗塞や脳梗塞などの病気を誘発してしまいます。
体内の脂肪の主な成分でエネルギーとして利用され、余った分は皮下脂肪や内臓脂肪として蓄えられます。肥満、食べ過ぎ、飲みすぎで数値は上昇し、動脈硬化や脂肪肝の原因になります
血液中の赤血球数を調べ、数値が低いと貧血が疑われます。生理出血の増加や、鉄分が不足している場合も低値になることがあります。
赤血球の成分のひとつで、主に血液中の酸素を運搬する役割を果しています。
血液中の赤血球の容積の割合（%）を表し、低い場合は貧血の疑いがあります。
白血球は、外部から進入した病原体を攻撃する細胞で、数値が高いと感染症や白血病、がんなどが疑われます。外傷がある場合や喫煙、ストレス、風邪などでも上昇します。
尿中に排泄されるたんぱくを調べ、腎臓病などの判定に用います。激しい運動の後、過労状態のとき、発熱時などに高くなることもあります。
尿中に血液が出ていないか調べます。陽性の場合、腎臓病や尿路系の炎症が疑われます。
筋肉内の物質からつくられ、尿から排泄されるクレアチニンの量を測り、腎臓の排泄能力をチェックします。数値が高い場合、腎機能障害や腎不全が疑われます。
尿酸は、細胞の核の成分であるプリン体が分解してできた老廃物です。代謝異常により濃度が高くなると、一部が結晶化し、それが関節にたまると痛風になります。
血清に試薬を加えると混濁する反応を利用して、血液の濁りぐあいを測定します。濁りが強いと数値は高くなり、慢性肝炎や肝硬変が疑われます。

健康状態のチェック検査項目
Healthy Check

検査項目				基準範囲または正常値（参考値）	
表示			項目名	数値	単位
肥満度			身長と体重から計算	身長（m）×身長（m）× 22 ＝適性体重	
血圧				収縮時血圧 130 未満 拡張期血圧 85 未満	mmHg
血清脂質検査	LDL-C		LDL- コレステロール	140 未満（ただし 120 ～ 139 は境界域として治療対象）	mg/dL
血清脂質検査	HDL-C		HDL- コレステロール	40 以上	mg/dL
血清脂質検査	中性脂肪		トリグリセライド、TG	150 未満	mg/dL
貧血など	赤血球数		RBC	男 4.0 ～ 5.5 女 3.5 ～ 5.0	$10^6/\mu L$
貧血など	ヘモグロビン		血色素測定	男 14.0 ～ 18.0 女 12.0 ～ 16.0	g/dL
貧血など	ヘマトクリット		Ht	男 40.0 ～ 50.0 女 35.0 ～ 45.0	%
貧血など	白血球数		WBC	3.5 ～ 9.0	$10^3/\mu L$
腎機能	尿検査	尿たんぱく		（－）	
腎機能	尿検査	尿潜血		（－）	
腎機能	血液	クレアチニン	Cr	男 0.5 ～ 1.0 女 0.4 ～ 0.8	mg/dL
痛風検査		尿酸	UA	男 3.5 ～ 7.0 女 2.5 ～ 6.0	mg/dL
肝機能検査	ZTT		硫酸亜鉛試験	4 ～ 12	KU

備考
GOT と GPT はともに肝臓に多く含まれるアミノ酸を作る酵素で、肝細胞が破壊されると血液中に漏れ、数値は高くなります。肝炎や脂肪肝、肝臓がんなど、主に肝臓病を発見する手がかりとなります
アルコールに敏感に反応し、アルコール性肝障害を調べる指標となっています
肝臓、骨、腸、腎臓など多くの臓器に含まれている酵素で、臓器に障害があると血液中に流れ出ます。主に胆道の病気を調べる指標となります。
血清中のたんぱく質の総量。高い場合は、慢性肝炎や肝硬変など、低い場合は、栄養不良や重い肝臓病が疑われます。
ヘモグロビンから作られる色素で、胆汁の成分になっています。黄疸になると体が黄色くなるのはビリルビン色素が増加するためです。
尿の中に糖が出ているかを調べ、糖尿病を見つける指標のひとつとされています。陽性の場合は、糖尿病や膵炎、甲状腺の機能障害などの疑いがあります。
空腹時の血液中のブドウ糖の数値（血糖値）を調べ、糖尿病をチェックします。糖尿病の疑いがある場合は、ブドウ糖付加試験を行います。
血糖検査では、血液を採取したときの値しかわかりませんが、HbA1c は 120 日以上血液中にあるため、長時間にわたる血糖の状態を調べることができます。糖尿病の確定診断の指標に用いられたりします。
大腸や肛門からの出血に反応し、陽性の場合、大腸のがんやポリープが疑われます。

日本医師会資料より（出典：日本臨床検査医学会「臨床検査のガイドライン」（2012 年版）

検査項目				基準範囲または正常値（参考値）	
表示			項目名	数値	単位
肝機能検査	素	GOT	AST ともいうトランスアミナーゼ	10 〜 35	U/L
		GPT	ALT ともいうトランスアミナーゼ	5 〜 30	U/L
		γ－GTP	γーグルタミール・トランスペプチターゼ	男 10 〜 50 女 10 〜 30	U/L
		ALP	アルカリフォスファターゼ	100 〜 350	U/L
	総たんぱく		TP	6.5 〜 8.0	g/dL
	総ビリルビン		T.Bill	0.2 〜 1.2	mg/dL
糖尿病	尿糖			(－)	
	空腹時血糖		FBS または FBG	80 〜 110 未満	mg/dL
	HbA1c		グリコヘモグロビン A1c	5.6 未満（JDS） 6.0 未満（NGSP）	%
便潜血反応			免疫学的ヒトヘモグロビン検出法	(－)	

おわりに

日本社会の急激な高齢化で国民の医療費は増加の一途を辿り、国民皆保険制度を守り、医療の質を保つため、医療機関の受診のあり方や診療報酬の見直しなど、医療制度の抜本的改革が叫ばれています。

とりわけ地域社会では、大きな病院と中小病院、診療所、クリニックとの有機的な連携を密にした地域完結型の医療を目指す方向にあり、一人ひとりが地域の中で信頼できる身近な主治医を持つことが重要になってきています。

それは、診療所やクリニック、中小病院の医師が地域の主治医の役割を担って、在宅医療も視野に置いたきめ細かな医療をカバーし、大病院は重症患者を対象とした高度な専門医療に集中できる診療体制を確立しようという動きです。

地域社会の主治医として中小病院、クリニックの存在は極めて重要で、世界一の長寿国を支える日本の医療システムの文字通りの要となっています。

私たちはこうした視点から、「名医シリーズ」の出版を通して地域社会の健康管理と診療活動に日夜奮闘して地域に親しまれ、信頼されている医師の活躍を紹介してきました。今回名医シリーズ第5弾として「信頼の主治医　明日の医療を支える頼れるドクター」を出版する運びとなりました。

本書では、生活習慣病やリウマチ、アレルギー疾患、乳がん・乳腺などの専門診療をはじめ、東洋医学や皮膚科、整形外科、心療内科、免疫細胞療法や疾患を全体像から診る統合医療など幅広い医療領域で日々地域医療に邁進する第一線ドクターの活躍を、診療現場を訪問してインタビュー取材しました。

本書に登場いただいた医師の皆さんは、地域医療への熱い想いを胸に、たゆまぬ研鑽に励んで患者に寄り添い、患者の声に熱心に耳を傾け、地域社会から信頼の主治医として慕われている先生方です。

本書を手にする皆さんが、それぞれの地域で末永く信頼できる主治医に巡り合うことができれば望外の喜びです。

平成二十六年八月

産経新聞生活情報センター

掲載病院一覧

（掲載は五十音順）

飯森クリニック

院長　**飯森 洋史**

〒184-0004　東京都小金井市本町5丁目19－34
ネオコート小金井
TEL 042－382－3166　FAX 042－382－3177

医療法人 井上整形外科

理事長・院長　**井上　剛**

〒535-0022　大阪市旭区新森2－5－3
TEL 06－6953－2002

医療法人社団 孝尋会 上田脳神経外科

理事長・院長　**上田　孝**

〒880-0925　宮崎県宮崎市本郷北方2703
TEL 0985－52－3500　FAX 0985－52－3503

医療法人 DIC 宇都宮セントラルクリニック

理事・代表　**佐藤 俊彦**

〒321-0112　栃木県宇都宮市屋板町561－3
TEL 028－657－7300　FAX 028－657－7301

大阪梅田紳士クリニック

院長　**平山　尚**

〒530-0012　大阪市北区芝田2－1－18　西阪急ビル B1F
TEL 06－6373－0404

医療法人社団 世恵会 小倉台福田医院

理事長・院長　**福田 世一**

〒264-0007　千葉市若葉区小倉町875－6
TEL 043－234－1991　FAX 043－234－2040

医療法人 つとむ会 澤田内科医院

理事長　澤田 幸男

〒530-0001　大阪市北区梅田1丁目2番2－200
大阪駅前第2ビル2階
TEL・FAX 06－6343－1414

澤田肝臓・消化器内科クリニック

院長　澤田 幸男

〒665-0881　兵庫県宝塚市山本東2丁目7－12
MS 山本東ビル 201
TEL 0797－88－6001　FAX 0797－88－6070

仁整形外科クリニック

院長　松林 保智

〒272-0133　千葉県市川市行徳駅前2－1－11　2F
TEL 047－356－6651　FAX 047－356－6618
フリーダイヤル 0120－566－751

医療法人 仁樹会 秩父臨床デンタルクリニック CT インプラントセンター

理事長　栗原　仁

〒368-0054　埼玉県秩父市別所53－8
TEL 0494－25－5555　FAX 0494－25－5556

医療法人社団 豊流会 ツチダクリニック

理事長・院長　土田 豊実

〒260-0045　千葉市中央区弁天1－17－10
TEL 043－309－1114　FAX 043－309－1115

医療法人社団 鳥居靖真会 とりい皮膚科クリニック

理事長・院長　鳥居 靖史

〒921-8821　石川県野々市市白山町6－9
TEL 076－294－7880　FAX 076－294－7891

医療法人 乳腺クリニック児玉外科

理事長　**児玉　宏**

〒603-8325　京都市北区北野上白梅町 35
TEL 075－463－9050　FAX 075－462－5504

ふじ養生《ようじょう》クリニック福岡

院長　**藤本 勝洋**

〒812-0011　福岡市博多区博多駅前 3－7－34
第 2 博多クリエイトビル 3 F
TEL 092－409－1345　FAX 092－409－1346

医療法人社団 nagomi 会 まつだ整形外科クリニック

理事長・院長　**松田 芳和**

〒360-0203　埼玉県熊谷市弥藤吾 180－1
TEL 048－567－0753　FAX 048－567－0755

みやうち内科・消化器内科クリニック

院長　**宮内 智夫**

〒362-0807　埼玉県北足立郡伊奈町寿 2－144－4
TEL 048－783－3751　FAX 048－783－3750
予約専用 TEL 048－783－3752

医療法人社団 貴正会 村上内科医院

理事長・院長　**村上 正志**

〒607-8041　京都市山科区四ノ宮垣ノ内町 1
TEL 075－591－4722　FAX 075－583－2032

矢追インパクトクリニック東京

院長代理　**矢追 博美**

〒101-0045　東京都千代田区神田鍛冶町 3－8－1　201 号室
TEL 03－5295－0141　FAX 03－5295－0241

医療法人 山桃会 Y.H.C. 矢山クリニック 理事長　**矢山 利彦**
〒 840-0201　佐賀県佐賀市大和町大字尼寺 3049－1 **TEL** 0952－62－8892　**FAX** 0952－62－8893

ラ・ヴィータ　メディカルクリニック 院長　**森嶌 淳友**
〒 570-0078　大阪府守口市平代町８－１　ナービス守口平代２階 **TEL** 06－6991－1000

和田眼科 院長　**和田 佳一郎**
〒 663-8245　兵庫県西宮市津門呉羽町 1－28　今津医療センター 2F **TEL** 0798－39－3777

名医《めいい》シリーズ

信頼《しんらい》の主治医《しゅじい》—明日《あす》の医療《いりょう》を支《ささ》える 頼《たよ》れるドクター

発 行 日	平成 26 年 8 月 14 日　初版第一刷発行
編著・発行	株式会社ぎょうけい新聞社 〒 531-0071 大阪市北区中津 1 丁目 11 - 8 中津旭ビル 3F Tel. 06 - 4802 - 1080　Fax. 06 - 4802 - 1082
企　　画	産経新聞生活情報センター
発　　売	図書出版 浪 速 社 〒 540-0037 大阪市中央区内平野町 2 丁目 2-7-502 Tel. 06 - 6942 - 5032（代）　Fax. 06 - 6943 - 1346
印刷・製本	株式会社 日報印刷

ISBN978-4-88854-479-5